KB166802

중풍, 고혈압에 기적을 일으키는 숨은 약초 활용법

알기 쉽게 풀어 쓴 중풍(뇌출혈), 고혈압 치료법

중풍, 고혈압 알아야 고친다

동의보감 民間療法

꿈이있는집플러스

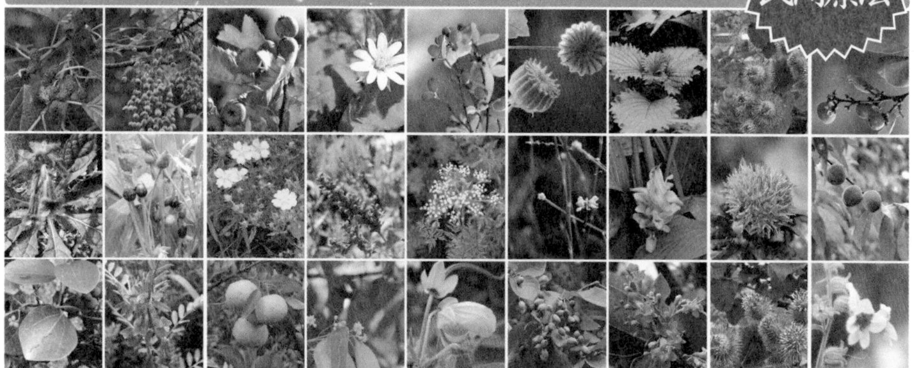

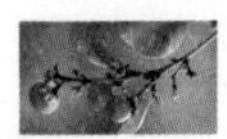

중풍, 고혈압에 기적을 일으키는 숨은 약초 활용법

중풍, 고혈압 알아야 고친다

초판 1쇄 인쇄 - 2022년 08월 25일
편 저 - 동의보감 약초사랑
편집 제작 - 행복을만드는세상
발행처 - 꿈이있는집플러스
발행인 - 이영달
출판등록 - 제2018-14호
서울시 도봉구 해등로 12길 44 (205-1214)
마케팅부 - 경기도 파주시 탄현면 금산리 345-10(고려물류)
전화 - 02) 902-2073
Fax - 02) 902-2074

ISBN 979-11-979844-1-9 (03510)

중풍, 고혈압에 기적을 일으키는 숨은 약초 활용법

알기 쉽게 풀어 쓴 중풍(뇌출혈), 고혈압 치료법

중풍, 고혈압 알아야 고친다

동의보감 民間療法

책머리에

과학이 발달되기 이전부터 인간은 자연을 이용한 질병의 치료와 예방법을 터득하여 건강을 유지하고 장수를 누려왔던 것이다. 더구나 첨단 의학기술이 발달된 현실에서조차 민간요법이 사라지지 않고 도리어 그 관심사가 한층 더 높아지고 있다. 그것은 오랜 경험으로 통한 치료법과 예방법으로 인하여 부작용이 거의 없기 때문이라고 생각한다.

고대의학서에는 약물로써 질병의 원인이 되는 몸의 나쁜 기운을 공격하며, 다섯 가지 곡식 쌀, 보리, 콩, 조, 기장으로 오장육부를 영양하고, 다섯 가지 과일 복숭아, 자두, 살구, 밤, 대추로써 이를 돕고, 다섯 가지 나물로써 그 작용을 보하고 다섯 가지 가축으로 그 힘을 더 하는 것만 보아도 인간들이 자연을 완벽하게 이용했음을 알 수가 있다.

전 세계를 통틀어 민간요법이 없는 곳이 없으며 그것으로부터 의학발전의 기초가 되었다고 말할 수 있다. 의학기술의 발달과 함께 민간요법 또한 그 역사와 전통을 함께 했다고 단언할 수가 있다.

민간요법은 구전으로나 생활의 경험으로부터 비롯되어 사용 되어온 그 민족만의 독특한 질병치료법으로 과학이 발전하지 않은 때의 치료방법을 말한다.

누가 그 어떤 질병을 낫게 하는 치료와 예방차원의 민간요법을 개발했는지는 모르겠지만 그 효험에 대해선 현대의학에서조차 풀지 못하는 숙제들이 있다. 더구나 오랜 세월동안 체험으로 축적된 민간요법들이 예로부터 의사나 자연과학자들에게 많은 호기심을 자아냈던 것도 사실이다.

동의보감에는 지역마다 발생되는 질병들이 있는데 그 지역엔 분명하게 그 질병을 치료하는 약초가 있다고 적혀있다고 하며 음양이 함께 존재한다는 것으로 지역마다 환경과 질병에 관련된 특수한 치료법이 있다는 것이다. 예를 들어 생강을 먹으면 구역질이 멎고,

땀띠에는 복숭아 나뭇잎이 효과가 있는 것 등을 말한다. 또한 외국의 경우 말라리아가 만연했던 지역에선 키니네나무를 말라리아치료제로 이용했고, 열대성기후의 지중해 연안에선 피부를 보호하기 위해서 올리브나무 기름을 개발했던 것이다.

그러나 질병의 고통에서 하루빨리 벗어나고자 주변사람들의 권유로 민간요법을 무조건 받아들였다가 그 질병이 도리어 악화되는 경우도 흔히 있다. 따라서 민간요법을 받아들인 땐 철저하게 자신의 질병과 관계된 것을 찾아 정확하게 실시해야 하는 지혜가 필요하다.

특히 약초의 채취시기를 정확하게 지켜서 유효성을 최대한 높이는 것이 중요하다. 예를 들면 칡뿌리는 새싹이 돋기 전인 이른 봄에, 패랭이꽃과 약용 쑥은 여름에, 구기자는 가을이 좋다.

약초를 채취할 때 가장 중요한 것은 독성으로 인해 부작용을 유발할 수 있기 때문에 잘 판단해야 한다. 둘째 정확한 치료의 체험을 확인한 후에 사용해야 한다. 셋째 채취시기에 따라 효과가 달라질 수 있기 때문에 시기를 꼭 지켜야 한다. 넷째 독성분이 함유되어 있는 약재는 전문가의 조언을 받아서 독을 제거한 후에 사용해야 한다.

알기 쉽게 풀이한 중풍(뇌졸중)
중풍에 기적을 일으키는 숨은 약초 활용법

Part 1

중풍(뇌졸중)의 기초지식을 알아야 고칠 수 있다

Part 2

중풍(뇌졸중)의 합병증은 무엇이 있을까?

55 • 뇌혈관이 터져서 오는 뇌출혈(뇌일혈)

뇌혈관이 터져서 오는 중풍을 뇌출혈(뇌일혈)이라고 한다.

56 • 중풍(뇌졸중)으로 오는 대뇌손상과 반신불수

실어증도 수반되기 쉬우므로 우측뇌의 손상보다 임상증상은 훨씬 나쁘다고 할 수 있다.

57 • 중풍(뇌졸중)으로 뇌간의 손상과 식물인간

뇌간과 소뇌의 손상은 보다 심각한 결과를 초래한다.

60 • 중풍(뇌졸중)으로 오는 뇌부종과 오장절증

오장절증은 내장의 기운이 끊어져서 운행되지 않는 상태로 매우 위험한 증상이다.

62 • 중풍(뇌졸중)의 치료법은 어떤 것이 있을까?

본인이 낫겠다는 의지를 가지고 열심히 노력하는 것이 중요하다.

Part 3

중풍(뇌졸중)에 기적을 일으키는 숨은 약초 동의보감 민간요법

81 • 중풍으로 인하여 말을 못하는 환자에게 좋은 약이 되는 마늘

중풍으로 말을 못하면 큰 마늘을 짓찧어 잇몸에 붙이거나 자주 문질러 줍니다. 그러면 말문이 열립니다.

82 • 중풍으로 인하여 목이 쉬고 말을 못하고 열이 나는 증상이 나타날 때 박하즙

중풍으로 목이 쉬고 말을 못하며 열이 나고 번조한 증상에 사용하면 좋습니다.

85 • 장기복용 하시면 중풍에 뚜렷한 효과를 볼 수가 있는 방풍

중풍뿐만 아니라 감기와 두통에도 사용됩니다.

86 • 중풍으로 인하여 목이 쉬어 말을 못하며 가슴이 답답할 때 효과가 큰 배

중풍으로 목이 쉬어 말을 못하며 가슴이 답답할 때 사용하면 좋습니다.

89 • 중풍으로 인하여 머리가 어지럽고 아플 때 좋은 백지

중풍으로 머리가 어지럽고 아플 때 복용시키면 효과가 좋습니다.

91 • 만성화 된 중풍에 좋은 부자

만성화된 경풍에 미음과 함께 복용케 하면 됩니다.

92 • 팔다리가 마비된 중풍에 좋은 행인

한쪽 팔다리를 잘 쓰지 못하고 말을 잘하지 못하는 데 사용됩니다.

94 • 중풍으로 인하여 반신불수가 된 경우에 좋은 부평초

반신불수에 저녁마다 두 알씩 씹어 먹고 땀을 내면 됩니다.

95 • 눈과 입이 돌아간 중풍에 좋은 살모사

중풍으로 입과 눈이 비뚤어진 데 사용되고 있습니다.

97 • 중풍성, 반신불수 고혈압에 좋은 상백피와 감초

반신불수, 고혈압에 식사 사이에 복용해야 효과가 좋습니다.

98 • 갑작스레 풍을 맞아 인사불성이 되었을 때 좋은 생강

갑자기 중풍으로 인사불성이 되었을 때 사용합니다.

100 • 중풍으로 인하여 말을 못하며 다리가 찬 경우에 좋은 생부자와 식초

중풍으로 열이 높고 정신이 혼미하고 말을 못하며 다리가 찬 경우에 사용합니다.

101 • 눈과 입이 돌아간 중풍에 좋은 석회

입과 눈이 비뚤어진 반대쪽에 붙입니다.

103 • 예고 없이 중풍이 찾아올 때에 사용하는 세신가루

세신가루도 중풍에 매우 효과가 있습니다.

104 • 중풍으로 말을 못하는데 효과가 있는 석창포와 단삼

중풍으로 말을 못하는 데는 하루에 2번 복용하면 효과가 좋습니다.

107 • 한쪽 입과 눈이 마비되었을 때 좋은 솔잎

중풍으로 입과 눈이 비뚤어진 데 사용합니다.

108 • 중풍으로 몸을 움직이지 못할 때 좋은 금은화

중풍으로 몸을 움직이지 못할 때 사용합니다.

110 • 중풍으로 인한 반신불수에 좋은 관솔과 검은콩, 백밀

반신불수 및 뼈골이 쑤시는 데는 장기복용을 해야 효과를 볼 수가 있습니다.

111 • 열이 나는 중풍에 좋은 총백(파흰뿌리)

중풍으로 열이 나면서 얼굴이 부석부석한 데 사용됩니다.

112 • 말하는 것이 어눌하고 수족이 마비된 중풍에 좋은 애엽(쑥)

말을 못하거나 수족이 마비된 사람에게 복용시키면 됩니다.

115 • 팔 다리가 저리고 뻣뻣하며 감각이 둔한 중풍에 좋은 오갈피

풍병으로 팔다리가 저리고 뻣뻣하며 감각이 둔한 데 사용됩니다.

159 • 중풍으로 인해 말을 제대로 못하고 가래가 많이 나오는데 좋은 내복자와 아조

160 • 무밥을 먹고 중풍이 낫으면 메밀음식을 절대 먹어서는 안된다.

161 • 중풍으로 인하여 다리를 못쓸 때 좋은 밤

162 • 중풍에 좋은 치료제 죽은 누에

Part 4

중풍(뇌졸중) 예방을 위해 꼭 알아야 할 안내서

164 • 일주일에 3회 이상 운동하면 좋다.

165 • 짜고 기름진 음식 섭취를 줄여야 한다.

166 • 금연과 금주는 필수다.

알기 쉽게 풀이한 고혈압
고혈압에 기적을 일으키는 숨은 약초 활용법

Part 1

고혈압 기초 지식을 알아야 고친다

181 • 여성과 고혈압의 관계는 어떻게 될까?

70세 이후가 되면 여성이 남성보다 고혈압 유병률이 더 높게 나타난다.

182 • 경구 피임약과 고혈압의 관계는 무엇일까?

경구 피임약을 복용하면 일부에서 혈압이 상승할 수 있고, 복용자의 약 5%에서 고혈압이 생길 수 있다.

183 • 임신과 고혈압

임신을 하게 되면 혈액량이 증가하고 심박 수도 증가하나 말초혈관의 저항이 감소해 혈압은 약간 떨어진다.

184 • 임신 중 고혈압의 치료

고혈압이 있는 임신부를 치료하는 목적은 모체와 태아의 합병증을 줄이는 것이다.

Part 2

고혈압에 기적을 일으키는 숨은 약초 동의보감 민간요법

Part 3

고혈압의 치료 방법은 무엇일까?

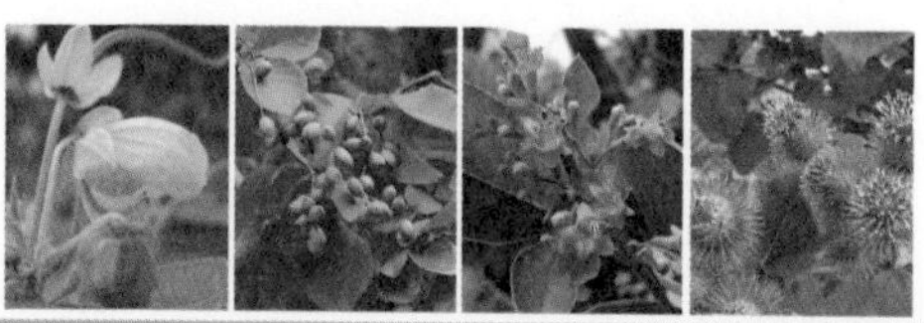

알기 쉽게 풀이한 **중풍**(뇌졸중)

중풍에 기적을 일으키는 숨은 약초 활용법

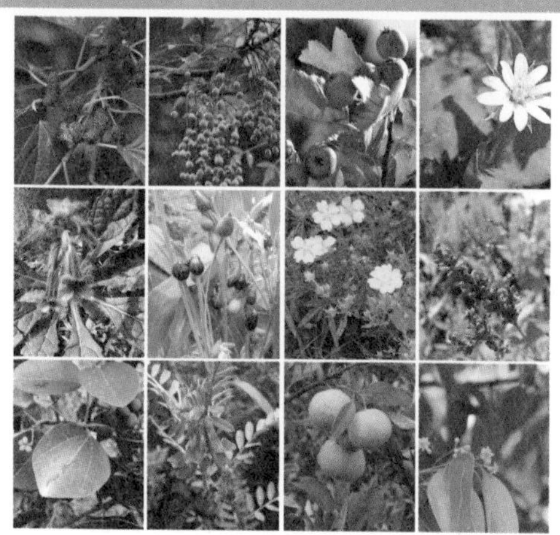

상식적으로 꼭 알아야 하는 중풍(뇌졸중) 전조증상

계단을 오를 때 가슴이 몹시 뛴다.

계단을 오르거나 오르막길을 걸을 때 가슴이 몹시 뛰며 숨이 가쁜 것은 혈압이 높거나 심장에 변화가 왔기 때문이다. 이때는 곧바로 혈압을 측정하고 심전도를 비롯한 심장기능검사를 해볼 필요가 있다.

시각 장애가 나타난다.

시력 상실, 한쪽 눈의 시력 저하나 물체가 둘로 보이는 현상이 생긴다. 한 개의 물체를 보는데 두 개로 보이는 복시나 시야의 한 귀퉁이가 어둡게 보이는 시야 장애가 발생한다.

갑작스럽게 일시적으로 앞이 잘 안 보이는 현상이 나타날 수 있다. 보통 수분 이상 지속되는 경우가 있는데 눈 양쪽 모두가 안 보이는 게 아니고 유달리 한 눈만 많이 저하되고는 한다. 이렇게 되는 원인은 뇌신경 일부가 눌리거나 막혀서 그렇게 된다고 한다. 이뿐 아니라 어떤 물체를 보게 되면 초점이 잘 맞지 않고 2개로 겹쳐 보일 수도 있는 현상이 있다

편측마비가 나타난다.

한쪽 팔이 힘이 빠져 팔을 올리기가 힘들거나, 주먹을 세게 쥐기 힘들다.

팔과 다리 한쪽이 마비되는 것을 의미한다. 신체적인 운동감각이 약해지면서 평상시처럼 걸으려고 하는데 잘 걷기 어렵다면 이를 의심해 보아야

한다. 좌측이나 우측만 저리고 힘이 빠지기도 하며 다른 증상들과 달리 몇 분 내에 나아지는 케이스가 많기 때문에 아무렇지 않게 여길 때가 많다

언어장애가 발생한다.

말이 잘 안 나오거나 발음이 잘 안되고 어눌해진다. 좌측 뇌가 손상된 경우 우측 마비와 함께 말을 못 하거나 남의 말을 이해하지 못하는 실어증이 발생하여 뇌 손상에 부위에 따라 글을 못 쓰고 못 읽으며, 혀, 목구멍, 입술 등의 근육이 마비되어 발음이 부정확하고 마치 술 취한 사람처럼 어눌한 발음으로 말한다.

말을 잘 하던 이가 갑자기 말을 하면 혀가 꼬이고 발음이 어눌해 진다. 또 표정이 일그러지면서 말하게 되는 경우도 생기며 웃으면 입 꼬리 한곳이 처지며 얼굴 대칭이 안 맞는 증세가 생겨난다.

어지럼증이 나타난다.

혈압이 높거나 심장에 이상이 있는 때에 나타날 수 있는 증상이다. 걸음을 걸을 때 어지러움으로 인해 몸의 균형을 잘 잡지 못하는 상태는 뇌동맥 경화 때에 흔히 나타나는 증상이다. 이것은 뇌출혈, 뇌경색과 같은 심한 병을 예고하는 신호로 감지하면 된다.

이렇게 되는 요인은 뇌 줄기, 소뇌 공급을 하는 동맥혈관 협착으로 인해 생긴다고 하며 다른 여러 가지가 있는데 우리가 쉽게 생각할 수 있는 빈혈, 귀에 이상 등으로 인해 나타날 수 있다. 평상시에 특이사항이 없는데도 불구하고 어지럽다면 인체 반응을 잘 확인해서 검사를 받아는 것이 좋다.

손발이 저림이 온다.

운동신경이나 지각신경에 이상이 없으면서 손발이 몹시 저린 느낌이 나타날 경우에는 뇌졸중을 일으킬 위험이 있다. 뇌동맥경화가 나타날 때에도 흔히 올 수 있는 증상이기 때문에 조심해야 한다.

기억력이 저해가 온다.

뇌에 문제가 있는 질환으로 기억력이 나빠지는 경향이 있는데 우리가 잘 알고 있는 치매와 유사하다고 볼 수 있다. 그러나 건망증이 심해진다거나 무언가를 생각할 때 잘 떠오르지 않는다면 뇌졸중을 의심해 볼 수 있다

보행 장애가 나타난다.

평형감각이 저하되어서 어지럽고 걷기가 어렵다. 소뇌에 뇌졸중이 발생했을 때 술 취한 사람처럼 비틀거리고 한쪽으로 자꾸 쓰러지려 하고, 물건을 잡으려 할 때 정확하게 잡지 못한다. 뇌졸중 증상 있으면 걸을 때 한쪽으로 치우쳐 걷거나 심해지면 넘어지기도 한다.

소변의 횟수가 변한다.

하루 평균 소변양은 남자가 1,500*ml*, 여자가 1,200*ml*이다. 밤에 오줌을 두 번 이상 눌 때에는 당뇨병이 아닌가를 생각해 볼 필요가 있다. 아무 이유 없이 소변양이 적어지면 콩팥염, 콩팥증, 간염 같은 질환을 생각할 수가 있다. 소변을 보는데 힘들고 방울방울 떨어져 나오는 현상은 전위선비대증 때에 흔히 나타나는 증상이다.

안면마비가 나타난다.

뇌 부위에 따라 다양하게 나타나게 되는데 안면 신경과 연관되어 있는 뇌 손상이 가해지게 되면 얼굴 근육 담당하고 있는 신경에 마비가 일어난다. 이로 인해 감각에 트러블이 생기고 눈 감기가 힘들어 지며 또 입 꼬리가 반대쪽으로 당겨질 수 있다.

잦은 두통이 생긴다.

갑작스럽게 아주 심한 투통이 생긴다. 극심한 두통과 반복적인 구토, 의식 소실이 동반할 수 있다. 아무 이유 없이 주변이 어지럽고 심하게 머리가 아플 수 있다. 뇌혈관이 파열되는 단계에서 출혈이 일어나고 뇌세포가 파괴되어 이렇게 될 수 있다.

기침을 하면 가래가 나온다.

40대 이후에는 가래양이 많아진다. 하루에 10여 번 정도 기침을 하는 것은 문제가 되지 않지만, 기침에 가래가 심하게 나올 경우에는 폐기종이나 만성 기관지염 등을 생각할 수가 있다.

반신 마비가 온다.

한쪽 뇌에 이상이 발생되는 경우, 반대 방향의 몸에 마비가 찾아올 수 있다. 이런 경우 오른쪽 몸에 마비를 불러올 수 있다.

피로감이 심하게 나타난다.

극심한 피로감이 찾아오기도 한다. 원인은 현재 까지 명확하진 않지만, 뇌 문제로 인해 정신적, 육체적 문제를 해결하기 위해 뇌가 적극적으로 활동해 피로가 찾아올 수 있다고도 한다.

이런 증상이 있어도 뇌졸중 초기 증상이라는 것을 인지하지 못하는 경우가 더 많다고 한다. 이 같은 증상은 잠깐 왔다가 사라질 수 있기 때문에 뇌졸중으로 병원을 방문하는 사람 중 60% 이상은 본인이 아닌 다른 사람의 결정에 의한 것이라고도 한다. 그러므로 주변 사람이 증상을 확인해 주는 것도 매우 도움이 되며 중요하다.

뇌졸중은 일단 발생하면 1분에 약 190만 개의 신경세포가 죽는다. 그러므로 빠른 시간 안에 혈관을 막고 있는 혈전을 용해하는 치료를 해야 하는데, 그 골든타임이 4시간 30분이다. 혈전 제거술은 약 6시간이며, 병원 도착하자마자 바로 수술을 하는 게 아니다 보니 골든타임은 더 줄어서 대략 2~3시간으로 줄어든다고 봐야 한다.

뇌 부위에 따라 인체 전반적으로 다양하게 나타나는데 현상이 있고 나서 60분 이내에 조치를 취해주지 않게 되면 장애가 생길 수 있고 3시간이 지나면 생존율이 절반 이하로 떨어질 만큼 무섭다. 그래서 미리 뇌졸중 전조증상 어떤 것이 있는지 미리 알아두고 빨리 대응해 주는 것이 중요하다.

Part 1

중풍(뇌졸중)의 기초지식을 알아야 고칠 수 있다

Question

●중풍(뇌졸중)이란 무엇일까?

answer the question 뇌에는 많은 혈관들이 있고 어느 혈관에 문제가 발생하였는지에 따라 혈액을 공급하는 부위가 담당하는 기능에 문제가 발생하여 매우 다양한 증상들이 나타날 수 있다.

중풍(뇌졸중)은 한쪽의 팔다리나 한쪽의 얼굴에 마비가 오는 증세이지만 팔과 다리의 병이 아니며, 뇌혈관에 영향을 주어 뇌내출혈, 뇌색전, 뇌혈전, 지주막하 출혈 등의 병증이 나타난 것이다.

뇌졸중은 전 세계적으로 2초에 한 명씩 발생한다고 하고 6초에 한 명씩 사망한다는 점에서 매우 무섭게 여겨지고 있다. 우리나라 역시 마찬가지로 3대 사망 원인에 속하기 때문에, 특히 주의가 필요하다.

Question

●중풍(뇌졸중)의 정의는?

answer the question 한의학에서는 중풍이라고 하고 양방에서는 뇌졸중이라고 각각 명칭이 다르지만 사실은 같은 질병을 가리키는 병명들이다. 중풍은 위의 육음 가운데 특히 바람과 밀접한 관계가 있기 때문에 '풍(風)을 맞았다(中)' 는 뜻으로 중풍이라 표시했다. 중풍은 뇌의 손상에 의하여 일어나기 때문에 졸중(卒中)이란 단어 앞에 뇌(腦)자를 붙여 뇌졸중(腦卒中)이라 부르고 있다.

따라서 중풍(뇌졸중)은 뇌혈관의 상해로 인해 급격한 의식장애와 운동장애, 감각장애 등을 주로 나타내는 뇌혈관질환을 총칭하는 질병이다.

이 병은 악성종양, 심장질환과 더불어 인류의 3대 사망원인 중 하나로 꼽히고 있다. 최근 통계에 의하면 우리나라에서도 전체 사망자중 13.6%가 뇌혈관질환인데 전체 사망원인 중 2위를 차지하고 있다.

더구나 이병은 사망을 하지 않더라도 후유증이나 합병증으로 인해 사회복귀가 어려운 경우가 대부분이며, 특히 환자나 가정의 어려움은 물론 사회 또는 국가적으로도 심각한 문제가 아닐 수가 없다.

Question
●중풍(뇌졸중)이 오는 뇌의 구조와 기능은 무엇일까?

answer the question

뇌는 현재의식과 잠재의식, 일체의 사고와 감정, 지각과 운동 및 전신의 생리기능을 조정하고 총괄하는 신경중추라고 한다.

그렇기 때문에 사람의 뇌는 체중의 2%정도인 1,300g에 불과하지만, 뇌에서 소비되는 산소의 양은 전 신체가 소비하는 산소량의 20%에 달한다. 이렇게 많은 양의 산소를 공급하기 위하여서는 심장에서 송출되는 혈액의 15%를 뇌로 보내야 한다.

혈액은 심장에서 뇌로 좌우의 내경동맥과 추골외동맥이라고 하는 3개의 큰 동맥을 통하여 전달된다. 내경동맥은 두개골의 바깥쪽을 덮은 근육, 피부 등으로 가는 외경동맥과 함께 목 양측을 흐르는 커다란 총경동맥에서 나누어진다.

내경동맥과 외경동맥의 분기점은 특히 콜레스테롤과 기타의 지방이 붙어 죽상경화를 일으키기 쉬운 곳으로 뇌혈관을 막아버리는 핏덩어리를 생산하는 악명 높은 곳이다. 또 내경동맥은 뇌로 들어가는 길목에서 눈으로 향하는 분지를 이루고 있다.

따라서 내외경동맥 분지부근에서 만들어진 혈액의 작은 덩어리가 이 분지에 흘러 들어오면 일시적으로 눈이 보이지 않게 된다. 내경동맥은 뇌에 들어가게 되면 전대뇌동맥, 중대뇌동맥으로 나누어진다.

전대뇌동맥은 끝에서 몇 개의 가지로 나누어지면서 대뇌의 앞쪽에 있는 전두엽으로 가고 중대뇌동맥은 수많은 가지로 나누어져 두정엽과 측두엽 그리고 전두엽의 일부에 걸친 광범한 영역에 혈액을 운송한다.

Question

●중풍(뇌졸중)은 어떤 증세가 나타날까?

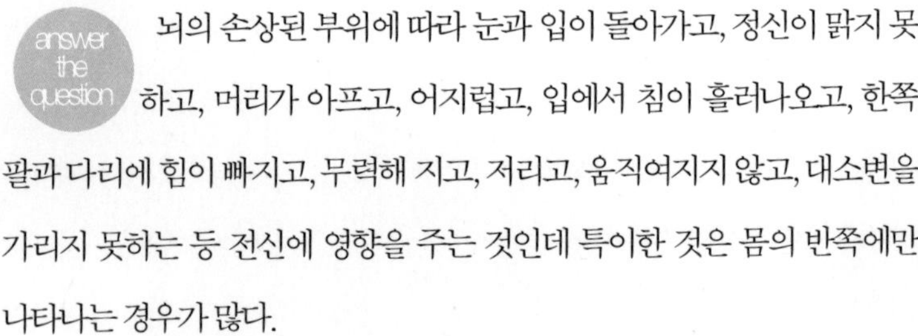

뇌의 손상된 부위에 따라 눈과 입이 돌아가고, 정신이 맑지 못하고, 머리가 아프고, 어지럽고, 입에서 침이 흘러나오고, 한쪽 팔과 다리에 힘이 빠지고, 무력해 지고, 저리고, 움직여지지 않고, 대소변을 가리지 못하는 등 전신에 영향을 주는 것인데 특이한 것은 몸의 반쪽에만 나타나는 경우가 많다.

Question

●중풍(뇌졸중)이 오는 것을 알리는(전조증상) 신호들을 잘 알아야 한다.

answer the question 건강하던 사람에게 갑자기 건강이 나빠지는 것을 알리는 신호가 울리는데, 이것을 제때에 포착하는 것이 매우 중요하다. 일반적으로 나이가 듦에 따라 '기력이 모자란다.' 든가 '어깨가 결린다.' 는 등의 현상에 대해서는 크게 걱정을 하지 않아도 된다.

그러나 견디기 어려울 정도의 큰 증상이 나타날 때에는 하나의 위험신호로 받아들이고, 하루라도 지체하지 말고 왜 그런가를 밝혀 병을 조기에 찾아서 치료하는 것이 필요 하다.

그리고 평소에 고혈압, 당뇨병, 동맥경화, 비만증, 고지혈증 등의 증세가 있다면 이것은 이미 중풍(뇌졸중)의 전조증인 것이다.

Question

● 중풍(뇌졸중)의 원인은 무엇일까?

answer the question 식생활이 서구화되고 풍부한 관계로 고혈압, 당뇨, 동맥경화, 심장병, 신경과민, 비만증 등이 많아 졌는데, 이러한 성인병이 합병증으로 중풍(뇌졸중)과 연결되는 경우가 많이 나타나고 있다. 또한 우리나라에서 심장질환, 종양과 더불어 3대 사망원인 중의 하나이기도 하다.

Question

● 구안와사와 중풍(뇌졸중)의 관계는 있을까?

answer the question 구안와사는 얼굴의 반쪽 안면 감각이 둔해지거나, 목이 뻣뻣해 지거나, 귀의 뒤쪽이 아픈 후에 입이 삐뚤어지고 눈이 안 감기며, 말이 헛 나오고 음식이 입 밖으로 흘러내리는 증세를 말한다.

옛날에는 다듬잇돌을 베고 자거나 한쪽으로 찬바람을 많이 쐬어서 오는 단순한 안면신경마비의 경우가 많았다. 하지만 요즘은 스트레스로 인하여 뇌에 긴장을 주어서 오는 경우가 많고 드물게는 뇌의 종양으로 인하여 오는 경우도 가끔 있다. 이것은 임상적으로 보면 일종의 풍 증세인데 안면에만 나타난 경우에는 가벼운 것이지만 팔과 다리의 한쪽이 마비되는 중풍(뇌졸중)인 경우에는 심각한 상태라고 할 수 있다. 따라서 중풍(뇌졸중)보다는 가볍다는 편안한 마음을 가지고 치료를 받고, 발병 후 약 1개월 사이에 적극적인 치료를 해야만 후유증이 최소한 남지 않는다. 치료시기를 놓치면 안면의 마비감이 있거나 삐뚤어진 상태로 굳어버리는 경우도 있다.

그리고 어느 체질이던지 안대와 마스크를 착용하여 외부의 찬 기운에 노출 되지 않게 하는 것이 매우 중요하다.

Question
●중풍(뇌졸중)이 왔을 때의 응급처치 방법은 어떤 것이 있을까?

answer the question

가장 중요한 응급조치는 즉시 119에 전화하는 것이다. 뇌졸중은 시간이 중요하므로 즉시 병원으로 이송되어야 한다. 119를 기다리는 것보다 직접 가는 것이 빠른 경우 즉시 병원으로 이동해야 한다.

뇌졸중은 몇 분 정도 또는 몇 시간 지나면 호전되는 경우가 있지만, 호전되었다 해도 다시 재발 가능성이 높으므로 병원을 방문하도록 해야 한다.

먼저 환자가 쓰러지면 편안한 자세로 반듯이 누인 다음에 목을 약간 뒤로 젖히어 숨쉬는데 영향을 받지 않게 기도를 확보해 준다. 다음에 손톱 밑, 발톱 밑을 소독된 바늘로 찔러서 피가 3~5방울 이상 나오게 해준 다음에 삼키는데 문제가 없다면 우황청심환을 물에 개어서 먹인다.

평소에 혈압이 있는 경우는 혈압을 측정해서 혈압이 높으면 평소에 먹던 혈압약을 먹이면 된다. 평소에 당뇨가 있는 환자는 혈당측정기로 측정하여 고혈당이 나오면 인슐린 주사나 당뇨약을 먹이고 일시적 저혈당이 된 경우는 설탕물을 먹이면 된다.

다음으로는 들것에 의하거나, 업어서 집근처 바로 가까운 병원에서 진찰을 받은 후 환자의 상태에 따라 위독하면 한방병원이나 종합병원에 입원하여 전문치료를 받아야 한다.

Question

● 중풍(뇌졸중)의 발작후의 대처가 중요하다.

answer the question

뇌졸중의 원인질병으로는 고혈압, 동맥경화, 심장병, 당뇨병 등이 있고 식염의 과다섭취, 음주, 흡연 등의 식사습관, 성생활, 과도한 운동 등 불규칙한 기거생활과 과도한 스트레스 등이 뇌졸중의 발작인자로 알려져 있다. 그 외 기후 및 환경조건, 인종, 노인비만 등 개인의 체질과도 밀접한 관계가 있다.

그럼에도 불구하고 뇌졸중의 발작을 예측하기란 무척 어렵다. 실제로 고혈압환자라고 하여 모두 뇌졸중이 되는 것이 아니며, 심지어 일과성 뇌허혈발작은 뇌혈전의 전조증으로 봐도 틀림없지만 뇌졸중의 단기예측을 한다는 것은 사실상 불가능하다.

따라서 뇌졸중은 예고 없이 오며 일단 뇌졸중이 되면 환자자신은 물론 가족들은 당황하게 된다. 뇌졸중이 되면 사실상 가정에서 할 수 있는 일이란 환자를 병원으로 안전하게 이송하는 것 외엔 아무것도 없다.

환자가 쓰러져서 의식을 잃을 경우 집밖이라면 먼저 적당한 곳에 옮겨 구급차를 기다려야 할 것이며, 집안이라면 쓰러진 곳에 이불을 갖고 가서 그 위에 환자를 눕혀서 방안으로 옮기는 것이 바람직하다.

특히 환자를 움직일 때는 머리가 앞으로 굽지 않도록 주의해야 하며 베개는 베지 않는 것이 좋다. 환자가 구토할 때는 얼굴을 옆으로 향하게 하거나 옆으로 눕혀서 토하게 해서 토한 것이 기도에 들어가 막히지 않도록 주의해야 한다.

다음은 의사가 오기를 기다리거나 병원으로 이송을 해야 하는데, 어떤 병원으로 옮기느냐 하는 문제로 당황한 가족의 입장에서는 좋은 판단을 신속하게 내리기가 쉽지 않다.

과거에는 뇌졸중이 일어나면 적어도 1주일은 안전하게 눕혀놓고 어떠한 일이 있어도 다른 곳으로 옮겨서는 안 된다고 한 적도 있다. 이유는 출혈을 촉진하고 뇌헤르니아가 유발되는 것이 무서워서 움직여서도 안 된다고 했던 것이다.

그러나 최근에는 뇌출혈환자도 신속하게 이송하여야 한다는 의견이 지배적인데, 사망의 원인인 뇌헤르니아가 이송으로 유발되지는 않는다는 것이다.

뿐만 아니라 뇌부종에 대한 대책도 많이 진보해 있고 지주막하출혈이 뇌반구 표면에 가깝거나 소뇌에 국한되어 있는 출혈은 외과적으로 수술을 하는 편이 효과적인 치료인 경우도 있기 때문이다.

따라서 뇌졸중은 일단 정확한 진단이 중요하므로 이송할 병원은 적어도 컴퓨터단층촬영장치(CT)를 구비한 병원이어야 하며, 가급적이면 뇌수술을 할 수 있는 병원이면 더욱 좋다.

그러나 뇌출혈이 진행 중인 환자나 뇌헤르니아가 이미 생겨있는 경우에는 환자 이송이 증상을 악화시킬 수도 있다.

따라서 어떠한 경우라도 조급하다고 하여 환자를 난폭하게 취급하는 것은 삼가야 하며, 유명한 병원이라 하여 장거리를 무리하게 운송하는 것은 바람직하지 않다고 할 수 있다.

Question
중풍(뇌졸중) 전조증을 진단하는 방법은 어떤 것이 있을까?

answer the question 중풍(뇌졸중)을 진단하는 가장 정확한 방법은 CT나 MRI로 진단을 하면 정확하게 나온다. 하지만 중풍(뇌졸중) 전조증인 경우에는 CT나 MRI에서 정상으로 나오게 된다. 따라서 중풍(뇌졸중)전조증인 경우에는 CT나 MRI검사보다는 적외선체열진단을 해보면 중풍(뇌졸중)

전조증이 있는 경우에는 양쪽의 팔 , 다리, 얼굴, 몸통의 체온을 비교하여 보면 좌우 대칭이 되지 않는 것을 알 수 있다. 그렇지만 이 증세는 목 디스크와 허리디스크와 감별을 정확하게 해야 한다.

그리고 고혈압, 당뇨병, 동맥경화, 비만증, 고지혈증 등의 증세가 있다면 이미 중풍(뇌졸중)전조증이라고 할 수 있다.

Part 2

중풍(뇌졸중)의 합병증은 무엇이 있을까?

Question

● 뇌혈관이 막혀서 오는 뇌경색

answer the question

중풍(뇌졸중)이라고 하지만 뇌혈관의 손상형태에 따라 많은 유형이 있다. 대부분 뇌혈관이 막혀서 오는 경우와 터져서 오는 경우로 나눌 수가 있다.

이중에 뇌혈관이 막혀서 오는 경우를 뇌경색이라 하는데, 현재 가장 많은 중풍(뇌졸중)의 유형으로써 특히 60세 이상의 노년층에서 많이 발생하고 있다.

뇌경색이라는 병명은 최근 들어 심근경색에 대응하여 많이 쓰여 지고 있다. 뇌의 동맥이 막히면 혈액순환이 방해되어 산소나 영양분이 뇌에 공급되지 않기 때문에 그 부위의 뇌 조직이 죽어버리게 되는데, 죽은 뇌 조직은 점차적으로 부드럽게 변화기 때문에 종전까지 뇌연화라고 불렀다.

뇌경색은 뇌혈관이 막히는 기전에 따라 다시 뇌혈전과 뇌전색으로 나눈다.

뇌혈전은 동맥경화로 인하여 혈관의 내강이 좁아지거나 또는 혈관 속을 흐르는 피가 굳어져서 혈관이 막히는 것을 말한다. 뇌색전은 심장판막증, 부정맥 심근경색 등 심장의 질병으로 심장 속에 있는 혈액이 일부 굳어져서 그 조각들이 혈류를 따라서 돌다가 뇌혈관을 막아버리는 것을 말한다.

심장에서 흘러온 핏덩어리들이 극히 적을 경우는 뇌의 혈관을 일시적으로 막았다가 흩어져서 다시 뚫리는 경우가 있는데 이것을 일과성 뇌허혈증이라 한다.

이럴 때는 일시적으로 수족이 마비되는 등의 증상이 나타나지만 곧 회복된다. 하지만 이러한 현상이 나타나면 곧 뇌경색에 의한 진짜 중풍(뇌졸중)이 올 수 있다는 신호이기 때문에 세심한 주의가 필요하다.

Question

●뇌혈관이 터져서 오는 뇌출혈(뇌일혈)

answer the question

뇌혈관이 터져서 오는 중풍을 뇌출혈(뇌일혈)이라고 한다. 뇌출혈은 거의가 고혈압이 원인으로 뇌 속의 혈관이 터지는 것을 말하는데, 주로 40~50대의 장년기에 많고 활동 중에 흔히 일어난다.

노화현상이나 고혈압의 영향으로 가느다란 뇌혈관이 상처를 입으면 작은 동맥류가 많이 생기게 되며, 이들 중 어느 한 개의 동맥류가 터지면 연쇄반응을 일으키면서 많은 동맥류가 차례로 터져서 대출혈이 일어난다.

출혈된 피는 뇌실질에 급속도로 광범하게 침범하기 때문에 증세가 몹시 급박하게 진행되어 갑자기 쓰러져 혼수상태가 되고 호흡까지 거칠어지면서 마비증세가 나타난다.

같은 출혈이지만 지주막하출혈이라는 것이 있는데, 지주막은 뇌를 밖에서 싸고 있는 뇌막의 일종이다. 큰 뇌동맥은 지주막과 뇌조직 사이를 지나다가 가지를 쳐서 뇌실질 속으로 파고 들어간다. 그런데 태어날 때부터 지주막 아래에 있는 큰 뇌동맥의 혈관벽 일부가 근육층이 약하거나 탄력이 없는 수가 생긴다.

탄력이 부족한 얇은 동맥벽은 시간이 지나면서 혈압 때문에 차차 팽팽하게 커져 나중에는 고무풍선같이 볼록 튀어나오게 된다. 이것을 동맥류라고 하는데 이 동맥류가 지주막 아래에 출혈을 일으킨다.

이러한 지주막하출혈은 40대의 젊은 층에서 많이 나타나고 있는데, 과격한 운동이나 흥분 혹은 고혈압 등이 원인이다. 일단 출혈이 되면 참기 어려운 두통이 갑자기 오고, 목덜미가 마치 뇌막염을 앓는 사람처럼 뻣뻣해지면서 구토와 허탈상태에 빠진다.

출혈이 뇌실질 속으로 확산되면 반신마비가 나타나고 안구운동장애(동공확산)혼수 등 뇌출혈과 거의 비슷한 증세가 올 수 있다. 발작 후에 의식이 명료하면 예후가 좋지만 혼수에 빠지면 거의가 사망에 이른다.

Question

●중풍(뇌졸중)으로 오는 대뇌손상과 반신불수

answer the question

대뇌는 좌우의 대뇌반구로 되어 있고 각각의 반구는 전두, 두정, 측두, 후두의 4엽으로 나누어져 있다. 대뇌의 표층은 피질이라고 하는데 부위에 따라 각기 다른 기능을 분담하고 있다.

전두엽은 사고, 창조, 의욕, 정서 등과 같은 정신활동을 담당하는 곳으로 인간에게는 매우 발달되어 있다. 따라서 이 부위의 전대뇌동맥에 사고가 생겨서 전두엽의 기능이 상실되면 치매상태가 되고 마침내 인간의 존엄성을 상실하는 상태가 된다.

두정엽과 측두엽에는 중대뇌동맥의 수많은 가지들이 혈액을 보내고 있는데 이곳에는 운동중추, 감각중추, 언어중추 등이 있고 또 이들 중추와 신체 말초사이에 정보를 전달하는 연락로가 얽혀져 있다.

운동지각 등의 연락로는 신체에 도달하는 도중에서 좌우가 서로 교차하기 때문에 대뇌의 지배권은 신체의 반대쪽을 관장하게 되어 있다. 따라서 이 영역에서는 어느 부위의 뇌에 손상이 있느냐에 따라 증상이 상이하게 나타나게 된다.

우측 뇌에 손상이 오면 신체상으로는 좌반신에 마비가 오고 좌측뇌에 손상이 있으면 우반신이 마비되지만, 언어중추가 좌측뇌에 있기 때문에 만약 좌대뇌반구에 손상이 오면 우측반신의 운동장애뿐만 아니라 언어장애까지 동반된다. 비록 소리는 낼 수 있어도 말을 할 수 없고 또 말을 이해할 수 없는 실어증도 수반되기 쉬우므로 우측뇌의 손상보다 임상증상은 훨씬 나쁘다고 할 수 있다.

많은 중풍(뇌졸중)환자들이 중대뇌동맥의 손상에 기인하는 경우가 단연 많지만 특히 대뇌의 심부에 있는 내포라는 곳을 통과하는 중대뇌동맥의 분지는 출혈을 일으키는 일이 많아서 뇌출혈혈관이라는 별명이 붙을 정도이고, 이 혈관은 내포 바로 옆에 위치한 피각이라는 곳에서 출혈을 일으켜 피각출혈이라 부른다.

Question

●중풍(뇌졸중)으로 뇌간의 손상과 식물인간

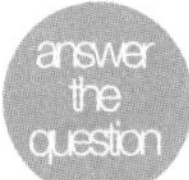

대뇌의 손상으로 인한 중풍(뇌졸중)은 정도의 차이가 있을 수 있지만 반신불수가 대부분이며 뇌간과 소뇌의 손상은 보다 심

각한 결과를 초래한다.

뇌간은 대뇌와 척수 사이의 가늘고 긴 부분인데 간뇌, 중뇌, 뇌교, 연수 등으로 구성되어 있다. 이곳은 여러 대뇌중추와 신체 각 부위의 연락로로 호흡과 순환 등을 조절하는 중추신경이 밀집되어 있는 곳이다.

따라서 생명을 유지해 가는데 있어서 절대로 필요한 장소이며 여기에 사고가 생기면 매우 심각한 결과를 초래하게 된다. 뇌간은 두개골의 깊숙한 곳에 위치하고 있으며, 그 뒤쪽은 운동과 자세의 조절과 평행기능을 하는 소뇌로 덮여 있다. 이 부분은 추골, 뇌저동맥이라고 하는 동맥이 혈액을 공급하고 있다.

추골동맥은 좌우 1쌍이 있고, 연수와 뇌교의 경계부근에서 좌우가 합류하여 하나의 뇌저동맥으로 되어 있다. 이 뇌저동맥이 폐색되거나 뇌교라고 하는 곳에서 출혈하게 되면 단시간에 의식을 잃고 양측 상, 하지가 마비된다.

뇌졸중은 심근경색같이 발병하여 바로 사망하는 일은 거의 없다. 하지만 만약 바로 사망한다면 뇌교출혈이 아니면 뇌저동맥 폐색증이라고 볼 수 있다. 이 경우에는 설사 생명이 그대로 살아있어도 의식이 되돌아오지 않아 식물인간이 되는 경우가 많이 있다.

드물게 의식이 또렷해서 다른 사람의 말은 들을 수는 있지만, 자신은 말할 수도 몸을 움직일 수도 없기 때문에 오직 눈동자의 움직임이나 몸짓으로만 전달할 수밖에 없는 안타까운 상태가 생기는데, 이를 두고 폐인증후군이라고 부른다.

소뇌에는 추골동맥, 뇌저동맥의 가지가 흐르는데 소뇌출혈이 되면 주위가 빙빙 도는 듯한 어지러움과 심한 두통이 갑자기 생기며 구토가 나타난다. 사지마비가 없음에도 평형이 잡히지 않아 걸을 수도 없게 된다. 중증의 경우는 뇌간이 압박당하여 사망하지만 경증의 경우는 예후가 좋다.

뇌저동맥은 그 말단에서 다시 좌우로 나누어져서 한 쌍의 후대뇌동맥이 되는데 이 혈관은 대뇌의 뒤쪽에 있고 후두엽에 혈액을 공급한다.

후두엽에는 시각중추가 있고 눈에서의 연락로가 있기 때문에 이 혈관이나 그 가지가 막히면 반대쪽 시야의 1/4내지 절반이 보이지 않고, 양쪽이 막히면 실명하는 수도 있다. 또 좌측에 상해를 입으면 글자를 쓰거나 말은 할 수 있는데 읽을 수는 없게 된다.

후대뇌동맥은 간뇌의 중간에 위치한 시상이라는 곳에도 가지를 뻗고 있는데 여기에 출혈이 되면 이것을 시상출혈이라 한다. 시상은 주로 신체의 각 부위로부터 지각의 정보를 대뇌의 중추로 중계하는 곳이다. 이곳에 경색이 있거나 출혈이 되면 반대쪽 반신의 지각이 없어지게 된다.

이와 같은 여러 동맥들은 서로 얽혀 뇌저에서 윌리스 동맥륜이라고 하는 혈관계통을 형성하고 있는데, 아직 정확한 원인이 밝혀지지 않고 있지만 이 동맥륜이 서서히 막혀 들어가는 질병이 있는데, 이것을 윌리스 동맥륜 폐색증이라고 한다.

Question

중풍(뇌졸중)으로 오는 뇌부종과 오장절증

answer the question

한의학에서는 중풍(뇌졸중)환자가 정신을 잃은 상태에서 입이 벌어져 있으면 이것은 심장의 기운이 다한 것이요, 손발이 축 늘어져 있으면 비장의 기운이 다한 것이요, 눈을 뜬 채 초점이 맞지 않으면 간의 기운이 다한 것이고 대소변을 지리면 콩팥의 기운이 다한 것이고, 코를 골면 폐의 기운이 다한 것으로 보는데 이것을 오장절증이라 한다.

오장절증은 내장의 기운이 끊어져서 운행되지 않는 상태로 매우 위험한 증상이며, 이와 같은 증상이 중복되어 많이 나타나면 그만큼 환자의 상태가 위급하고 5종의 증상을 모두 갖췄으면 사망할 징조로 간주한다.

그러면 뇌졸중으로 생명을 잃게 되는 이유는 무엇일까? 뇌가 파괴당하면 죽는 것은 당연하다고 생각하는 사람이 많을 수도 있다. 물론 뇌간부위가 광범위하게 파괴되면 그것만으로 치명적이 되는 것이 사실이다.

그러나 중풍(뇌졸중)은 뇌간부위보다는 대뇌반구의 출혈과 경색으로 오는 경우가 압도적으로 많다. 대뇌반구는 상당히 광범하게 파괴되어도 그것만으로 목숨을 잃지는 않다. 따라서 뇌졸중으로 위험하게 되는 것은 졸중 그 자체가 아니라 졸중으로 인한 뇌부종이라고 할 수 있다.

대뇌반구는 굳은 두개골로 둘러싸여 있고 그 밑바닥은 천막이라고 하는 굳은 막으로 소뇌와 분리되어 있으며, 뇌간은 천막에 뚫린 구멍에 연결된 공강안에 있다.

이와 같은 구조 때문에 뇌졸중으로 인해 뇌가 부종을 일으키면서 팽창하게 되면 뇌압이 높아지고 뇌압이 높아짐에 따라 뇌는 뇌간이 있는 방향으로 밀려 빠져나가는 현상이 일어난다.

이러한 현상은 탈장과 같은 이치로 뇌헤르니아라고 부른다. 뇌헤르니아가 되면 당연히 뇌간이 압박당하여 치명적이 상황이 되지요. 이것이 중풍(뇌졸중)으로 사망하게 되는 가장 큰 원인이다.

또한 뇌졸중의 급성기에는 폐렴, 신우신염, 신부전 등의 합병증으로 중환자가 되는 일이 빈번하며, 소화관에 출혈이 되어 시커먼 피를 토하거나 검은 변을 배설하여 치명상을 입는 일도 있다.

최근에는 동맥경화나 심근경색, 협심증 등의 심혈관계 질환이 늘고 있다. 뇌졸중도 뇌출혈보다는 뇌경색의 비중이 3/4 정도로 높다. 뇌는 한번 손상되면 회복이 어렵고, 회복된다 해도 후유증으로 어려워하는 경우가 많다.

Question

●중풍(뇌졸중)의 치료법은 어떤 것이 있을까?

answer the question

중풍(뇌졸중)을 치료하는 방법은 여러 가지가 있겠지만 가장 중요한 것은 본인이 낫겠다는 의지를 가지고 열심히 노력하는 것이 중요하다. 대부분의 경우 뇌의 손상으로 인하여 정신적으로 영향을 받기 때문에 판단의 착오를 일으킬 수도 있다.

먼저 체질을 감별하고 체질에 따른 한약처방을 하며 침, 물리치료, 전기침, 약침요법, 봉침요법, 추나요법, 몸의 기순환을 도와주는 고압전기치료 등을 선별적으로 해준다. 가정에서는 꾸준한 운동요법과 생활요법을 통하여 손상된 뇌를 최대한 빨리 회복을 하는 것이 중요하다.

Part 3

뇌졸중(중풍)에 기적을 일으키는 숨은 약초

동의보감 민간요법

국화

국화 꽃, 어린 순을 말린 것

보건복지부 한약처방 100가지 약초

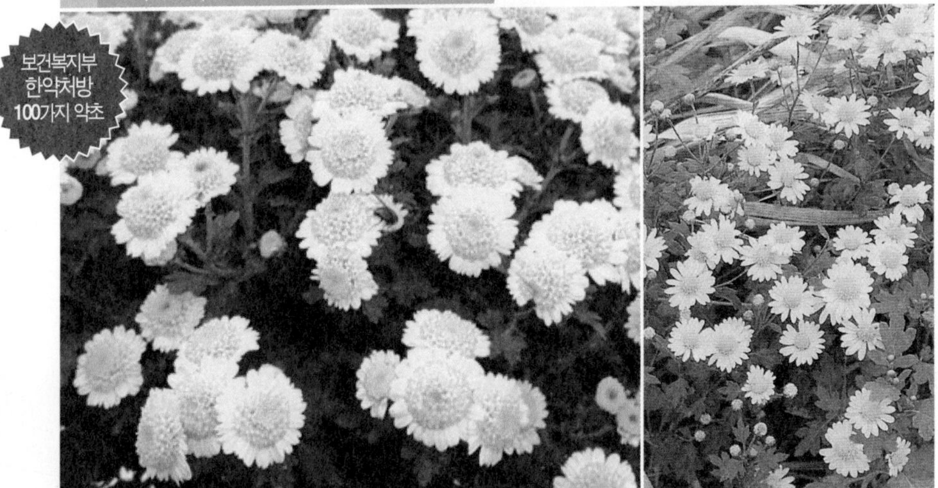

●식물의 형태 전체에 짧은 털, 높이는 60~90cm, 잎은 짙은 녹색이며 깊숙한 톱니모양, 9~10월에 산방두화가 피고, 설상화 노란색이나 흰색이다.

●주요 함유 성분과 물질 Apigetrin, 16-β-Hydroxypseudotaraxasterol, Chlorogenic acid, Chrysanediol A, 3,5-Di-O-caddeoylquinic acid, Pseudotaraxesterol, Taraxasteriol 등이 함유되어 있다.

●약리 효과와 효능 두통, 어지럼증, 고혈압, 눈의 충혈 등에 좋다.

●채집가공과 사용법 가을에 꽃이 필 때 채취하여 잡질을 제거한 후 햇볕에 말려서 이용한다.

●효과적인 복용방법 하루에 12~20g을 복용한다.

먹는 방법은 가을국화 16~20g을 물에 달여 2번에 나누어 끼니 사이에 복용하면 된다. 모든 풍증과 풍병으로 나타나는 두통과 어지럼증에도 사용된다.

국화차 만드는 방법 송이채 흐르는 깨끗한 물에 씻어 국화 30g 에 물1 *l* 를 넣어 중간정도의 불에 15분 내외로 달여 고운체로 걸러 수시로 음료차로 마신다. 차 맛은 달고 쓰며 간장과 눈의 보호해 주며 국화차로 피로와 소화를 막는 효과를 본다.

●복용실례

포공영, 자화지정, 금은화 등과 배합하여 피부질환과 종기를 다스린다.

●주의사항

음부의 피부질환과 간이 나쁜 사람은 복용을 피해야 한다.

풍증과 풍병으로 인해 나타나는 두통과 어지럼증에 효과가 좋은 국화

먹는 방법은 가을국화 16~20g을 물에 달여 2번에 나누어 끼니사이에 복용하면 됩니다. 모든 풍증과 풍병으로 나타나는 두통과 어지럼증에도 사용됩니다.

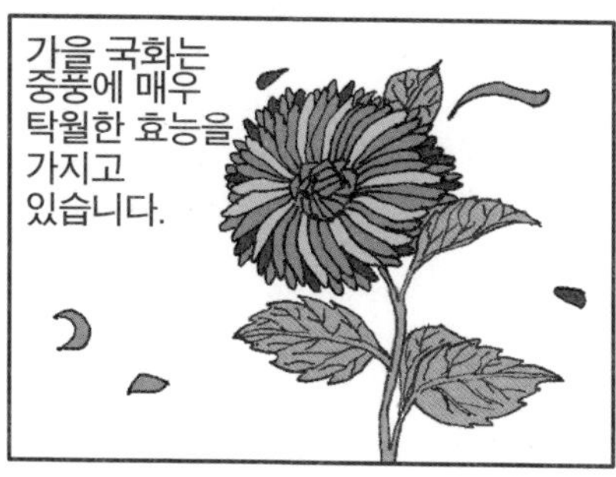

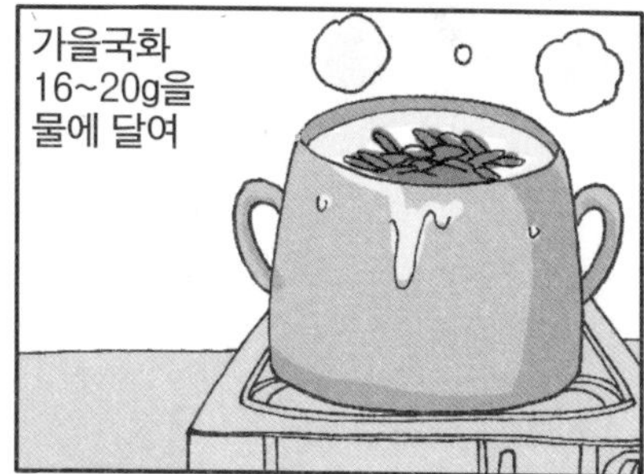

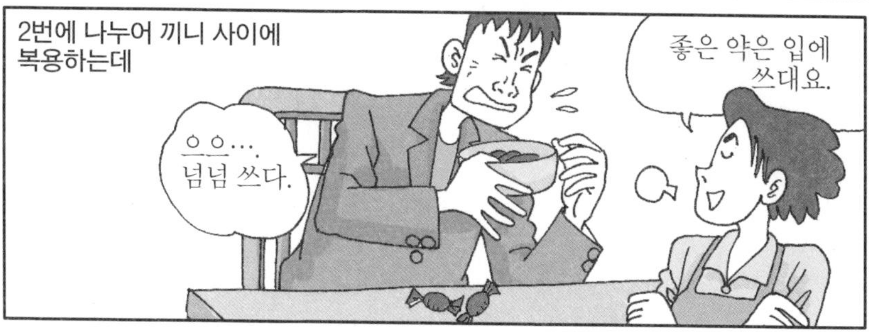

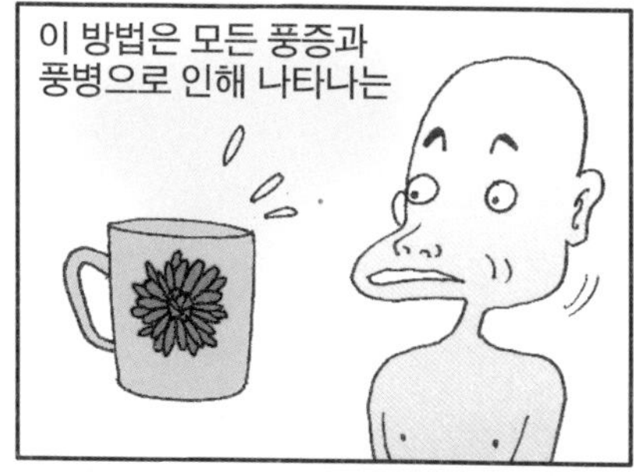

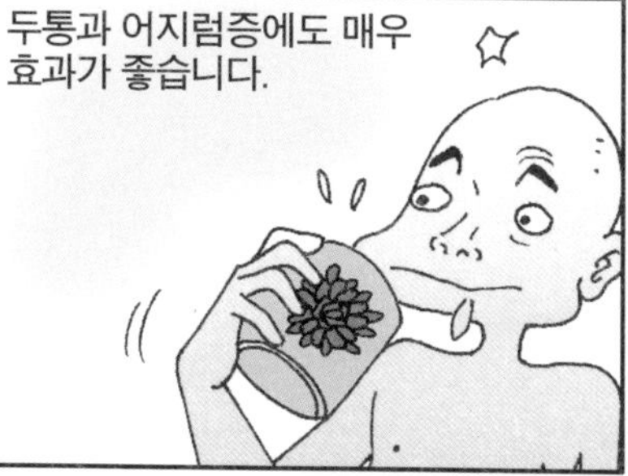

모든 중풍과 반신불수, 파상 등에 효과가 매우 뛰어난 개구리밥

제조방법은 개구리밥 아랫면에 자줏빛이 도는 것 500g을 햇빛에 말려 가루로 만든 다음 졸인 꿀로 반죽하여 3g되게 알약을 만듭니다. 먹는 방법은 한번에 5알씩 하루 3번 끼니사이에 복용하면 되는데, 모든 풍증과 반신불수, 파상풍 등에 사용됩니다.

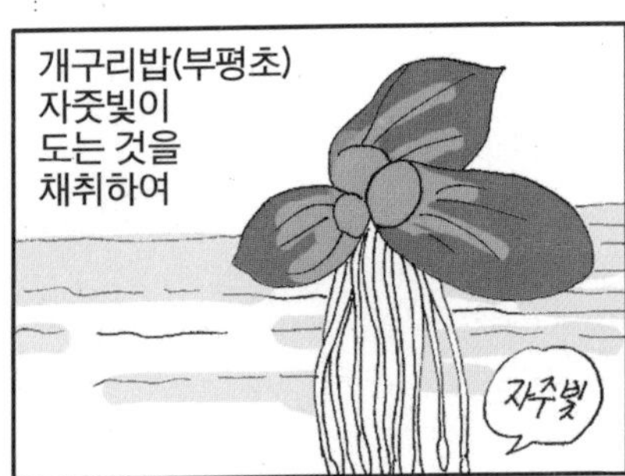

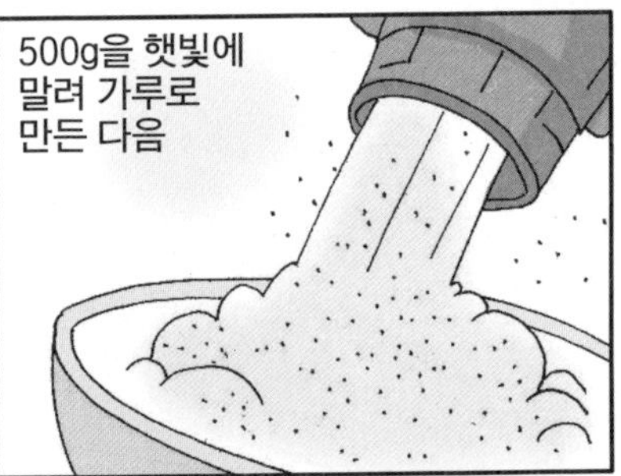

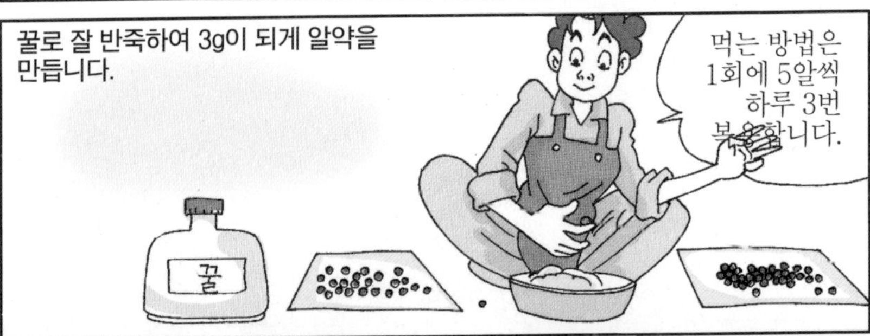

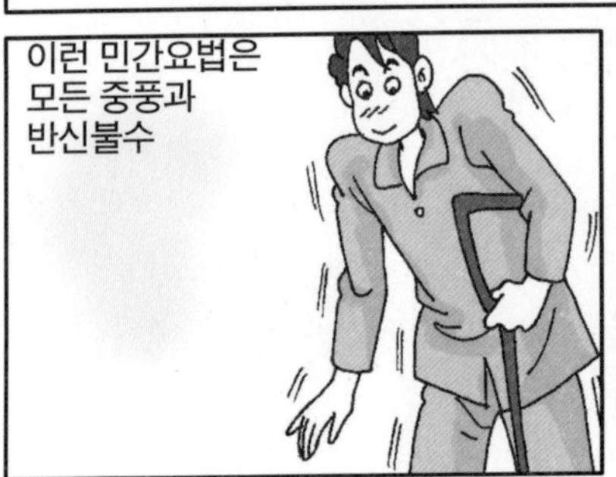

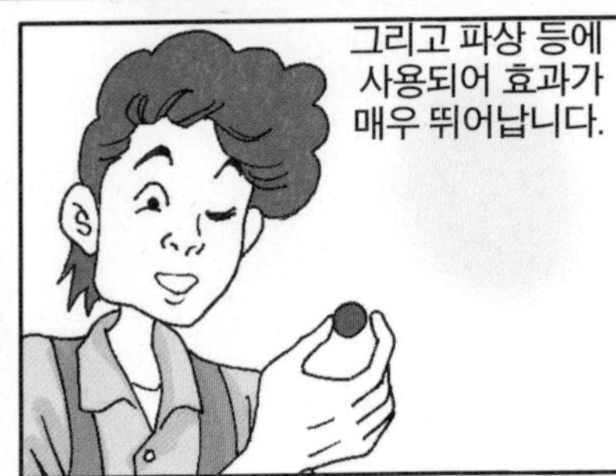

부평(개구리밥)

다년생 표부식물인 개구리밥과 청평의 전초.

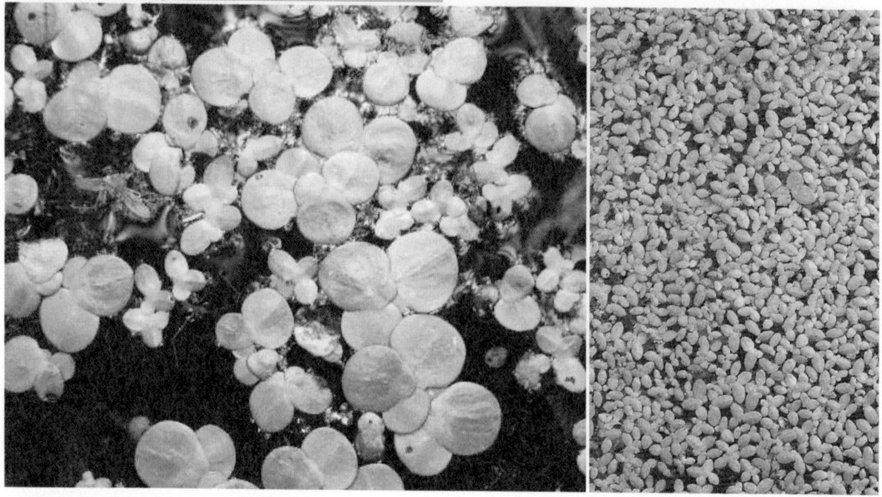

●식물의 형태 부유식물로 잎처럼 생긴 넓은 난형, 잎의 앞면은 녹색이고 뒷면은 자줏빛, 꽃은 흰색이다.

●주요 함유 성분과 물질 다량의 vitamine B1, B2, C 등 수용성 vitamine과 flavonoid성분, sterol 류, 엽록소, 당단백질, tannin 등이 함유되어 있다.

●약리 효과와 효능 해열, 강심, 이뇨, 뇌척수염 바이러스 항균 작용이 있고, 풍진과 피부 소양증, 부종 등에 효과가 있다.

●채집가공과 사용법 6월에서부터 9월 사이에 채취하여 잘 씻은 후 잡질을 제거한 후 햇볕에 말려서 이용한다.

●효과적인 복용방법 하루에 4~12g을 복용한다.

제조방법은 개구리밥 아랫면에 자줏빛이 도는 것 500g을 햇빛에 말려 가루로 만든 다음 졸인 꿀로 반죽하여 3g되게 알약을 만든다. 먹는 방법은 한번에 5알씩 하루 3번 끼니사이에 복용하면 되는데, 모든 풍증과 반신불수, 파상풍 등에 사용된다.

●복용실례 박하, 우방자, 선태, 방풍 등을 배합하여 열이 있으면서 땀은 나지 않고 피부 소양감 등이 있는 것을 다스린다.

●주의사항 가만히 있어도 식은땀이 나는 사람과 혈이 부족하면서 피부가 건조한 사람, 열이 없는 사람은 복용을 피해야 한다.

진피(귤껍질)

귤의 성숙한 과실의 껍질을 건조한 것

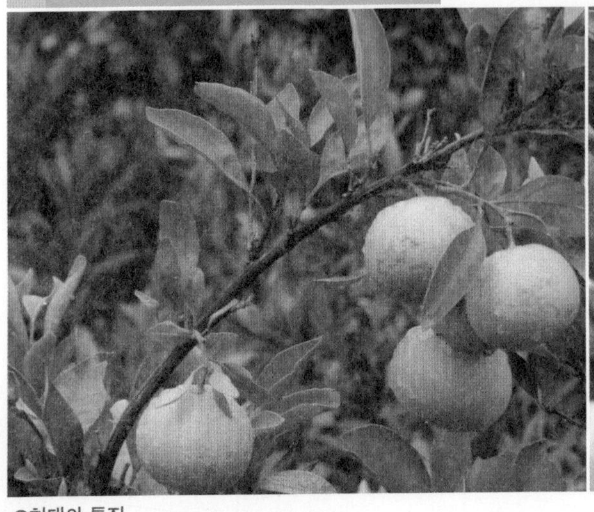
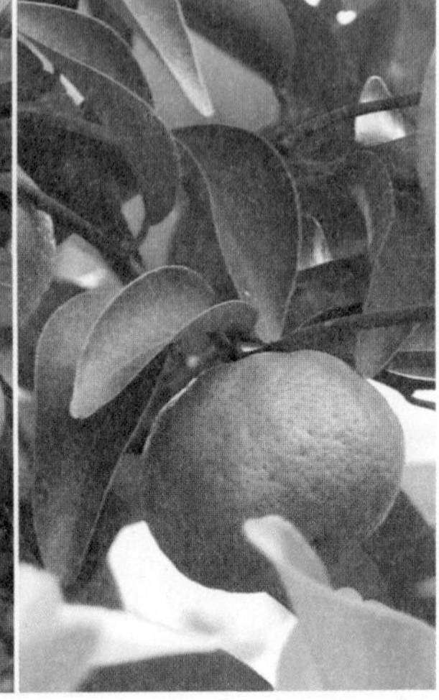

●형태와 특징

높이 5m, 꽃은 6월에 흰색, 열매는 장과로서 편구형으로 지름은 3~4cm이고, 10월에 등황색으로 익는다.

●주요성분

d~limonine,hesperidin, 비타민 C, 플라보노이드 등이 함유되어 있다.

●약리효능 효과

위액분비촉진, 소화 작용이 있고, 속이 거북하고 식욕이 부진한데, 구토, 기침, 가래에 좋다.

●복용사례

후박, 목향 등과 배합하여 배가 더부룩하고 부풀며 미식거리고 식욕없는 증상 등을 다스린다.

●채취 및 제법 가을에 완숙과실을 채취하여 과피를 벗겨서 햇볕에 말린다.

●복용법

오래된 것일수록 좋으며 4~12g을 복용한다.

주의사항

●몸 기운이 없는 사람이나 진액이 부족하여 마른기침을 하는 사람은 복용을 피해야 한다.

중풍으로 인해 신체가 뻣뻣해졌을 때 효과가 좋은 귤나무 껍질

중풍으로 몸이 뻣뻣해졌을 때는 잘게 썬 귤나무껍질 1.8g 가량을 술 3.6 ℓ 에 섞어 하룻밤 놓아두었다가 이튿날 덥혀서 수시로 복용하면 됩니다. 한번 먹어 낫지 않으면 여러 번 되풀이합니다.

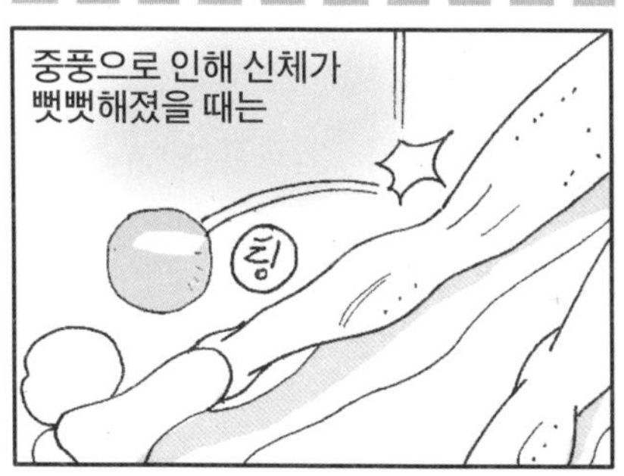

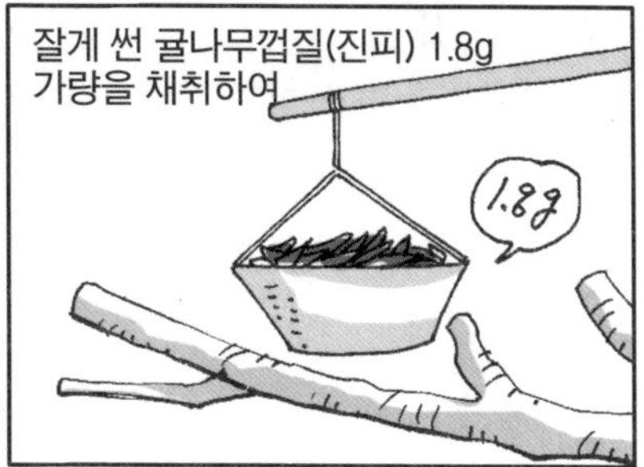

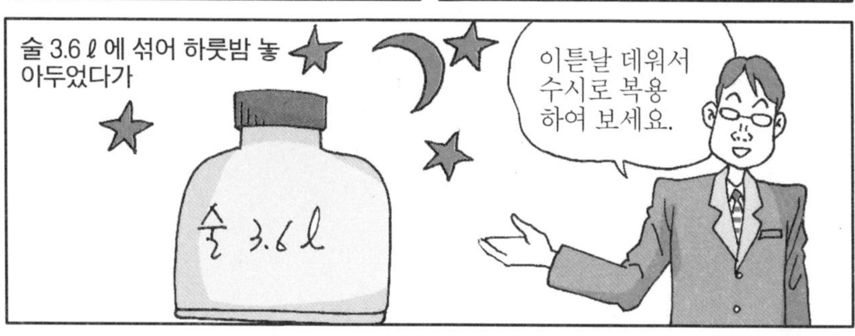

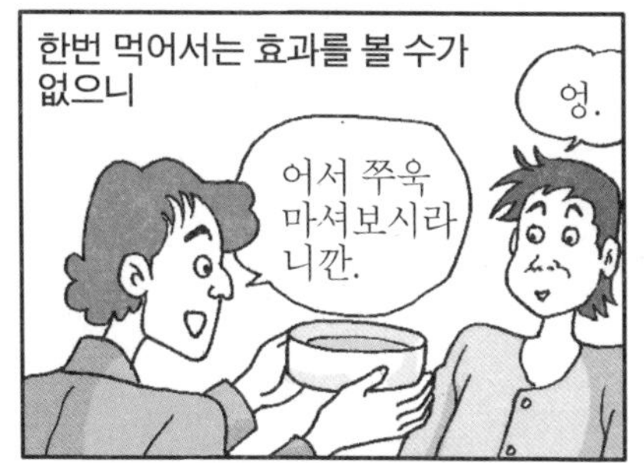

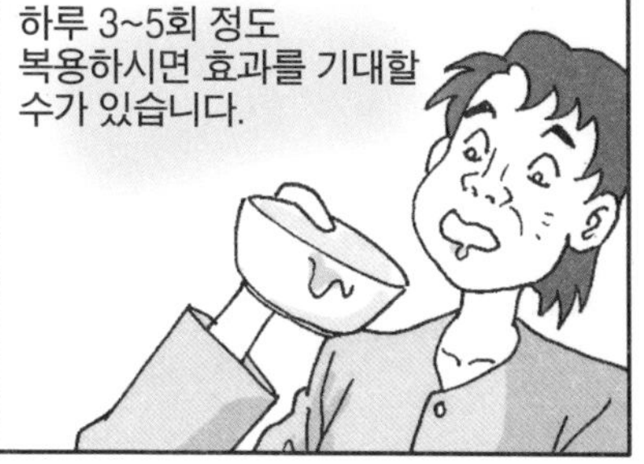

풍병으로 머리가 어지럽고 팔다리가 저리고 혈압을 낮추는데 좋은 누리장나무

먹는 방법은 누리장나무 잎 30~50g을 물에 달여서 2번에 나누어 끼니사이에 복용하면 됩니다. 풍병으로 머리가 어지럽고 아픈 데, 팔다리가 저린데, 혈압을 낮추는데 사용됩니다.

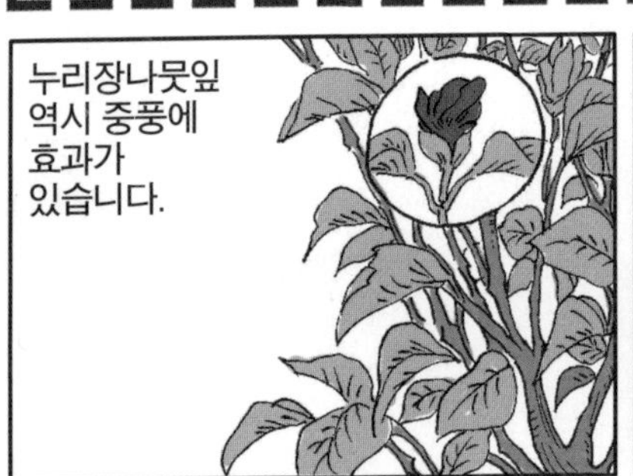

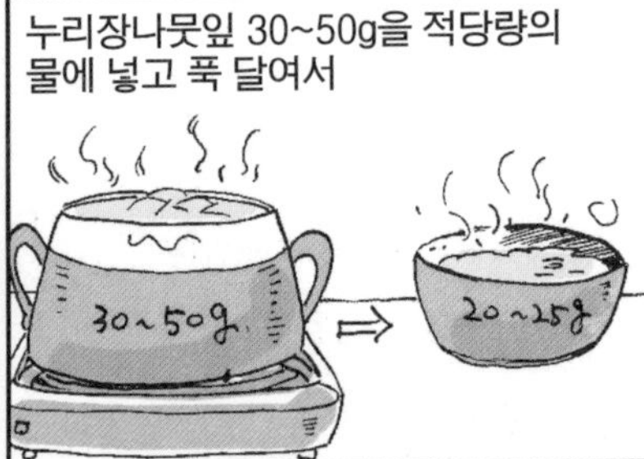

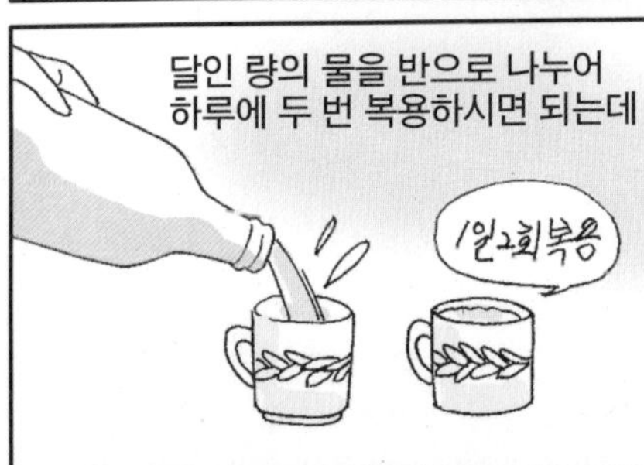

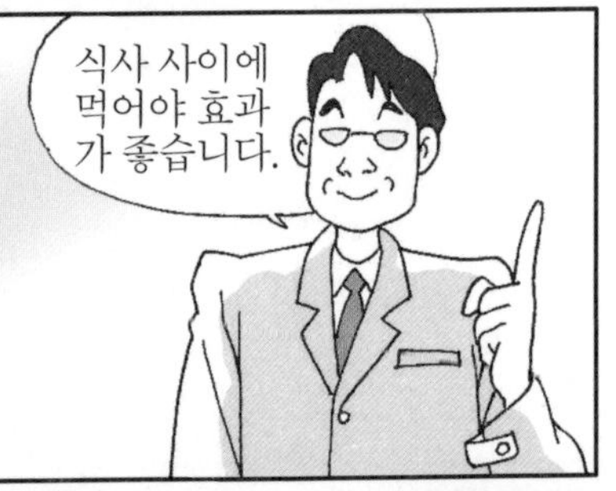

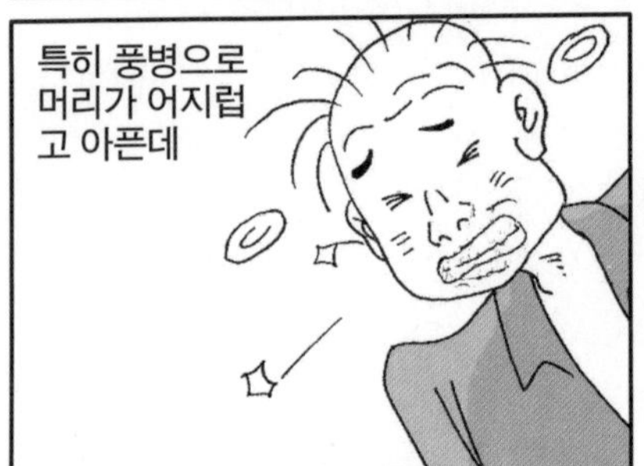

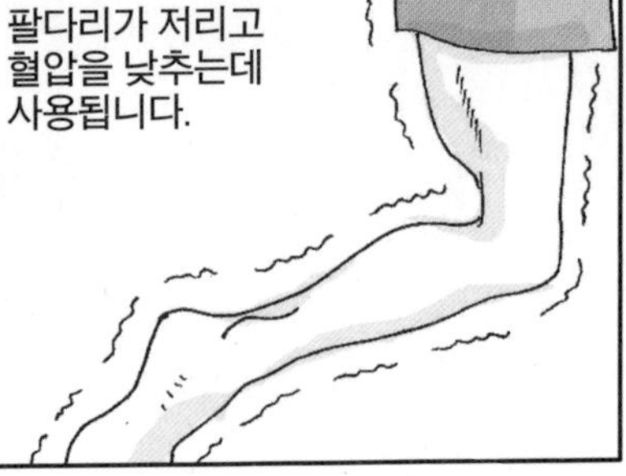

누리장나무

누리장나무의 가지와 잎

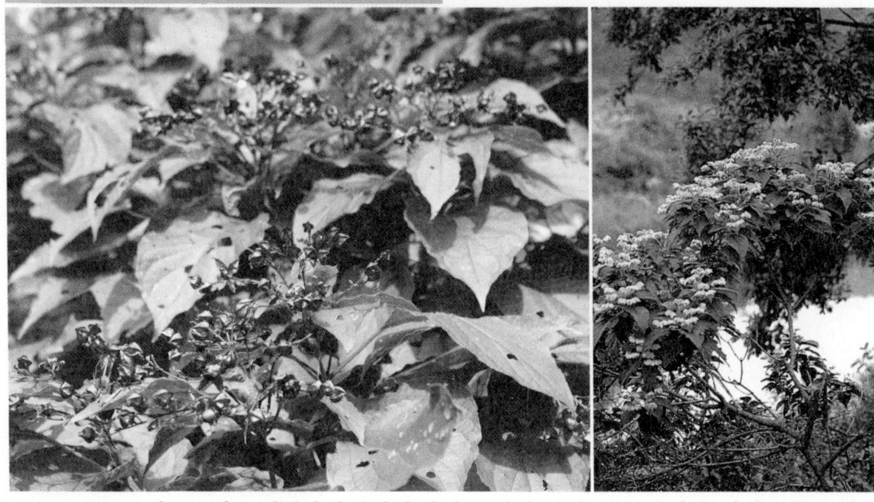

●식물의 형태 키 2m, 잎은 대생하며 삼각상 난형, 고약한 냄새, 꽃은 양성화, 열매는 둥근 핵과 진한 남빛, 꽃받침에 쌓였다.

●주요 함유 성분과 물질 clerodendrin, alkaloid, meso-inositol 등이 함유되어 있다.

●약리 효과와 효능 풍습으로 인한 사지마비와 저림증, 반신불수, 관절염, 신경통 등을 치료하고, 마음을 안정시키고, 고혈압, 편두통, 이질, 치질, 옹종, 창양, 옴 등에 사용한다.

●채집가공과 사용법 여름부터 가을 사이에 잎을 따서 그늘에 말린다.

●효과적인 복용방법 하루 9~15g을 탕약, 가루약, 알약 형태로 먹는다.

먹는 방법은 누리장나무 잎 30~50g을 물에 달여서 2번에 나누어 끼니 사이에 복용하면 된다. 풍병으로 머리가 어지럽고 아픈 데, 팔다리가 저린데, 혈압을 낮추는데 사용된다.

누리장나무 잎과 잔가지 10~16g을 달여서 하루에 3회 나누어 마신다.

●복용실례 하고초, 야국화 등과 배합하여 간의 양기가 상승하여 된 고혈압을 다스린다.

●주의사항

외상이나 뼈, 관절의 문제로 인한 증상에는 복용을 피해야 한다.

혈압강화작용 가벼운 진통작용, 만성 기관지염, 학질, 습진, 땀띠로 인한 가려움증, 고혈압 등에 좋다. 신경통, 담통, 견비통 등에 잎을 따서 생것으로 파스처럼 붙여 사용한다. 줄기나 잎은 류머티즘, 거풍, 고혈압, 반신불수 등에 쓰이고 특히 고혈압, 중풍 등의 마비로 인한 통증이 있을 때 좋은 효험을 보인다.

당귀

미나리과 다년생 방향성 초본 당귀의 뿌리

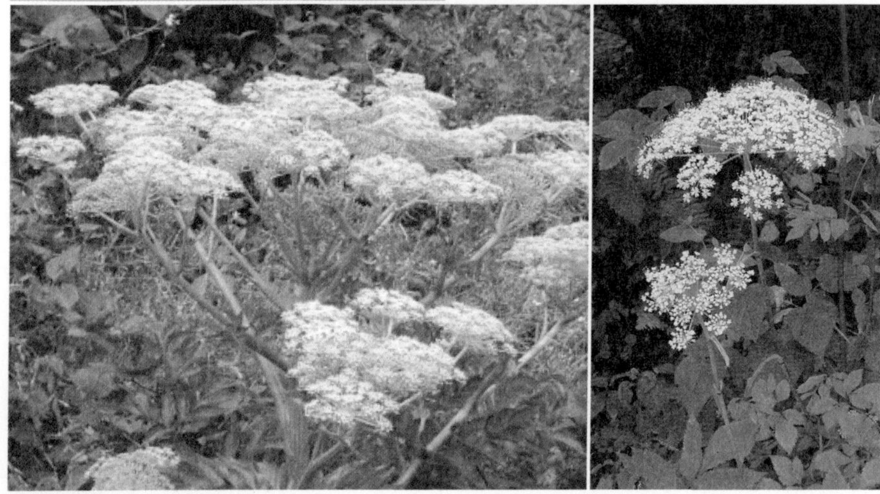

●**형태와 특징**

당귀는 굵고 짧은 주근의 길이 3~7×2~5cm, 가지뿌리의 길이는 15~20cm이다. 바깥면은 엷은 황갈색~흑갈색으로 주근 및 가지뿌리에는 세로주름이 많다.

●**주요성분** 당귀는 decursinol, decursin, 중국당귀는 ligustillde, butylidenephthalide 등이 함유되어 있다.

● **약리효능 효과**

부인냉증, 혈색불량, 산전 · 산후회복, 월경불순, 자궁발육부진, 혈액불순 마비증상, 생리통, 생리불순, 변비 등에 사용한다.

맛은 달고 매우며 성질은 따뜻하다. 혈액순환 장애로 인한 마비증상과 어혈을 풀어주며 생리동, 생리불순 등에 사용하며, 혈액과 진액을 보충하는 효과가 있어 노인과 허약자의 변비에 사용한다.

●**채취 및 제법** 가을에 줄기가 나오지 않은 당귀의 뿌리를 캐서 씻어 햇볕에 말려서 사용한다.

●**복용법** 하루 6~12g을 탕약, 알약, 가루약, 약술, 약엿으로 복용한다.

●**복용사례**

천궁, 작약 등을 배합하여 혈이 부족한 것을 다스린다.

●**주의사항**

설사하는 사람에게는 좋지 않다.

중풍으로 인해 역시 반신불수가 되었을 때 좋은 당귀와 천마

반신불수가 되었을 때는 당귀 60g, 천마 15g, 전갈 12g을 가루로 만들어 한번에 15g씩 하루에 2번 복용케 하면 됩니다.

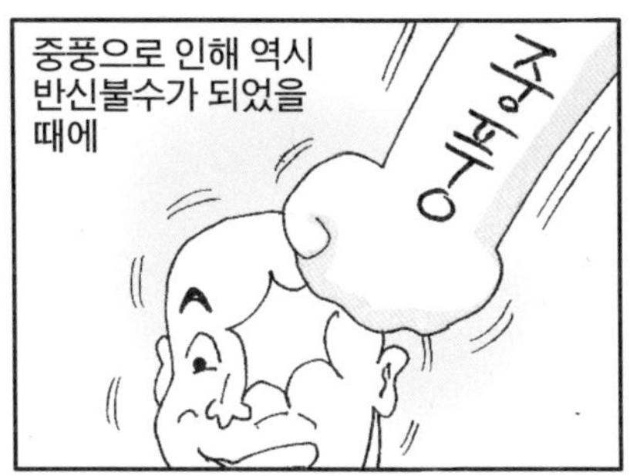

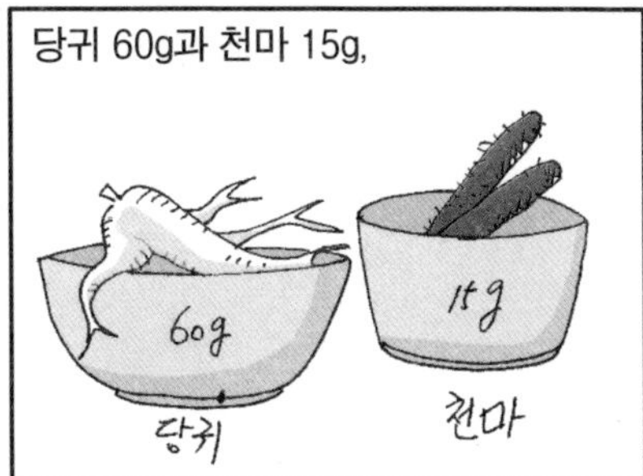

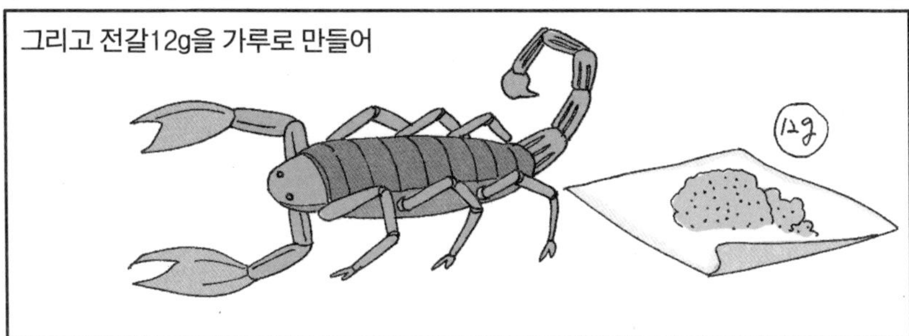

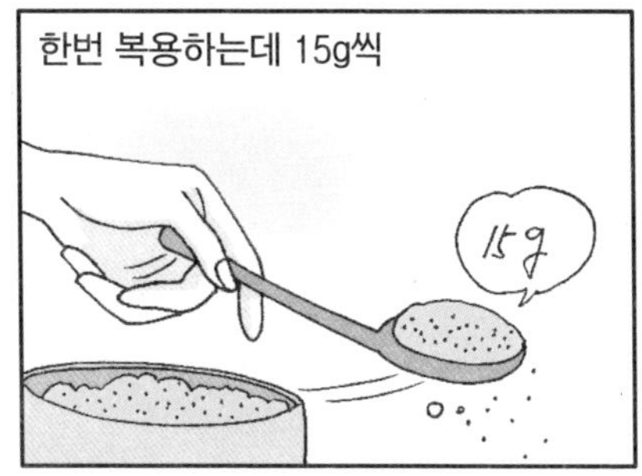

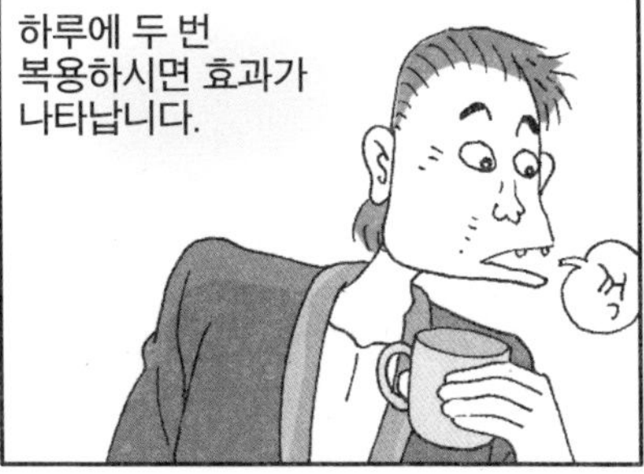

중풍으로 말을 못하는 경우에 좋은 대나무 기름

중풍으로 말을 못하는 데는 참대를 한자 길이로 잘라 중간을 불로 태우면 양쪽 끝에서 기름이 흘러 나오는데 이것을 받아 조금씩 복용시키면 됩니다.

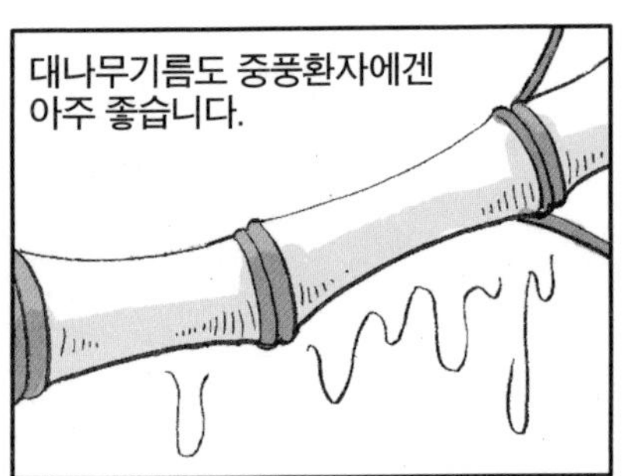

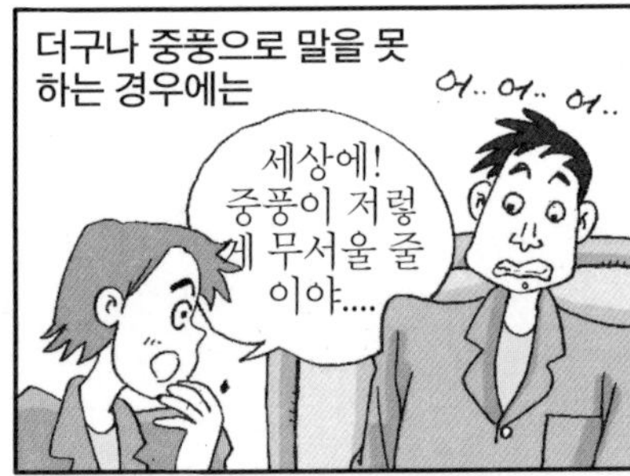

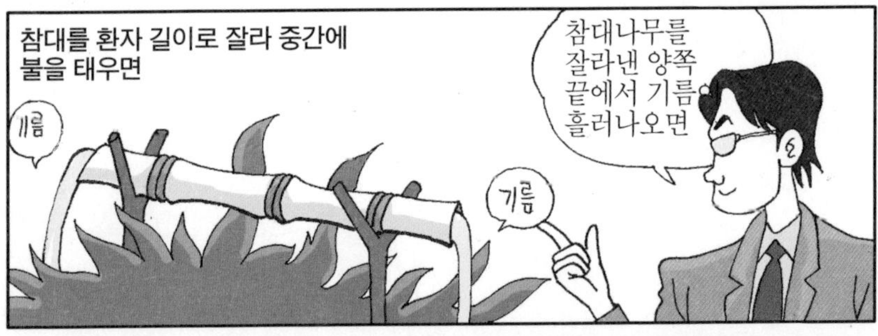

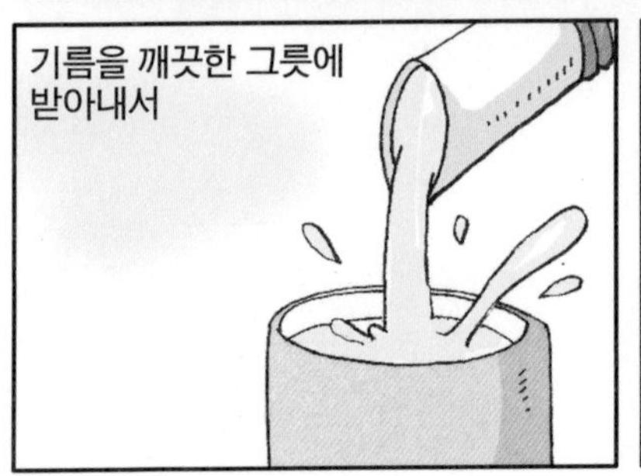

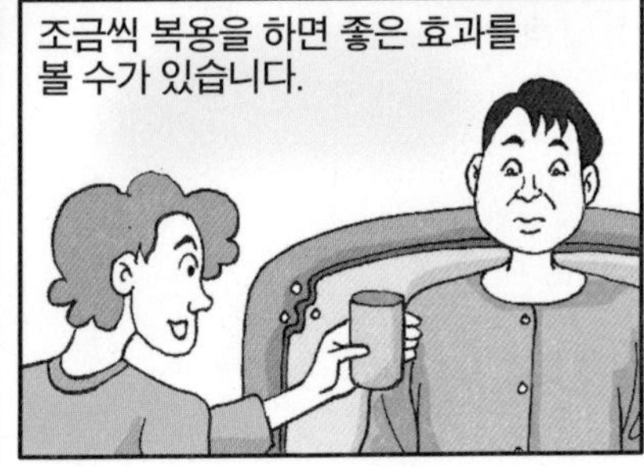

대나무

미나리과 다년생 방향성 초본 당귀의 뿌리

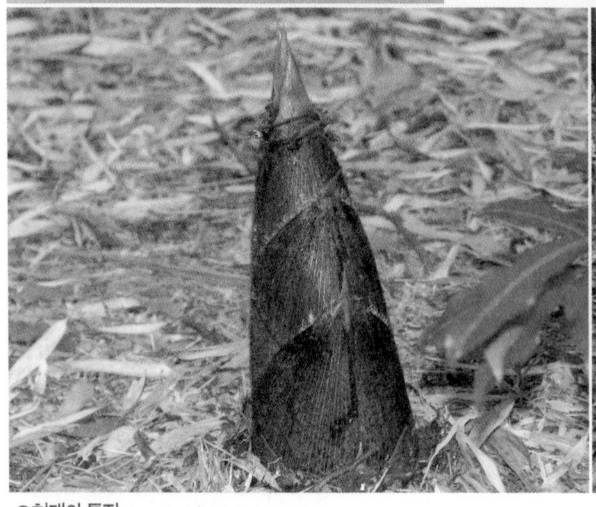

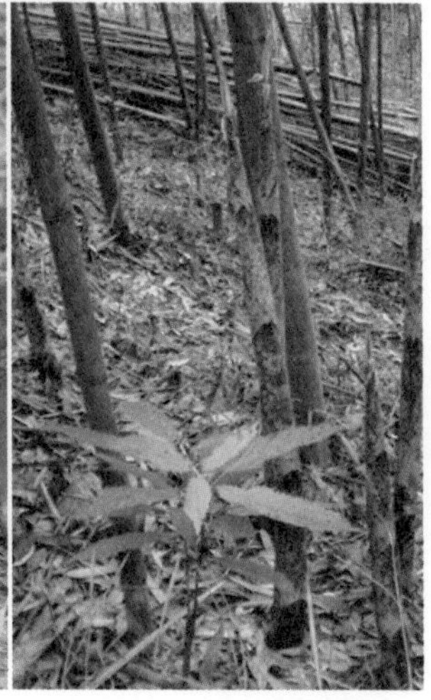

●형태와 특징

높이가 10m미터 이상으로 자란다. 줄기의 마디 고리는 2개이고 버들잎 모양의 잎이 1~5개씩 달린다.

●주요성분

섬유질, 탄수화물, 단백질, 무기질 등이다.

● 약리효능 효과

머리가 아프고 열이 나는 기세가 무척 드센 것, 두통(신경성), 이유 없이 제풀에 놀라 가슴이 두근거려 불안한 병에 효능이 있다.

●채취 및 제법

4~5월에 채취해 껍질을 벗기고 햇볕에서 말린다.

●복용법

3~9g을 복용한다.

●약재의기미와 성질

맛이 달고 성질이 차며, 독이 없다.

도인(산복숭아씨)

장미과 낙엽소교목인 복숭아, 산복사의 성숙한 과실의 핵인

보건복지부 한약처방 100가지 약초

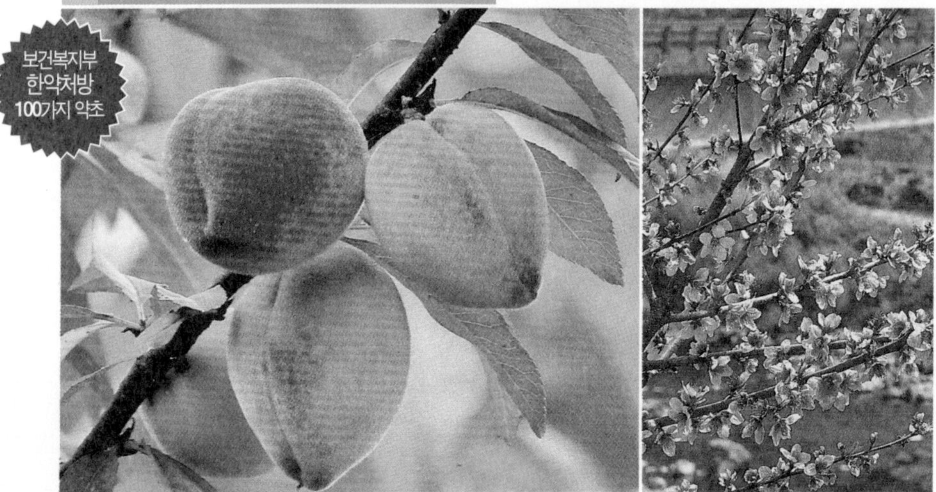

●식물의 형태 높이 6m, 꽃은 4~5월에 연한 붉은색으로 잎보다 먼저 개화, 꽃잎은 5개, 수술은 많고 자방은 털이 밀생한다.

●주요 함유 성분과 물질 사과산, 구연산, 비타민 A, B1, B2, B6, C, E, 나이아신, Emulsin, Amygdalin 등이 함유되어 있다.

●약리 효과와 효능 어혈제거로 생리불순과 생리통, 외용제로 피부 가려움과 건조한 데, 기미, 주근깨에 씀, 변비, 설사에도 좋다.

●채집가공과 사용법 익은 열매를 채취하여 과육과 핵각을 제거하고 종인을 모아 햇볕에 말려서 사용한다.

●효과적인 복용방법 하루 6~10g을 탕약, 알약, 가루약 형태로 복용한다.

중풍으로 반신불수가 되었을 때 적당한 양의 도인(뾰족한 부분을 떼어버린다)을 술에 며칠간 담가두었다가 말린 다음 쌀 물로 오동씨 크기의 환으로 만들어 한번에 20알씩 하루에 2번 황주와 함께 복용케 하면 된다.

●한쪽 팔다리를 잘 쓰지 못하는 데 사용법 제조방법은 복숭아씨 500g을 꺼풀과 뾰족한 끝을 버리고 술에 20여 일 동안 담가두었다가 건져내어 햇빛에 말린 다음 가루로 만든 후 물로 반죽해서 2g되게 환약을 만들면 된다. 먹는 방법은 한번에 3~4알씩 하루 3번 식후에 약을 담가두었던 술로 복용하면 된다. 한쪽 팔다리를 잘 쓰지 못하는 데 사용된다. 신경통에도 이것이 쓰인다.

●주의사항 임신부에게는 쓰지 않는다.

중풍으로 반신불수가 된 환자에게 효과가 매우 큰 도인

중풍으로 반신불수가 된 데는 적당한 양의 도인(뾰족한 부분을 떼어버린다)을 술에 며칠간 담가두었다가 말린 다음 쌀 물로 오동씨 크기의 환으로 만들어 한 번에 20알씩 하루에 2번 황주와 함께 복용하면 됩니다.

도인 역시 중풍에 탁월한 효과가 있습니다.

도인(뾰쪽한 부분을 떼어내고)을 술에 며칠 간 담가 두었다가
도인
술

잘 말린 다음에 오동씨 크기의 환으로 만들어
한번에 20알 씩 하루에 두 번 황주(중국 특유의 술)와 함께 복용하여 보세요.
20알
황주

특히 중풍으로 반신불수가 된 환자에게 그 효과가 매우 크답니다.

저것봐, 아빠가 움직였어.
끄으응.
나도 봤어, 엄마!

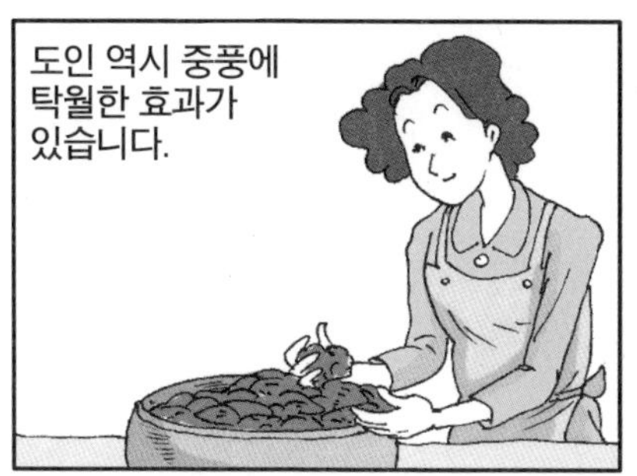

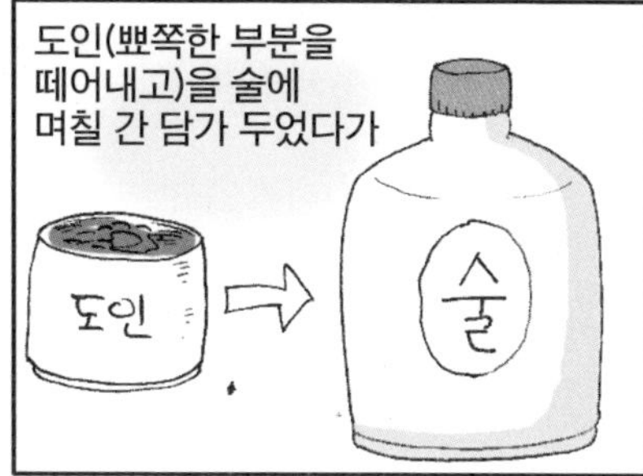

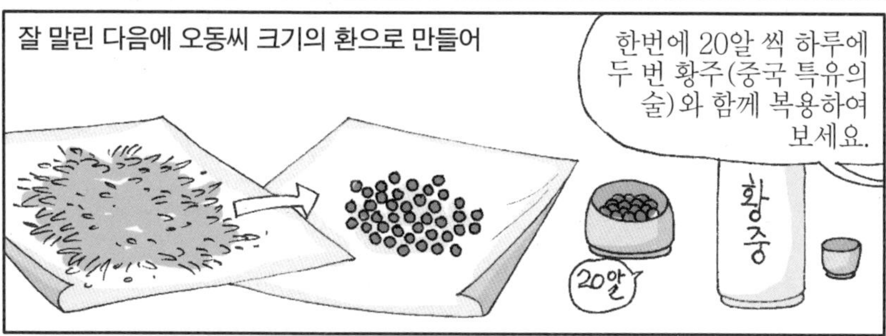

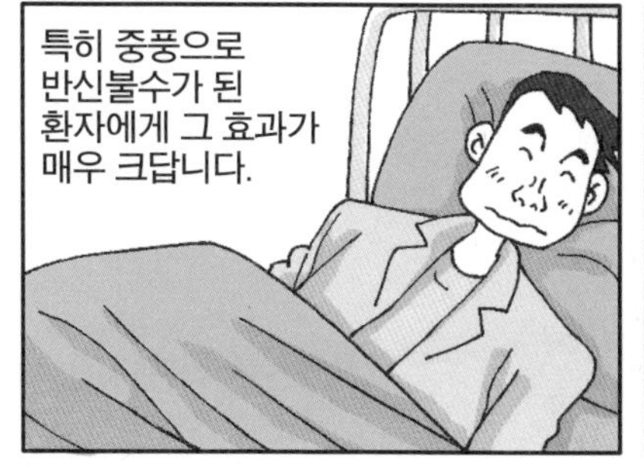

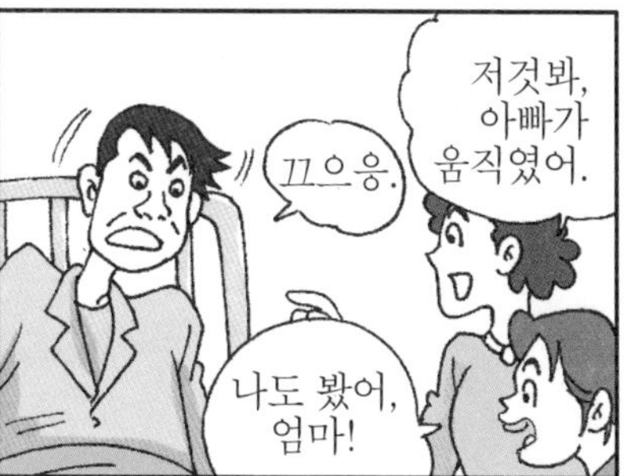

중풍으로 인하여 정신이 혼미한 환자에게 좋은 독활

중풍으로 정신이 혼미할 때는 독활 30g을 술로 달여서 하루에 2번 나누어 복용하면 됩니다.

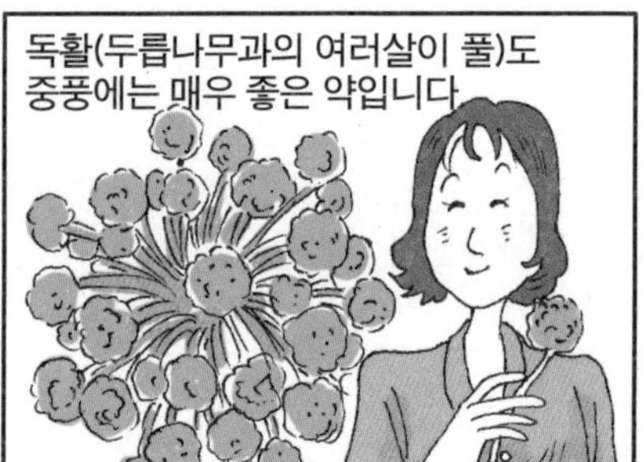

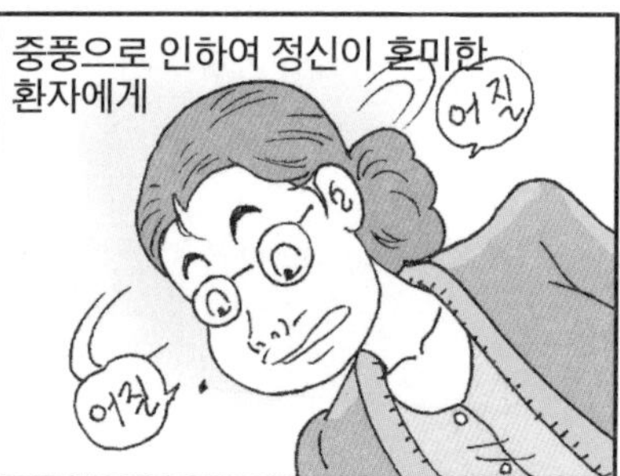

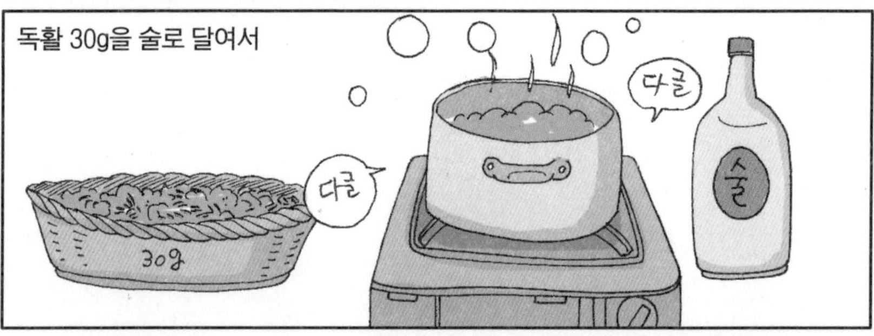

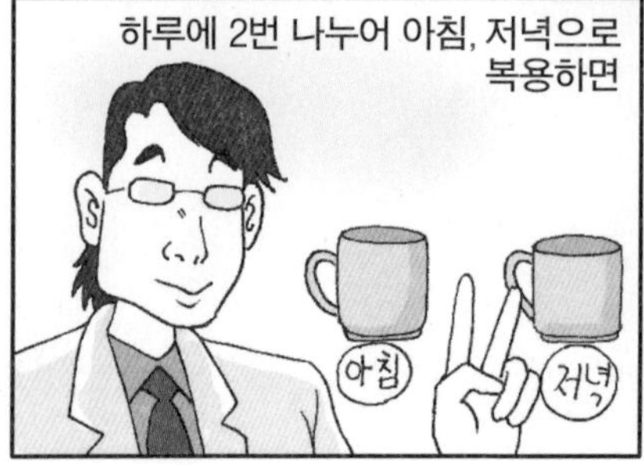

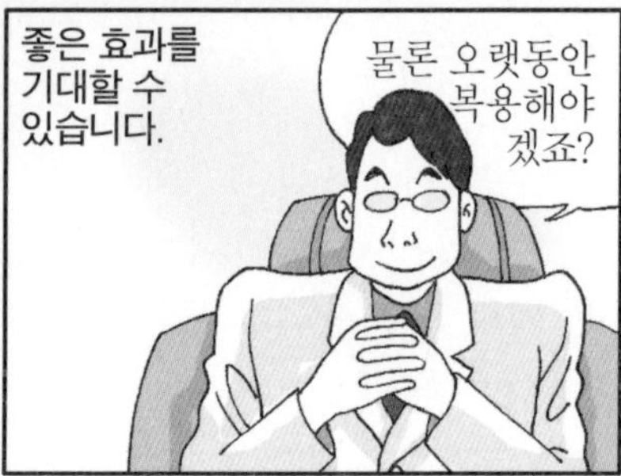

독활

오갈피나무과에 속한 다년생 초본인 땃두릅의 뿌리

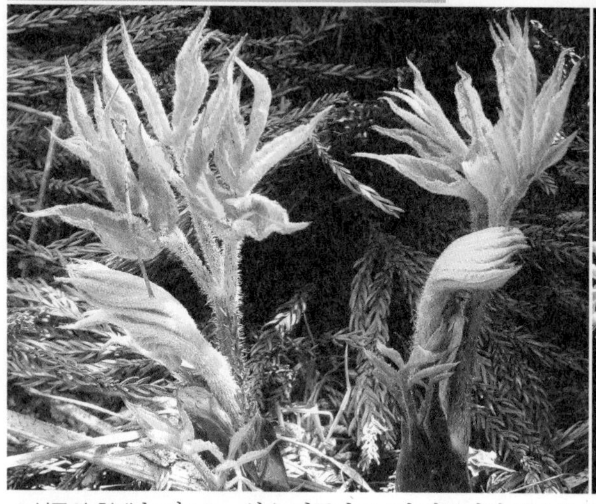

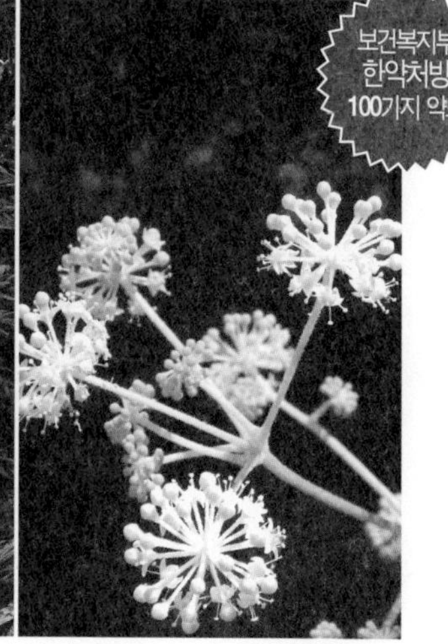

보건복지부 한약처방 100가지 약초

●식물의 형태 높이 1.5m, 잎은 어긋나고 2회 깃꼴겹잎, 꽃은 7~8월에 가지와 원줄기 끝 또는 윗부분의 잎겨드랑이에 핀다.

●주요 함유 성분과 물질 정유에는 Limonene, Sabinene, Myrcene, Humulene, 뿌리에는 1-Kaur-16-en-19-oic acid가 함유되어 있다.

●약리 효과와 효능 인체하부의 저리고 아픈데 효과적임, 류머티즘, 관절통 등 각종 신경통, 통증과 경련 진정, 진통작용 등이 있음, 감기, 두통, 치통, 해열, 강장, 거담, 위암, 당뇨병 등 사용한다.

●채집가공과 사용법 봄과 가을에 채취하여 잡질을 제거하고 절편한 후 그늘에서 말려 사용한다.

●효과적인 복용방법 3~9g을 끓여 복용한다.

중풍으로 정신이 혼미할 때는 독활 30g을 술로 달여서 하루에 2번 나누어 복용하게 하면 된다.

●복용실례 강활, 방풍, 백지, 천궁 등과 배합하여 오한이 들면서 열나고 두통이 있고 몸이 아프면서 무거운 증상을 다스린다.

●주의사항 기나 혈이 부족한 이의 각기증에는 조심해서 써야 한다.

두릅의 사포닌 성분은 혈당을 떨어뜨리는 효능이 있어 당뇨병 환자에게 좋으며, 변비나 신경통, 간장 질환 등이 있는 사람에게도 좋다. 이 외에도 신경안정 효과와 머리를 맑고 혈액순환을 잘되게 하는 효과가 있다. 두릅나무 뿌리는 가을에 캐낸 것이 가장 효력이 높다.

대산(마늘)

나리과에 속한 1년생 혹은 2년생 본초인 마늘의 비늘줄기

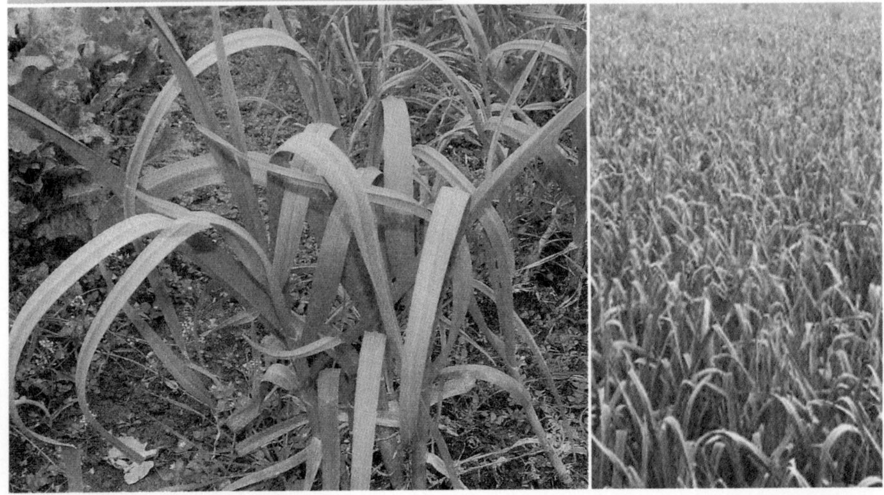

●식물의 형태 마늘의 비늘줄기는 둥글고 연한 갈색의 껍질 같은 잎으로 싸여있고, 안쪽에 5~6개의 작은 비늘 줄기가 들어있다.

●주요 함유 성분과 물질 주성분은 nicotinic acid, ascorbic acid, alliin, allicin, allithiamin, 0.2%의 정유가 있다.

●약리 효과와 효능 소화기능 촉진, 항균, 살기생충 효능, 뱀이나 벌레에 물린 상처, 이질, 학질, 백일해 등에도 효능이 있다.

●채집가공과 사용법 봄, 여름에 채취하여 햇볕에 말리거나 생용 또는 볶아서 사용한다.

●효과적인 복용방법 내복시에는 6~12g을 달여서 복용한다. 중풍으로 말을 못하면 큰 마늘을 짓찧어 잇몸에 붙이거나 자주 문질러 준다. 그러면 말문이 열린다.

●주의사항 몸에 진액이 부족하고 열이 많은 사람과 눈병, 입과 치아, 인후의 질병이나 유행병을 앓고 난 후에 써서는 안 된다.

최근 연구에 따르면 마늘에 게르마늄이 많이 함유되어 있기 때문에 항바이러스나 항암치료에도 뛰어난 효과가 있다는 사실이 밝혀졌다. 또 마늘엔 마늘의 휘발성물질이 종양세포의 발육을 억제하고, 근육, 피하 혹은 종양 내에 직접 주사했을 때 피부종양을 소멸시켰다는 보고도 있다.

중국 '항암본초'에 마늘추출액이 생쥐의 복수암, 유선암, 간암, 자궁암 등의 암세포를 억제하는데 효과가 있으며, 체외에서 배양한 암세포를 억제하는 비율이 70~90%나 된다고 적혀있다.

중풍으로 인하여 말을 못하는 환자에게 좋은 약이 되는 마늘

중풍으로 말을 못하면 큰 마늘을 짓찧어 잇몸에 붙이거나 자주 문질러 줍니다. 그러면 말문이 열립니다.

항암작용을 하는 마늘은

중풍환자에게도 매우 좋은 약이
됩니다.

특히 중풍으로 인하여 말을 못하는 환자에게
좋은 약이 되는데
마늘 중에서도
큰 마늘을
고르세요.

큰 마늘을 찧어서
잇몸에 붙이거나
자주 문질러
주면

신기하게도 말문이
열리는 효과를
볼 수가 있습니다.
나-
배고파.
어? 내가
말을 했어?

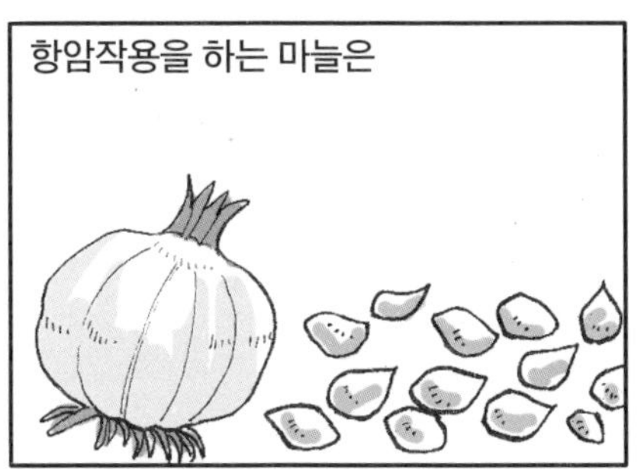

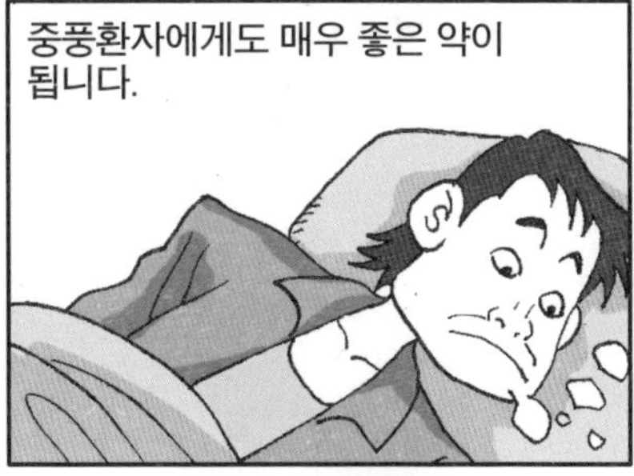

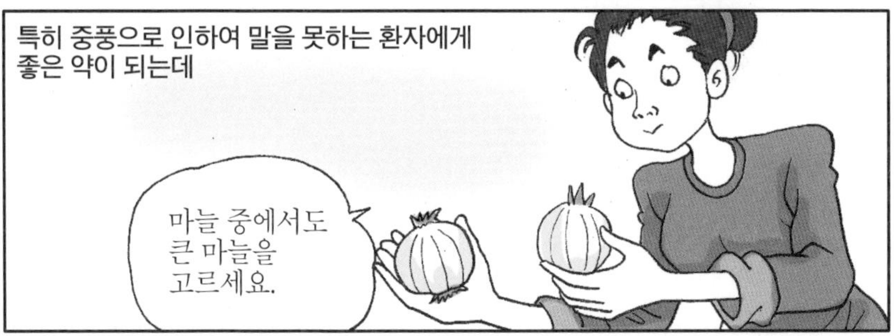

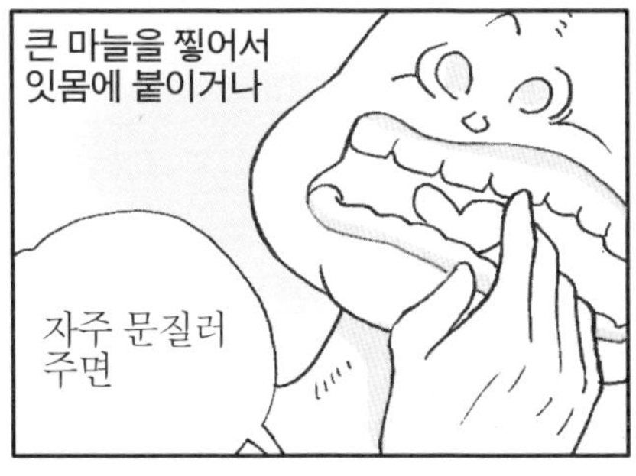

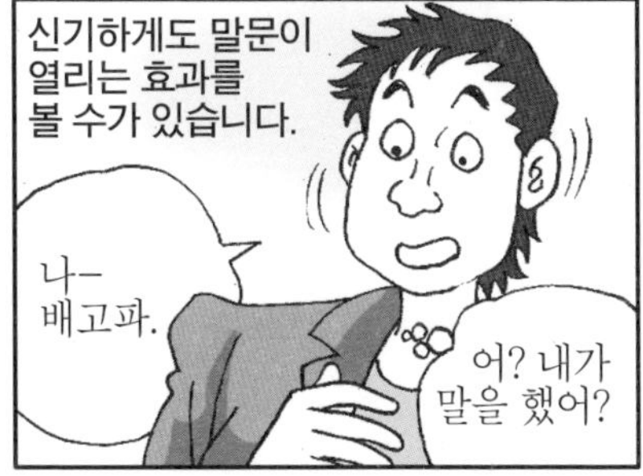

중풍으로 인하여 목이 쉬고 말을 못하고 열이 나는 증상이 나타날 때는 박하즙

먹는 방법은 박하 즙을 내어 한번에 10~15*ml*씩 하루 3번 끼니사이에 먹거나 가루로 만들어 한번에 10~15g씩 하루 3번 물에 달여서 복용하면 됩니다. 중풍으로 목이 쉬고 말을 못하며 열이 나고 번조한 증상에 사용하면 좋습니다.

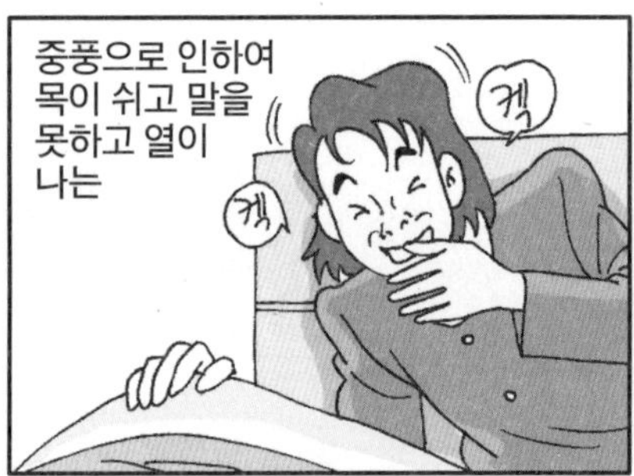

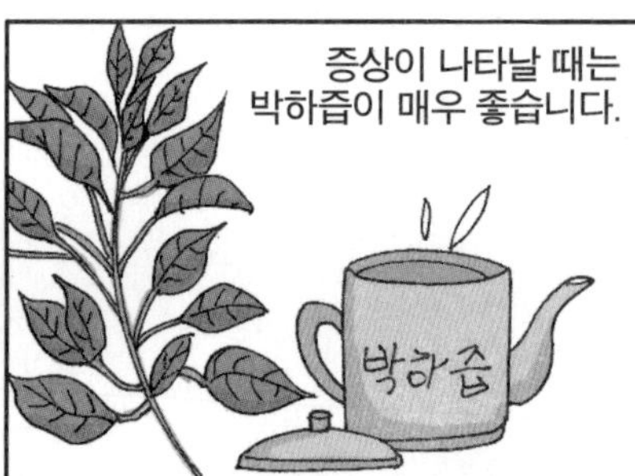

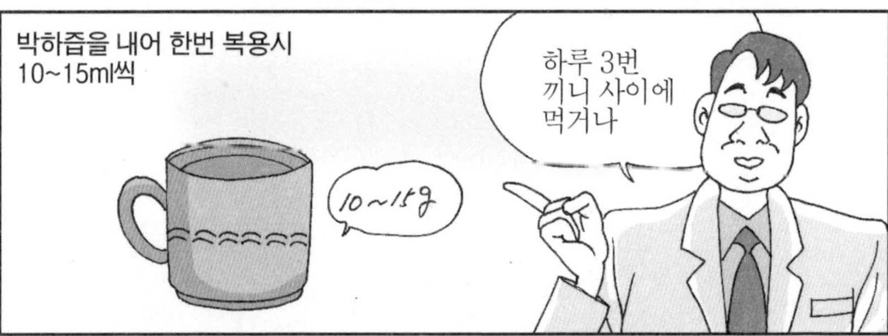

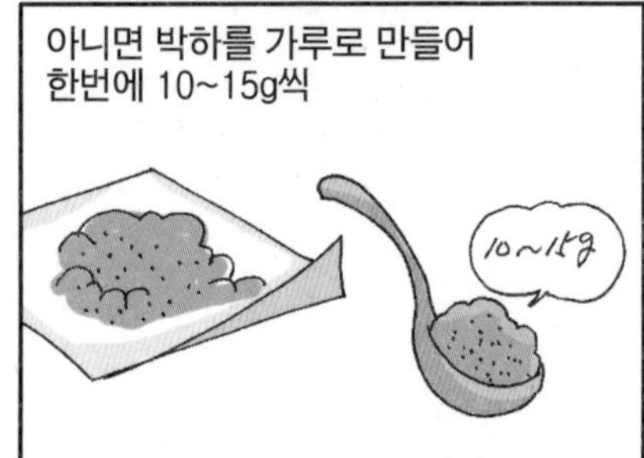

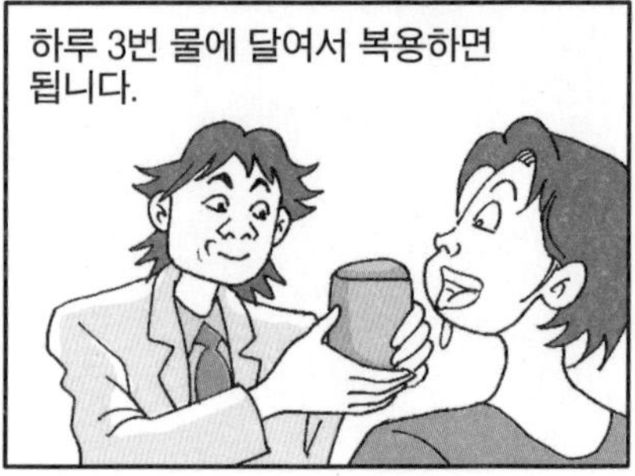

박하

꿀풀과에 속하는 다년생초본인 박하의 지상부

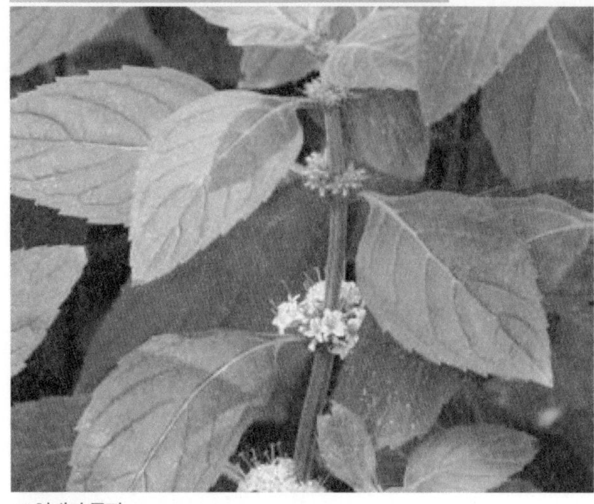
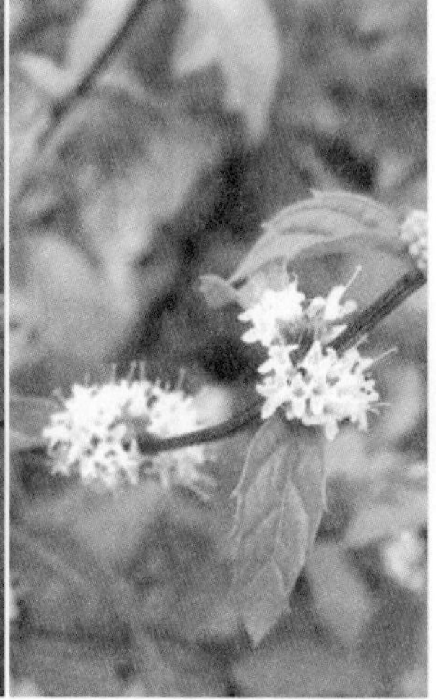

●형태와 특징

높이 50cm, 꽃은 7~9월에 연한 자줏빛으로 피며 줄기 윗부분과 가지의 잎겨드랑이에 달려 층을 이룬다.

●주요 함유 성분과 물질 박하 잎의 정유 중 77~78%가 멘톨이고, 그 외에 초산, 수지, 소량의 타닌이 함유되어 있다.

●약리 효과와 효능

건위, 정장, 해열, 치통완화, 흥분, 건위, 진통 등 효능이 있고, 두통, 중풍, 두풍, 관절통, 피로회복 및 기침, 감기, 눈의 충혈, 인후통, 피부병 치료한다.

맛이 맵고 성질은 서늘하며, 폐와 간에 작용한다. 인체상부에 작용하며 열을 발산시키므로 감기 초기의 두통, 눈이 붉어지는 것, 인후통, 반진에 사용하면 좋은 효과를 거둘 수 있다.

●채집가공과 사용법 여름 5~9월에 채취하여 그늘에서 말려서 사용한다.

●효과적인 복용방법 1회에 3~10g를 복용하는데, 신선한 것은 10~30g을 달여서 복용한다.

●복용실례 길경, 형개, 우방자, 국화 등과 배합하여 두통, 인후통을 다스린다.

●주의사항

오래 달이지 말아야 하며, 기를 소모하고 땀이 나게 할 수 있기 때문에 기가 허하고 피가 부족하거나, 몸이 허하며 땀이 자주f나는 경우는 쓰지 말아야 한다.

방풍

산형과에 속한 다년생초본인 방풍의 뿌리

보건복지부 한약처방 100가지 약초

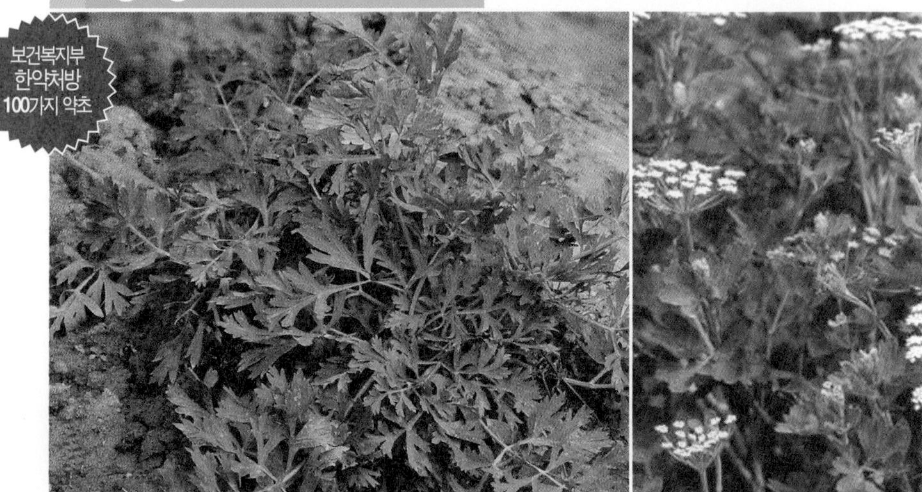

●식물의 형태 높이 1m, 줄기는 곧게 서고, 가지가 많고 둥근 모양, 잎은 어긋나며 꽃은 7~8월에 흰색 복산형화서를 이루고, 열매는 편평한 타원형 분과이다.

●주요 함유 성분과 물질 휘발성 정유, 페놀성 물질, 고미배당체, Mannitol, 다당류, 유기산 등이 있으며 주성분은 Ligustilide와 n-Butyliden phthalide 등이 함유되어 있다.

●약리 효과와 효능 뿌리에는 해열, 진통, 발한, 거담, 해독 등 효능이 있고, 감기몸살, 두통, 뼈마디 통증, 중풍에 사용한다.

●채집가공과 사용법 봄과 가을에 이년생 뿌리를 채취하여 햇볕에 말리고, 생용하거나 지사용은 볶고, 지혈용은 까맣게 볶아 사용한다.

●효과적인 복용방법 방풍뿌리 한줌을 540*ml*의 물에 넣어 반이 될 때까지 달여서 하루에 복용하면 된다. 이렇게 오래 동안 계속하면 효험이 뚜렷하게 나타난다. 중풍을 예방하거나 중풍의 후유증을 없애려면 날마다 방풍 12g을 물 두 대접을 붓고 반으로 줄을 때까지 끓여 그 물을 물 마시듯 하면 만족할 만한 효과를 볼 수가 있다.

●복용실례 형개 등과 배합하여 감기에 열나면서 춥고 두통, 신체가 아픈 증상이 있는 것을 다스린다.

●주의사항 혈이 부족한사람과 몸에 붉은 색깔의 증상이 있는 환자 등은 복용하지 못한다.

진방풍, 산방풍, 방풍나물 등으로 불리는 방풍은 중풍치료의 묘약으로 많이 쓰이는 데 상반신의 풍을 없애려면 방풍뿌리의 중간을 쓰고 하반신의 풍을 없애려면 그 끝을 써야 한다고 한다.

장기복용 하시면 중풍에 뚜렷한 효과를 볼 수가 있는 방풍

방풍뿌리 한줌을 540*ml*의 물에 넣어 반이 될 때까지 달여서 하루에 모두 복용하면 됩니다. 이렇게 오래 동안 계속하면 효험이 뚜렷하게 나타납니다. 이 약은 중풍뿐만 아니라 감기와 두통에도 사용됩니다.

방풍(갯기름나물)뿌리 한줌을 540ml의 물에 넣고 반이 될 때까지 달이세요.

이렇게 달여진 방풍뿌리 물을 하루에 나누어 다 드셔야 합니다.
220ml
540ml의 반이면 270ml의 양입니다.

하루에 270ml 양의 방풍 뿌리의 다려진 것을
장기복용 하시면 중풍에 뚜렷한 효과를 볼 수가 있습니다.

이 약은 중풍 뿐만이 아니라
감기에도 매우 좋고
에취

지끈
더구나 두통에도 효과가 좋답니다.
지끈

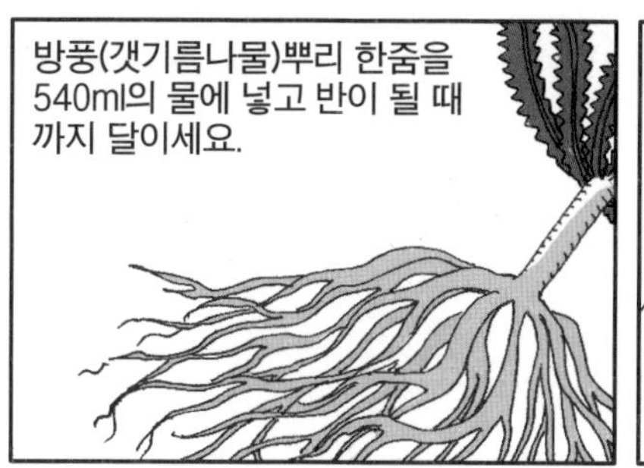

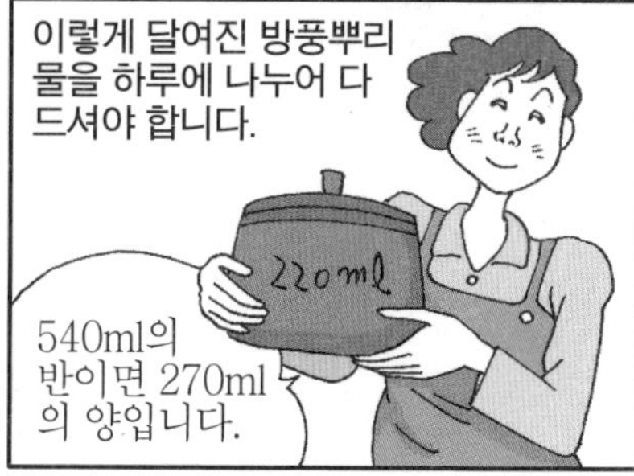

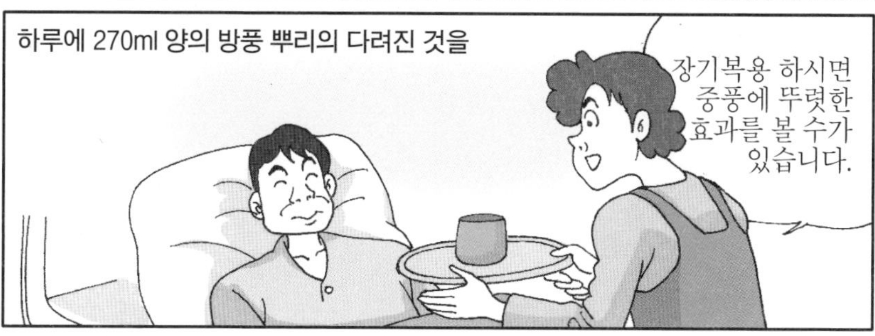

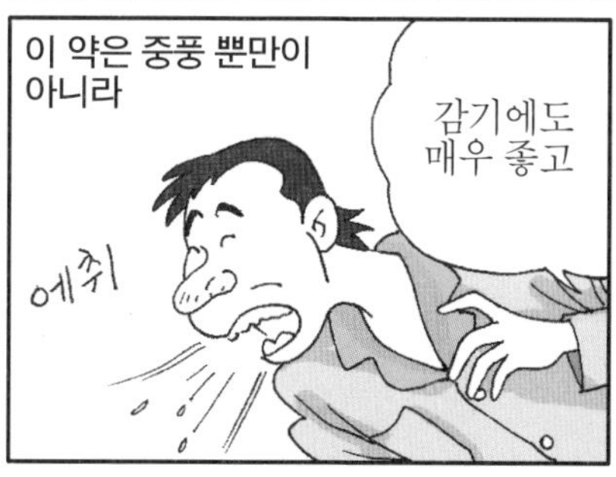

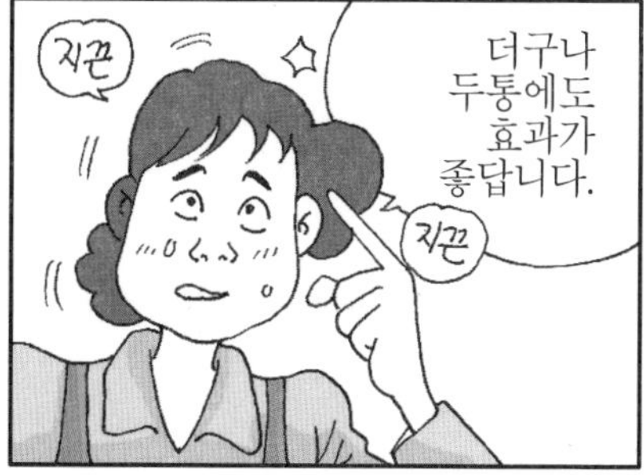

중풍으로 인하여 목이 쉬어 말을 못하며 가슴이 답답할 때에 효과가 큰 배

먹는 방법은 배 즙을 내어 한번에 150~200㎖씩 하루 3번 빈속에 복용하면 됩니다. 중풍으로 목이 쉬어 말을 못하며 가슴이 답답할 때 사용하면 좋습니다.

과일 중에 배도
중풍에 좋은
과일인데
먼저 크고
질 좋은 배를
고르시고

먹는 방법은
배즙을 내어

한번에 150~200ml씩 하루 3번 복용하시면
좋습니다.
끄르륵

공복에
드셔야 되고

이 방법은 중풍으로 인하여 목이 쉬어
말을 못하며
어...어...

가슴이 답답할 때에
사용하면 효과가
큽니다.

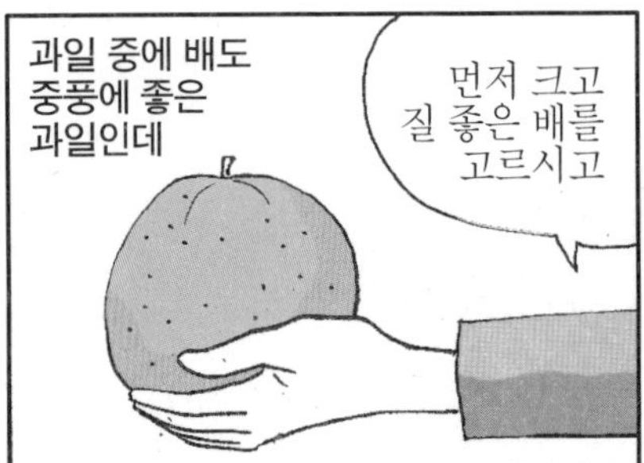

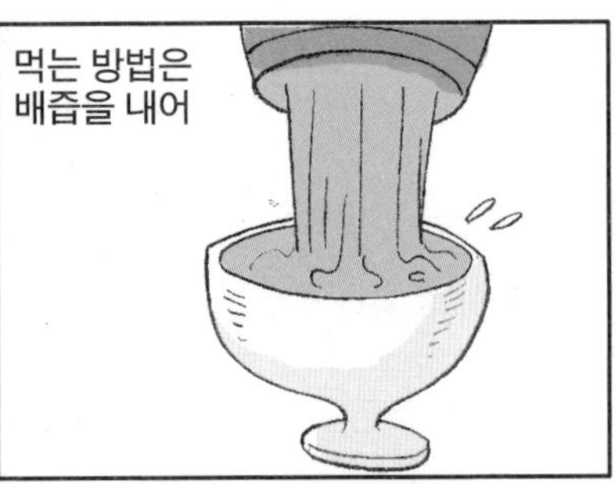

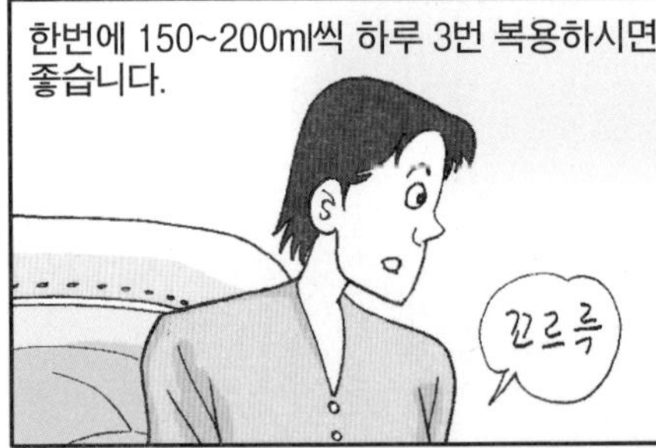

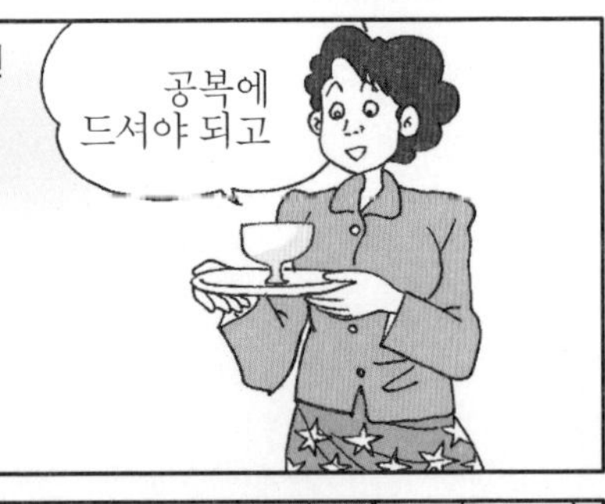

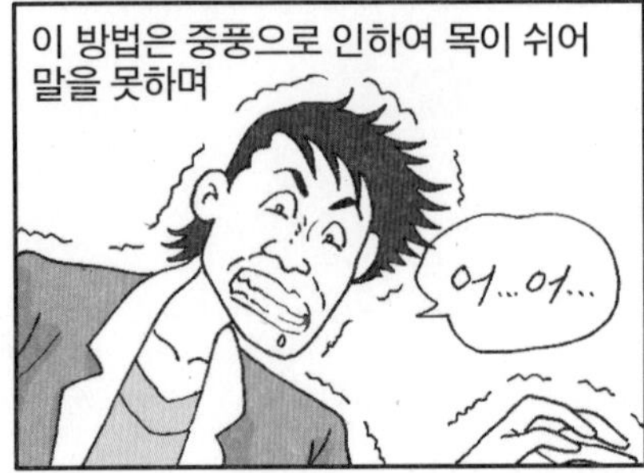

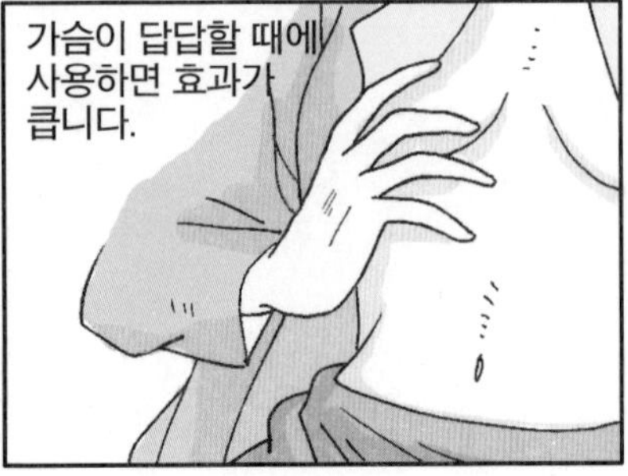

배

장미과의 갈잎큰키나무 배나무의 열매

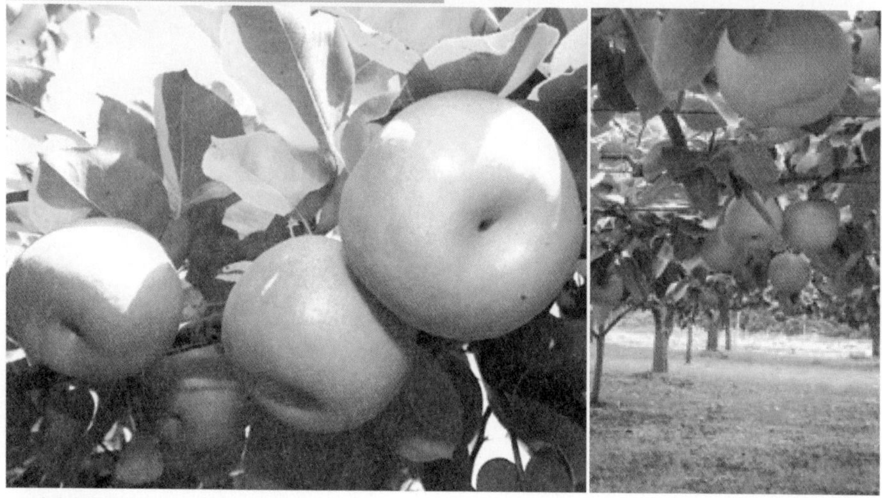

●형태와 특징

높이가 5~10m정도로 자란다. 어린 가지는 갈색으로 처음에는 털이 있지만 자라면서 없어진다.

●주요성분

malic acid, citric acid, 과당, glucose, sucrose 등이다.

● 약리효능 효과

폐가 건조해서 나는 기침, 열병으로 가슴에서 열이 나 답답하며 안절부절 못하는 병, 목이 말라 물이 자꾸 먹히는 병에 효능이 있다.

●채취 및 제법

8~9월 성숙한 열매를 채취해 생용 또는 잘라서 햇볕에 말린 다음 사용한다.

●복용법

생식이나 짓찧어 먹거나, 달여서 엿처럼 만들어 복용한다.

●약재의기미와 성질

맛이 달고 성질이 평하다.

백지(구릿대)

산형과의 2~3년생 초본인 구릿대의 뿌리

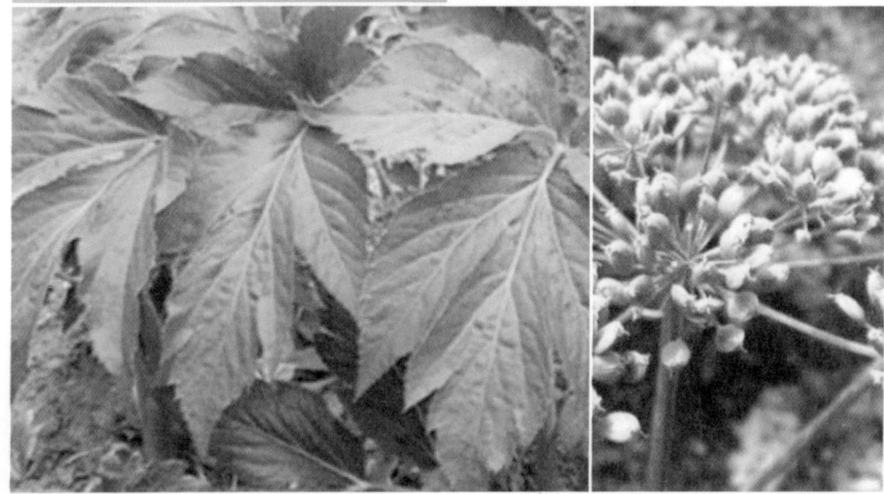

●식물의 형태

높이 1~2m, 꽃은 6~8월에 흰색의 윤산화서로 작은 꽃대가 20~40개, 열매는 분과로 편평한 타원형이다.

●주요 함유 성분과 물질 뿌리에는 byak-angelicin, byak-angelicol, oxypeucedanin, imperatorin 등과 함께 일종의 angelic acid, 경련을 유발할 수 있는 독소인 angelicatoxin이 함유되어 있다.

●약리 효과와 효능 진성, 진경, 항균, 거풍, 진통 작용이 있고, 주로 감기 두통, 치통, 대하, 피부의 창양, 피부병과 소양감에 좋다.

맛은 맵고 성질은 따스하다. 폐와 위와 대장에 작용한다. 감기로 인해 머리와 이마가 아프거나, 치통, 콧물 등 얼굴에 나타나는 증상들을 다스리는 효과가 있으며 또한 대하나 피부의 창양, 피부병과 소양감 등을 다스리는 효과도 있다.

●채집가공과 사용법 여름과 가을에 잎이 누렇게 될 때, 그 뿌리를 채취하여 줄기와 잎, 잔뿌리를 제거하고 햇볕에 말려서 사용한다.

●효과적인 복용방법 하루에 4~12g을 복용한다.

●복용실례 형개, 방풍, 강활 등을 배합하여 감기로 인한 두통과 코 막힘을 다스린다.

●주의사항 과다하게 사용하면 구토 증상이 나타날 수 있으므로 주의하여야 하며 평소 허열이 있거나 피부병에 이미 농이 생긴 사람은 그 양을 줄여서 사용하여야 한다.

중풍으로 인하여 머리가 어지럽고 아플 때 좋은 백지

중풍으로 머리가 어지럽고 아플 때는 백지 120g을 가루로 만들어 꿀로 반죽하여 콩알 크기의 환을 지어 한번에 3알씩 하루에 3번 식후 30분 후에 형개를 적당한 양으로 달인 물과 함께 복용합니다.

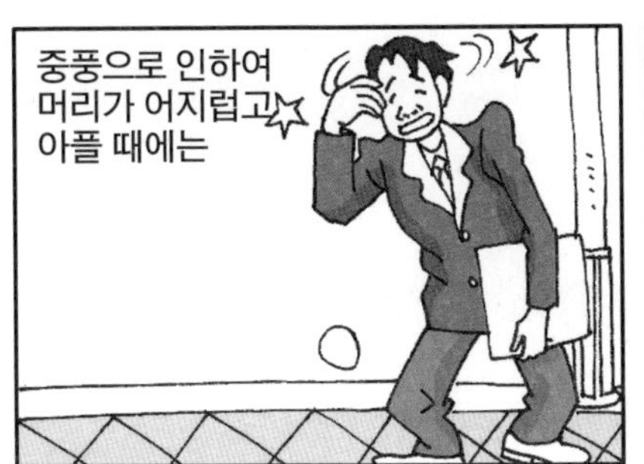

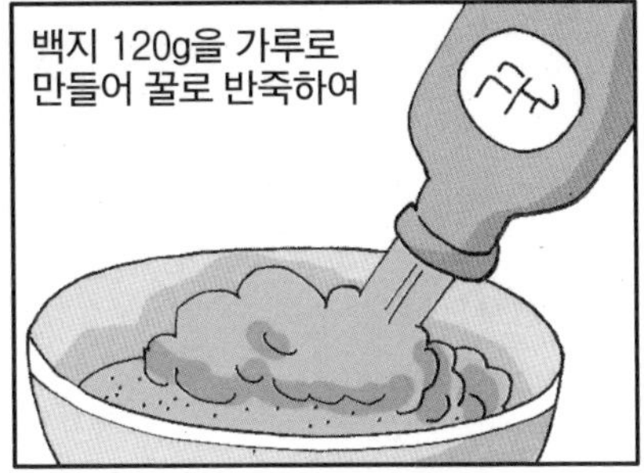

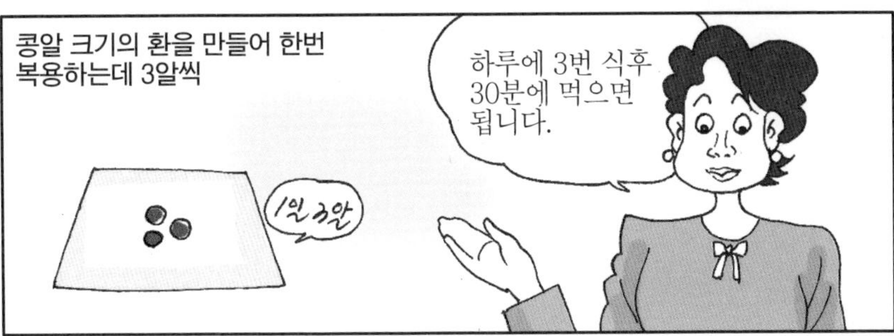

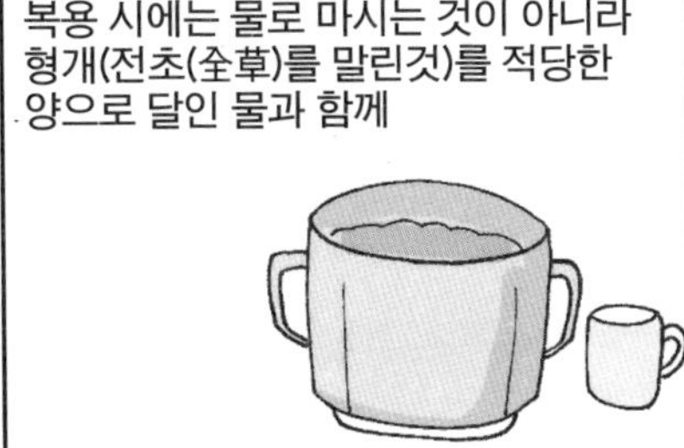

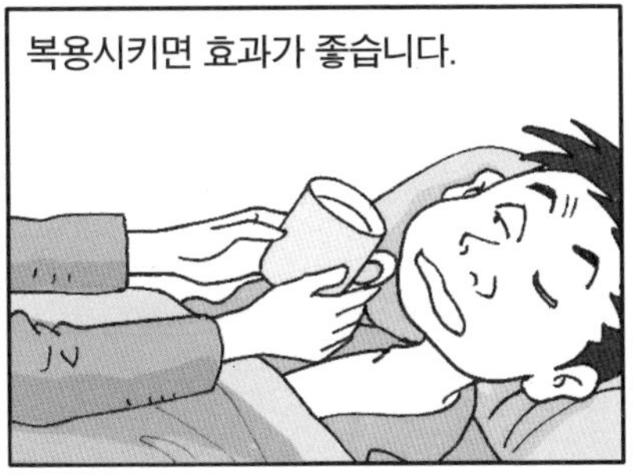

부자(바꽃)

다년생 초본인 바꽃의 자근 가공품

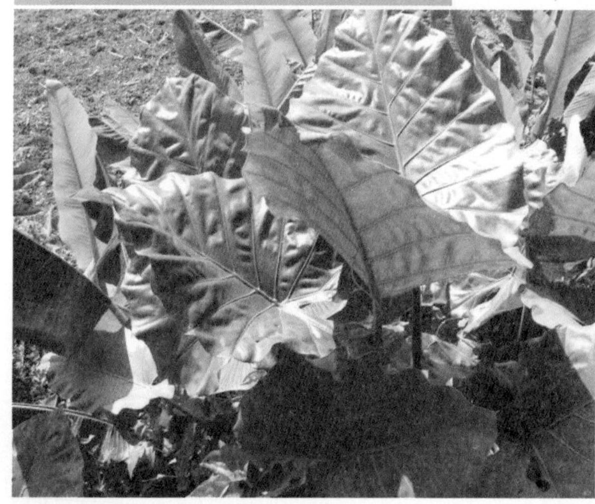

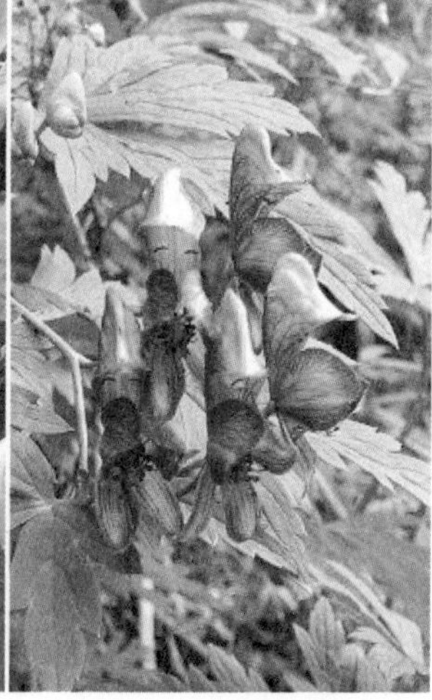

●식물의 형태

높이 60~120cm, 뿌리줄기는 흑갈색 방추형, 잎은 어긋나며, 꽃은 9~10월에 핀다.

●주요 함유 성분과 물질 진통과 독성작용- Aconitine과 Mesaconitine, 강심작용- Higenamine과 Coryneine, 그 외 Talatisamine 등이 함유되어 있다.

●약리 효과와 효능 심한 통증, 관절 · 류마티스 질환, 복통, 위장통증, 설사, 곽란, 신경통 등에 사용한다. 부자는 독이 강해서 사용에 세심한 주의가 필요하다.

맛이 맵고 달며 성질은 뜨겁고 독성이 센 약재이다. 주로 심장, 비장, 신장에 작용한다. 부자는 양기가 부족하여 손발이 차고 맥이 약하면서 기운이 없을 때, 허리와 무릎이 시리고 아프면서 음위증이 나타날 때 등에 효과를 나타낸다.

●복용실례

건강, 감초 등과 배합하면 사역탕이라 하여 심한 설사, 땀, 구토로 인한 탈수로 손발이 차가워지고 의식이 몽롱해지는 증상을 다스린다.

●채집가공과 사용법 6월 말에서 8월 초에 부자의 덩이 뿌리를 채취하여 잔뿌리 등을 제거한 후 물에 씻어 햇볕에 말려서 이용한다.

●효과적인 복용방법하루에 4~12g을 복용한다.

●주의사항

몸에 진액이 부족하여 허열이 뜨거나 열이 심한 사람, 임산부에는 절대 복용하여선 안된다.

만성화된 중풍에 좋은 부자

만성화된 경풍에는 배꼽을 딴 부자를 가루로 만들어 큰 지렁이 몸이 덮일 정도로 뿌려준 다음 지렁이 몸에 묻은 부자가루를 긁어서 쌀알 크기의 환약을 만들어 한번에 10알씩 미음과 함께 복용케 하면 됩니다.

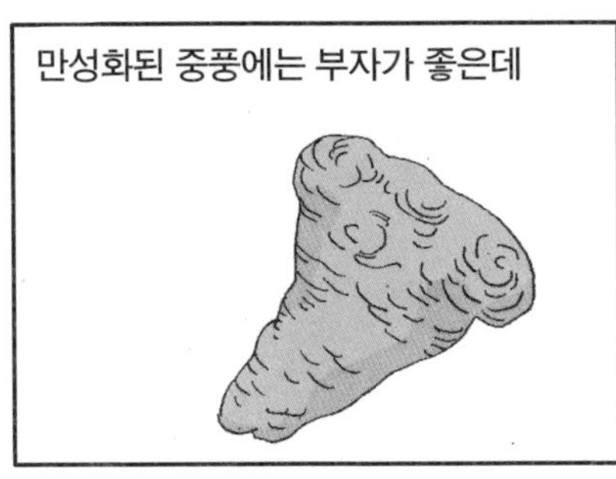

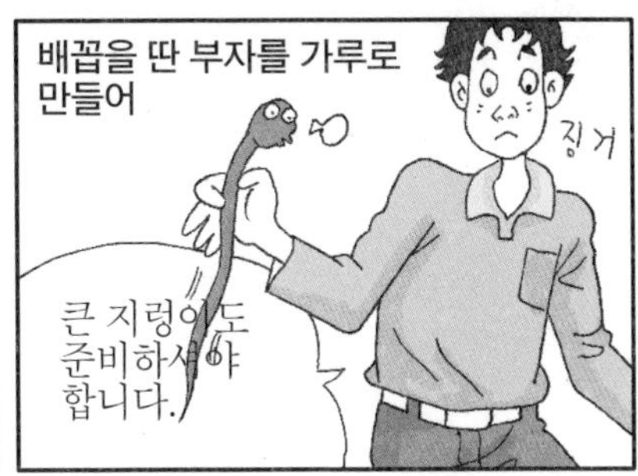

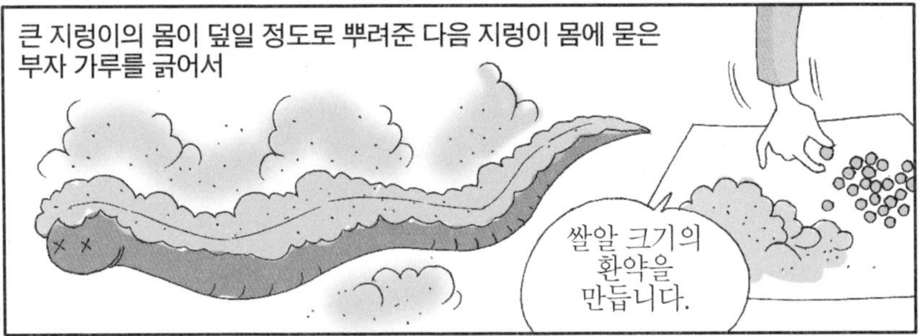

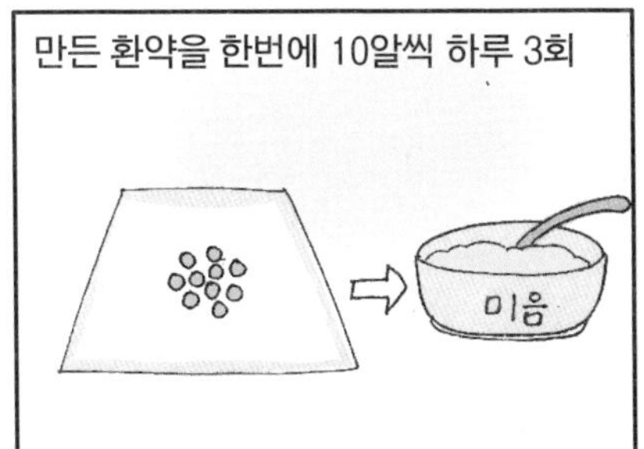

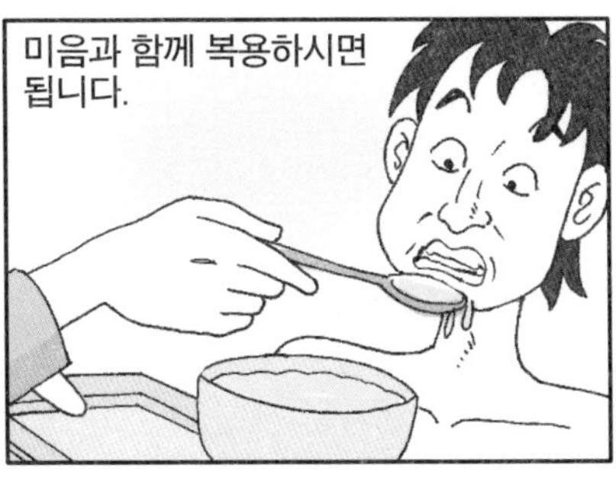

팔다리가 마비된 중풍에 좋은 행인

먹는 방법은 살구씨를 껍질을 벗기지 않고 생것으로 한번에 7알씩 하루 3번 식후에 복용하면 됩니다. 살구씨를 먹어서 다른 증세가 없으면 점차 양을 늘려도 됩니다. 한쪽 팔다리를 잘 쓰지 못하고 말을 잘하지 못하는 데 사용됩니다.

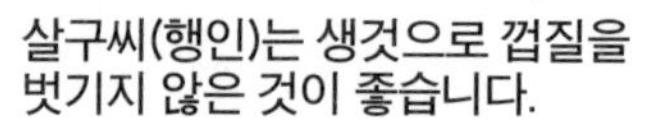

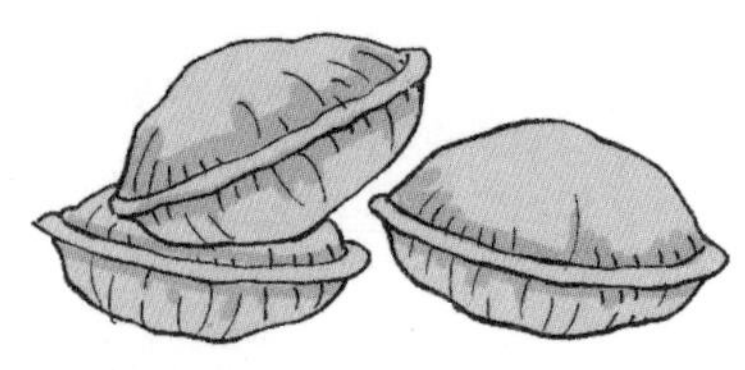

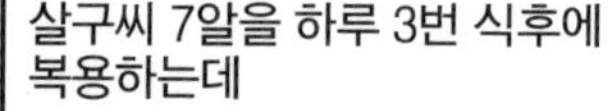

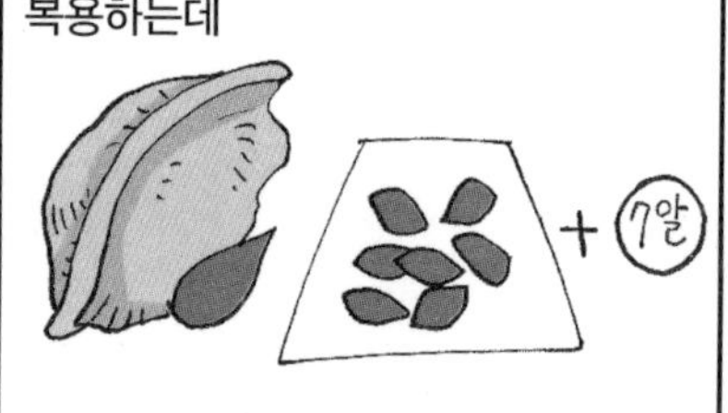

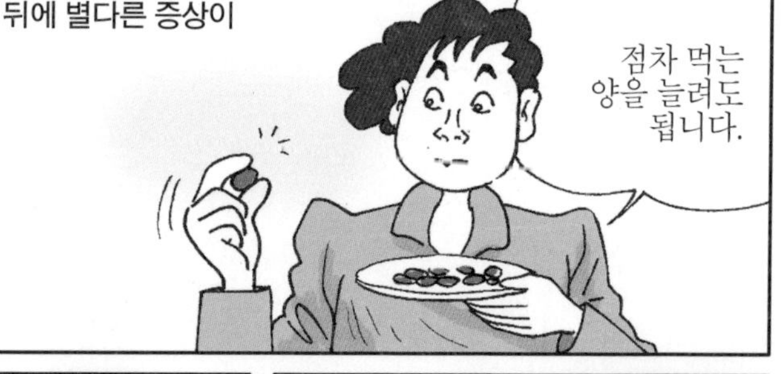

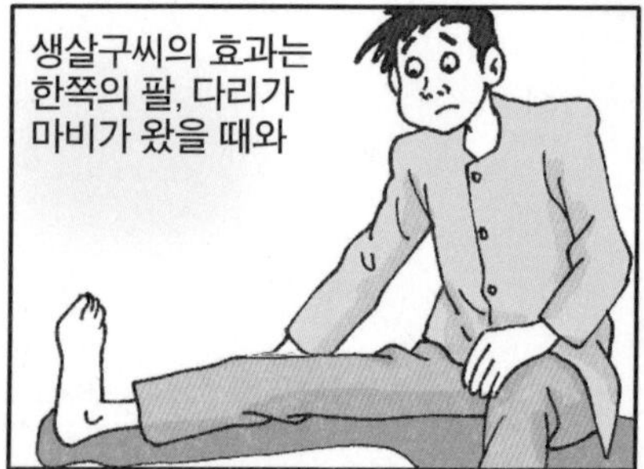

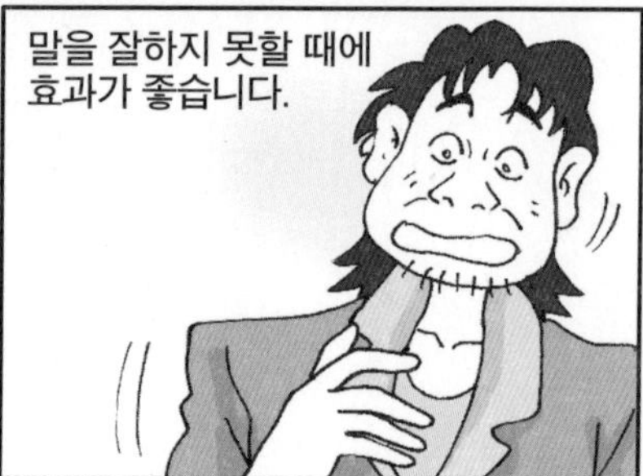

행인(살구씨)

살구나무와 산살구나무의 건조한 종자

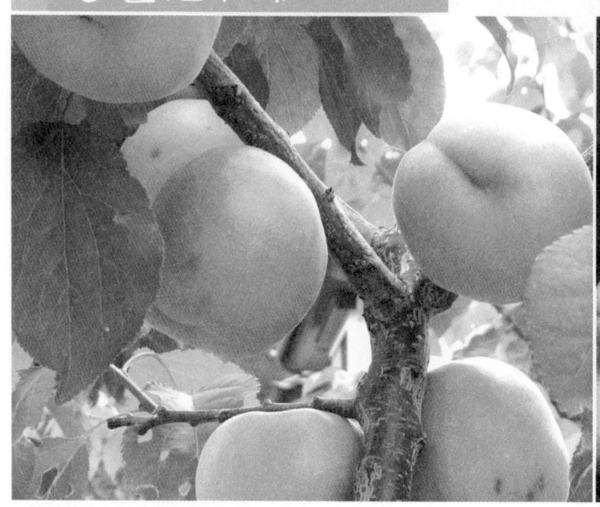

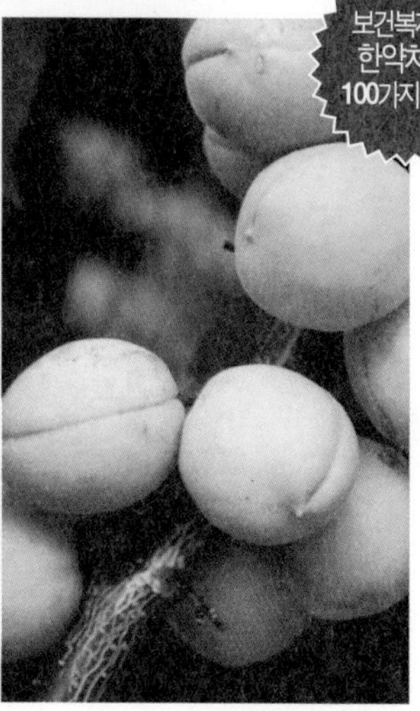

●식물의 형태 높이 5~10m, 잎은 어긋나며 넓은 타원형, 꽃은 4월에 연한 붉은색, 열매는 7월에 황적색으로 익는다.

●주요 함유 성분과 물질

구연산, 말산, 아미그달린, 올레인 등이며 그 외 칼륨과 인이 특히 많이 들어 있고, 당질, 칼슘, 나트륨, 섬유질, 비타민A, B, C 등을 함유하고 있다.

●약리 효과와 효능

거담, 진해 작용이 있으며 기침, 가래, 천식 등에 좋고, 변비, 위장의 연동운동을 촉진으로 소화에도 좋다.

맛은 달고 쓰며 성질은 따뜻하다. 폐와 대장에 작용한다. 행인은 폐에 작용하여 폐기가 위로 치솟고 건조하여 발생하는 기침, 가래, 천식 등에 효과가 있다.

●복용실례

마황, 감초 등과 배합하여 감기로 인한 기침, 가래를 다스린다.

●채집가공과 사용법 익은 열매를 채취하여 껍질과 과육을 제거한 후 끓는 물에 담가서 씨의 껍질을 없애고 그대로 또는 볶아서 사용한다.

●효과적인 복용방법 하루 6~12g을 복용한다.

●주의사항

진액이나 혈이 부족한 사람은 복용을 피해야 한다.

중풍으로 인하여 반신불수가 된 경우에 좋은 부평초

반신불수에는 부평초 300g을 말린 다음 가루로 만들어서 꿀에 개어 새끼손가락 굵기만큼 환을 지어 저녁마다 두 알씩 씹어 먹고 땀을 내면 됩니다.

부평초 300g을 잘 말린 다음

가루로 만들어 꿀에 갭니다.

그것을 새끼 손가락 굵기의 환으로 만들어
꿀
하루 2알씩 씹어먹고 땀을 내면

꼭 저녁에 드세요.
놀라운 효과가 있습니다.
아작
아작

계속해서 복용하시는 건 필수입니다.

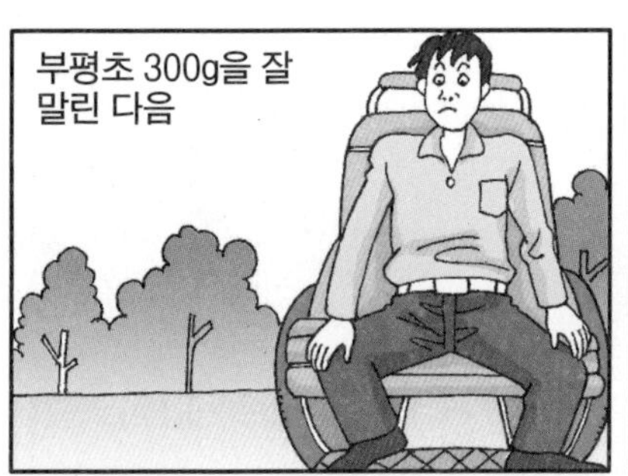

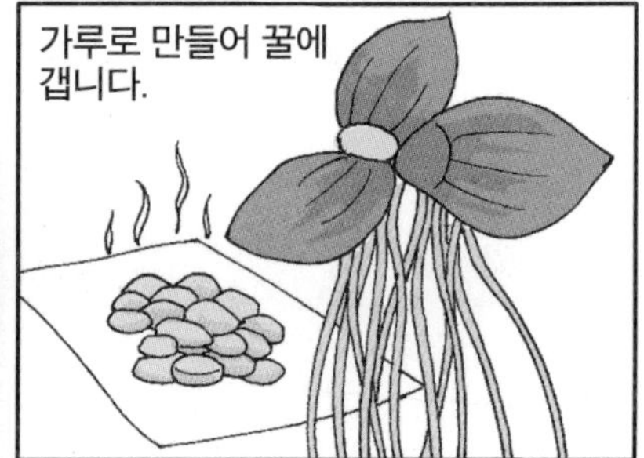

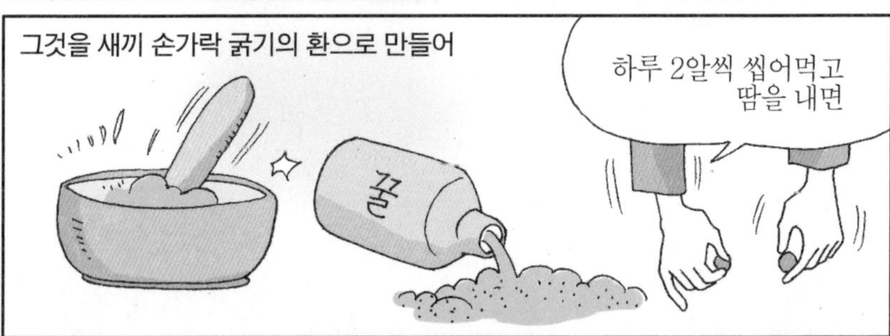

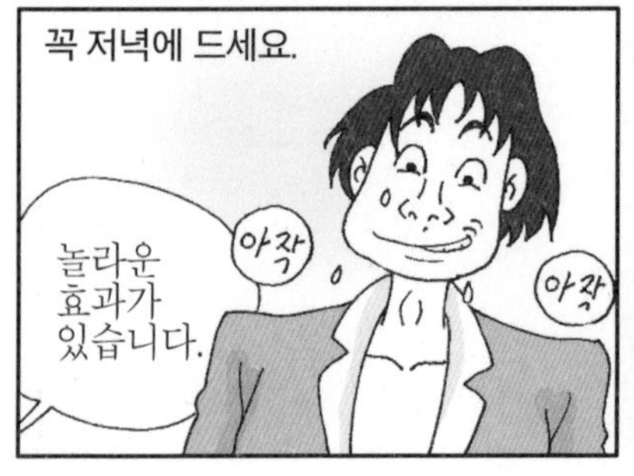

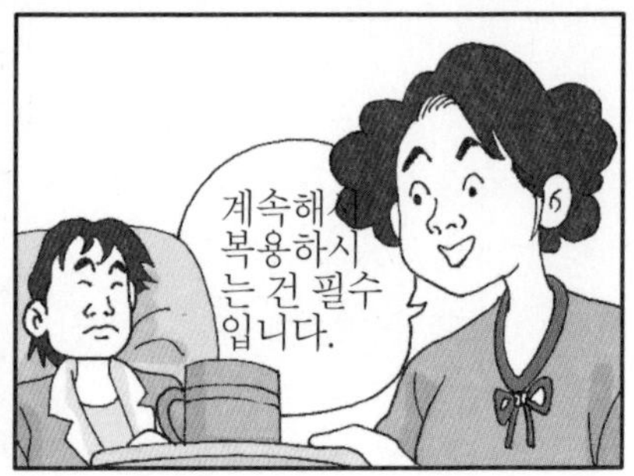

눈과 입이 돌아간 중풍에 좋은 살모사

먹는 방법은 살모사를 술에 넣고 약 7일 동안 놓아두었다가 그 술을 한번에 20~30*ml*씩 빈속에 복용하면 됩니다. 또 그 뱀을 말려서 가루로 만든 다음 한 번에 4g씩 그 술에 타서 끼니사이에 복용합니다. 중풍으로 입과 눈이 비뚤어진 데 사용되고 있습니다.

중풍에는 살모사도 좋습니다.

살모사를 약 7일 동안 술과 함께 술병에 담아 놓았다가

술을 한 번에 20-30ml씩 빈속에 복용하면 됩니다.
20~30 ml
또는 뱀을 술병에서 꺼내 말려서 가루로 만든 다음

술에 타서 식사 사이에 복용해도 되는데

중풍으로 인해 눈과 입이 돌아간 상태에 사용하고 있습니다.

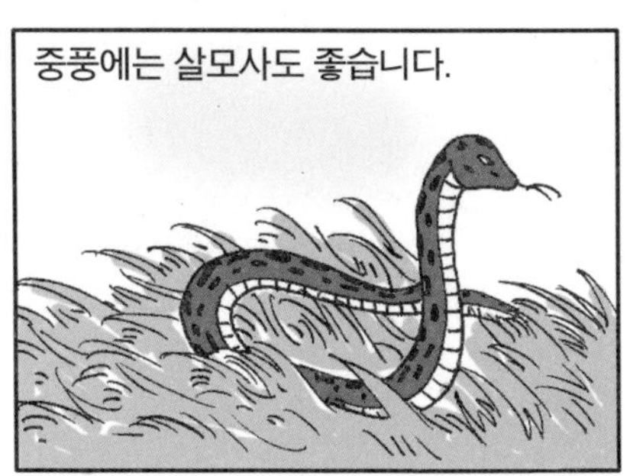

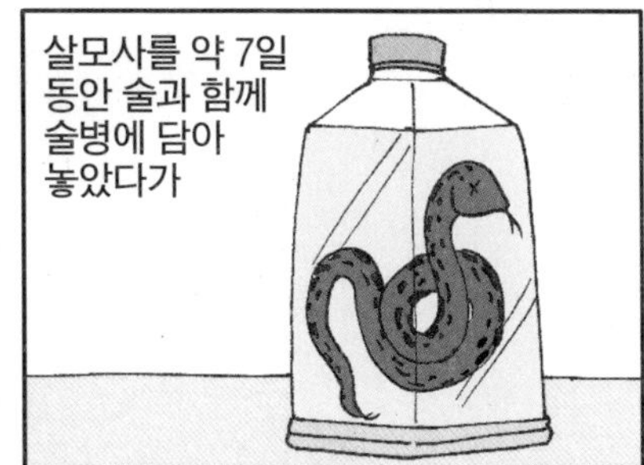

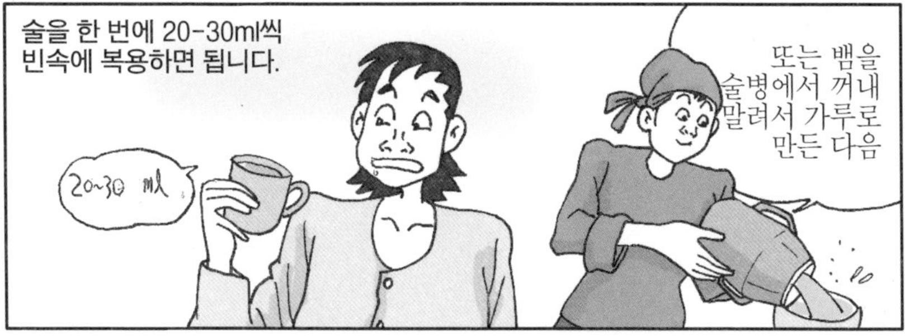

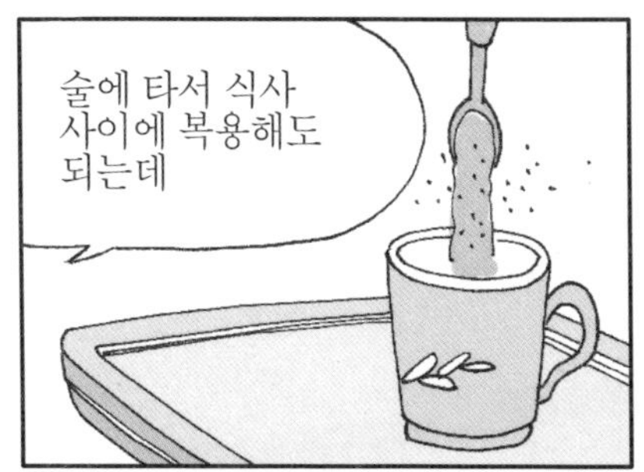

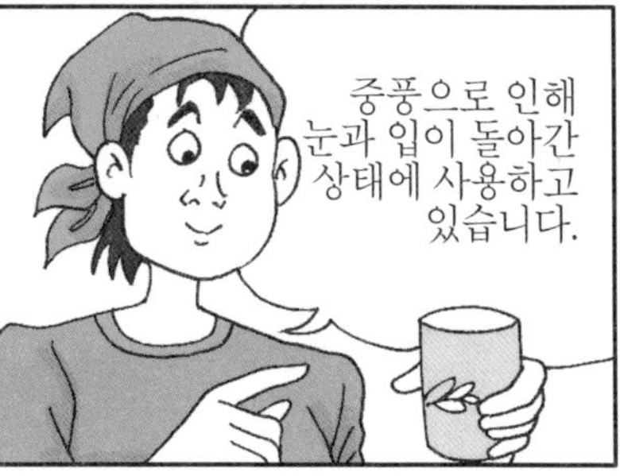

상백피(뽕나무껍질)

뽕나무 및 동속 근연식물의 건조한 근피

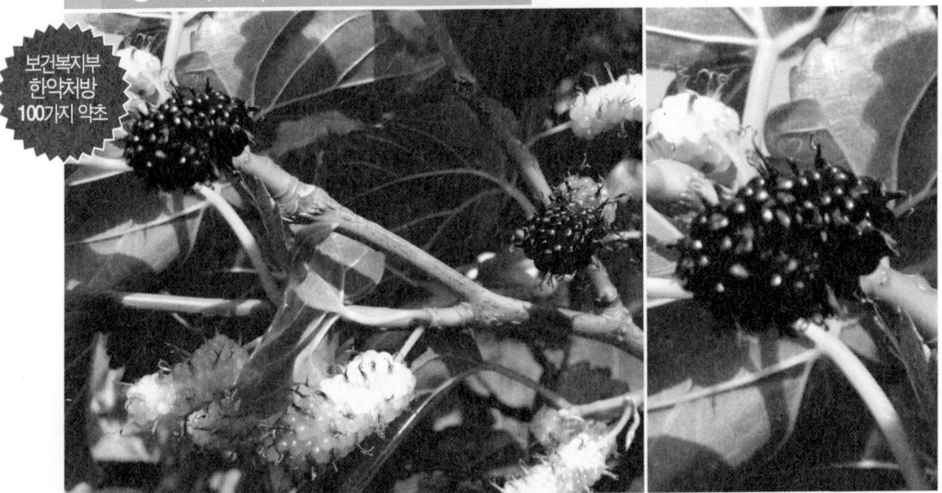

●식물의 형태 높이 6~10m, 꽃은 암수딴그루로서 6월에 피고, 열매는 집합과로 열매 이삭은 긴 구형으로 검은색으로 익는다.

●주요 함유 성분과 물질 Umbelliferone, Scopoletin, Flavonoid(Morusin, Mulberrochromene, Mulberrin), Tannin, Mucin 등이 함유되어 있다.

●약리 효과와 효능 혈압강하, 거담, 항균, 진해, 이뇨, 소종 작용이 있어, 폐열로 인한 기침, 소변불리에 효과가 있다.

약리실험 결과 : 혈압강하작용, 거담작용, 이뇨작용, 항균작용 등이 있다.

●채집가공과 사용법 겨울에 채취하여 코르크층을 제거한 뒤 햇볕에 말려서 사용한다.

●효과적인 복용방법 하루에 2~12g을 복용한다.

반신불수, 고혈압에는 상백피 5kg, 감초 1kg을 물 20 *l* 에 넣어서 엿처럼 달여서 한번에 5g씩 하루에 3번 끼니 사이에 복용케 하면 된다.

●복용실례 지골피, 감초 등과 배합하여 기침과 가래가 많은 것을 다스린다.

●주의사항 폐의 기운이 허약한 사람과 소변을 많이 보는 사람, 감기로 인해 오한과 함께 기침을 하는 사람은 복용을 피해야 한다.

상백피는 폐열로 인한 해수, 천식을 치료하며 이뇨작용이 있다. 급성신우염, 허약성부종에 쓰이고 혈압강하 작용이 있으며 코피와 각혈에도 사용한다. 또한 유행성 간염 등에도 쓰인다. 약리작용은 진해, 이뇨, 혈압강하, 진정, 진통, 해열, 진경, 항균작용 등이 보고되었다.

중풍성, 반신불수 고혈압에 좋은 상백피와 감초

반신불수, 고혈압에는 상백피 5kg, 감초 1kg을 물 20 l 에 넣어서 엿처럼 달여서 한번에 5g씩 하루에 3번 끼니 사이에 복용케 하면 됩니다.

중풍성, 반신불수
고혈압에는
고혈압

상백피 5kg 감초
1kg을 물 20ℓ 에
넣어서
20ℓ

푹 달이면 마치 엿처럼 됩니다.
달콤한 맛이
너무 좋아.

이것을 5g씩 하루에
3번 복용하는데
5g
5g
5g

식사 사이에 복용해야 효과가
좋습니다.
아침
점심
저녁

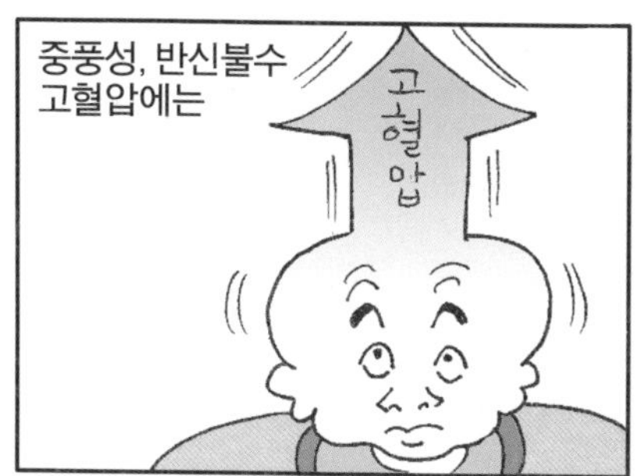

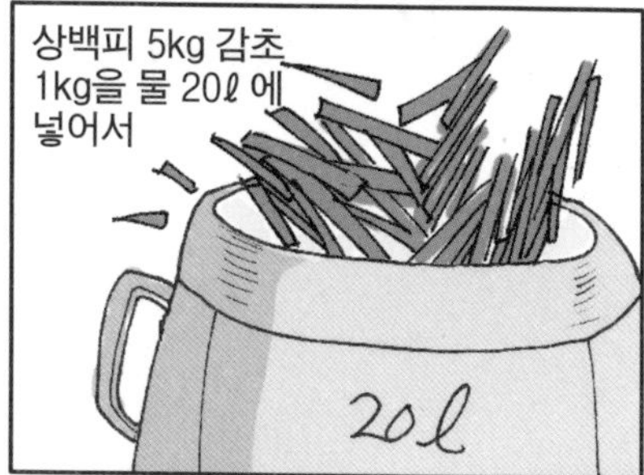

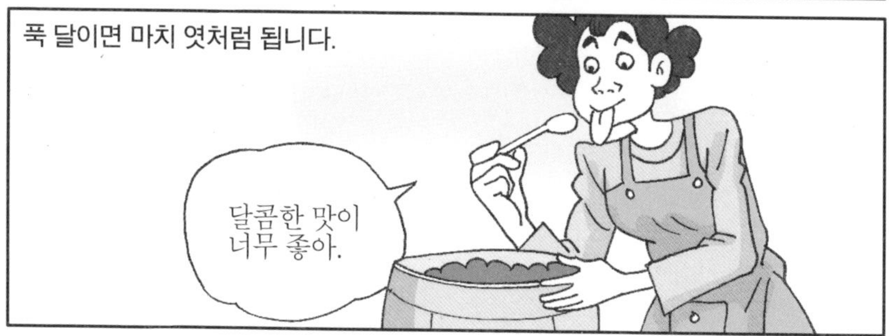

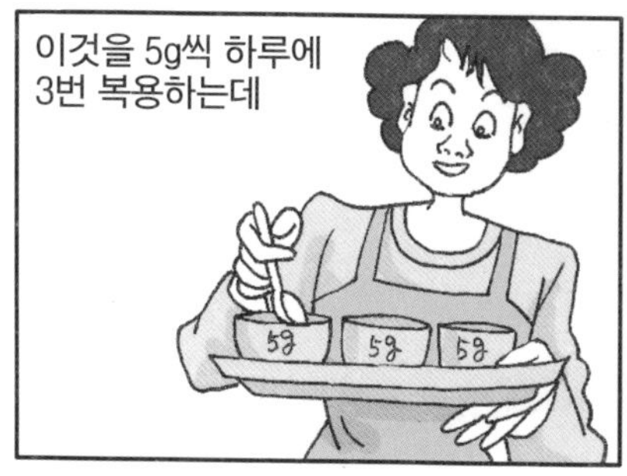

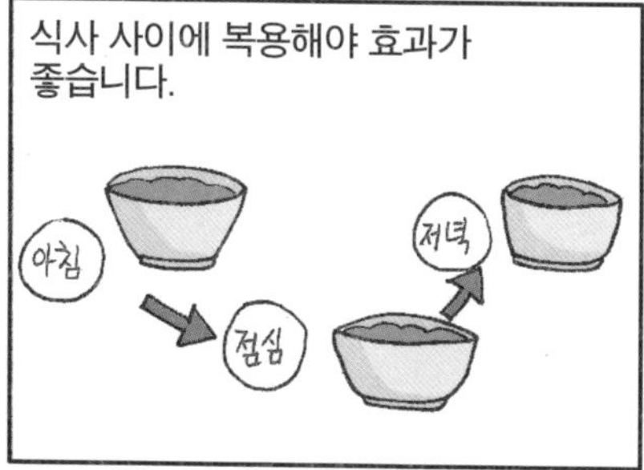

갑작스레 풍을 맞아 인사불성이 되었을 때 좋은 생강

갑자기 중풍으로 인사불성이 되었을 때는 생강을 많이 짓찧어 환자의 이마와 코밑과 눈 옆에 바르고 열심히 문지르는 한편 생강즙을 안각(남자는 왼쪽)에 떨어트리면 됩니다.

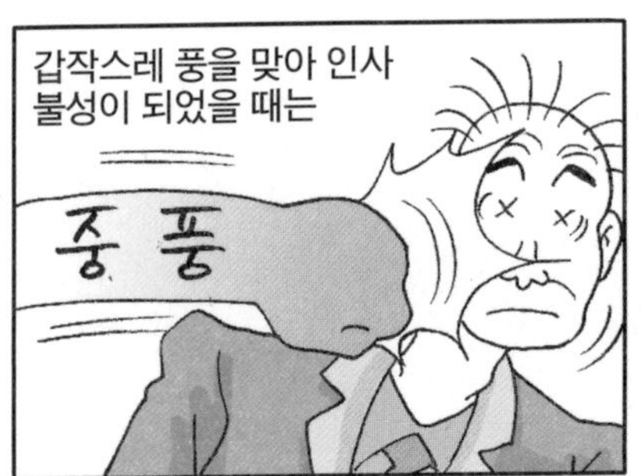

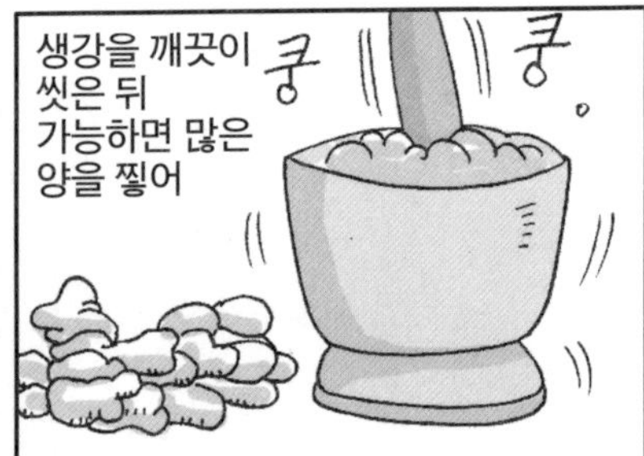

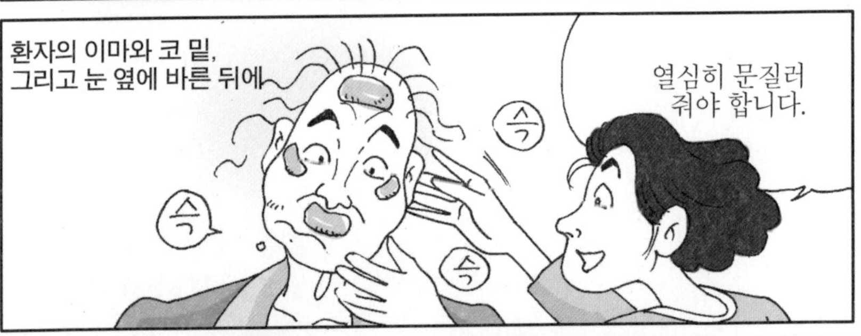

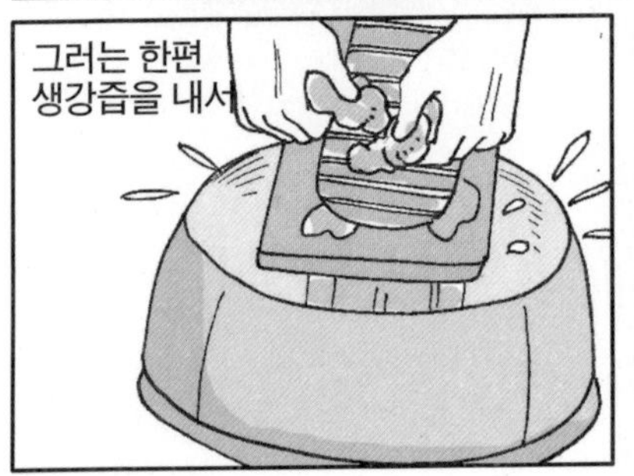

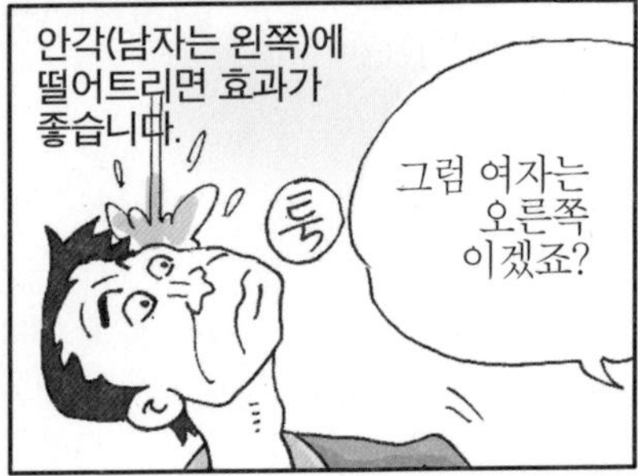

생강

여러해살이풀인 생강의 뿌리줄기를 말린 것.

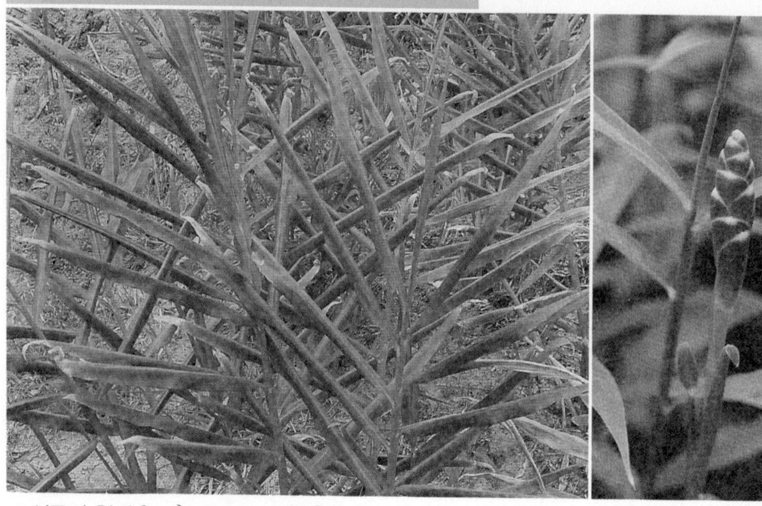

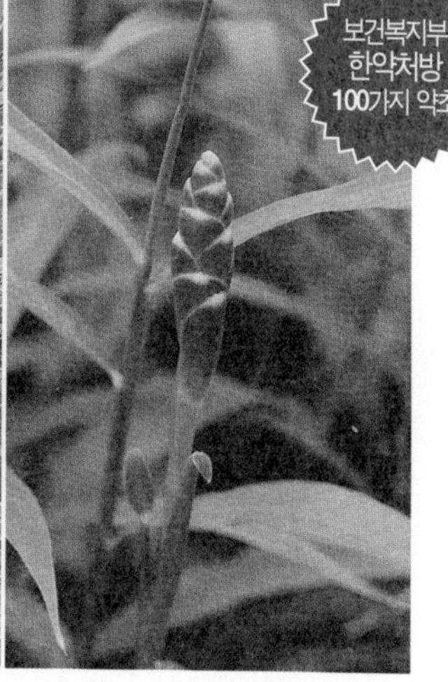

보건복지부 한약처방 100가지 약초

●식물의 형태 높이 30~50cm. 뿌리줄기는 굵은 육질이고, 꽃은 8~9월에 노란색으로 핀다.

●주요 함유 성분과 물질 정유 성분으로 Zingiberene, Zingiberone, Camphene 등이 함유되어 있고, 매운맛으로 Gingerol, Shogaol, Asparagin Acid 등이 함유되어 있다.

●약리 효과와 효능 약리실험 결과 구토를 멈추게 하고 소화작용, 억균작용, 트리코모나스를 죽이는 작용 등이 밝혀졌다.

●채집가공과 사용법 가을에 뿌리줄기를 캐서 물에 씻어 햇볕에 말려 사용한다.

●효과적인 복용방법 하루 3~9g을 탕약으로 먹는다.

갑자기 중풍으로 인사불성이 되었을 때는 생강을 많이 짓찧어 환자의 이마와 코밑과 눈 옆에 바르고 열심히 문지르는 한편 생강즙을 안각(남자는 왼쪽)에 떨어트리면 된다.

●복용실례 인삼, 백출, 감초 각 4g과 건강 4g을 넣은 것을 이중탕 혹은 인삼탕이라고 하는데 속이 차서 자꾸 설사하고, 구토하는 증에 자주 쓰는 유명한 처방이다.

●주의사항

열성 질환을 앓고 있거나, 고혈압, 경련 등의 양기가 성한 질환에는 쓰지 않는다.

한방에서는 뿌리줄기 말린 것을 약재로 쓰는데, 생강은 감기로 인한 오한, 발열, 두통, 구토, 해수, 가래를 치료하며 식중독으로 인한 복통설사, 복만에도 효과가 있어 끓는 물에 생강을 달여서 차로 마시기도 한다. 약리작용으로 위액분비촉진, 소화력 증진, 심장흥분 작용, 혈액순환촉진, 억균작용 등이 보고되었다.

중풍으로 인하여 말을 못하며 다리가 찬 경우에 좋은 생부자와 식초

중풍으로 열이 높고 정신이 혼미하고 말을 못하며 다리가 찬 경우에는 생부자를 짓찧어 식초로 반죽하여 발바닥의 용천혈에 붙이면 됩니다. 염부자도 좋습니다.

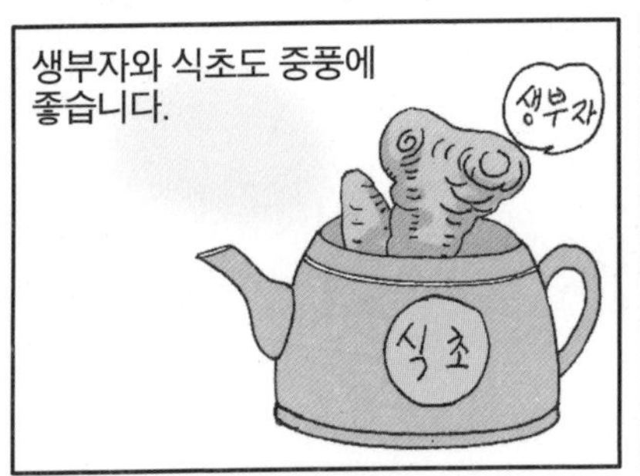

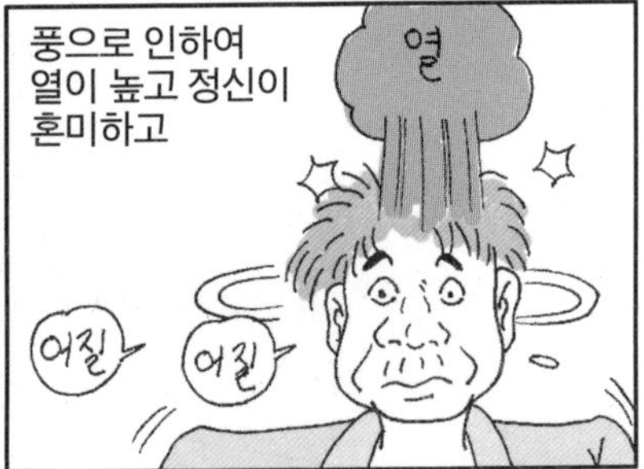

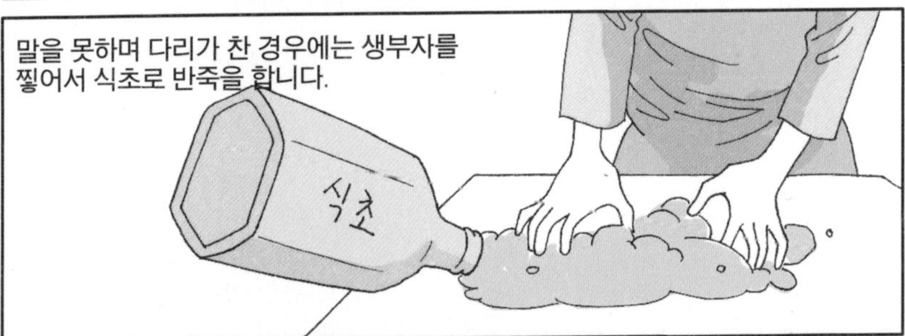

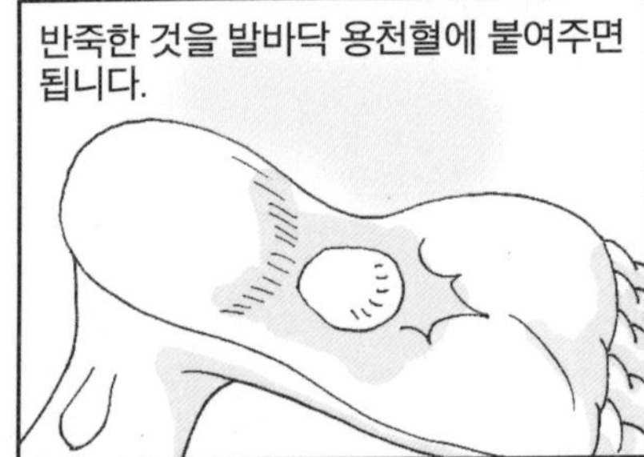

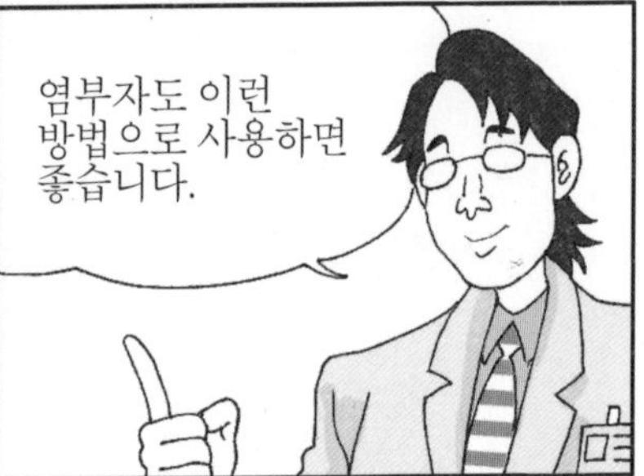

눈과 입이 돌아간 중풍에 좋은 석회

먹는 방법은 석회 1500g에 술을 약간 넣고 볶으면서 잘 이겨 눅눅하게 된 것을 입과 눈이 비뚤어진 반대쪽에 붙입니다. 천을 한 겹 펴고 그 위에 올려놓는 것이 좋습니다. 한번에 4~5분 하루 4~5번 갈아서 붙이면 됩니다.

석회도 중풍의 약이 되는데
석회

먹는 방법은 석회 150g에
술을 약간 넣고 복습니다.
술

볶는 동안 잘 저어서
눅눅하게 되었을 때
눈과 입이 삐뚤어진
반대쪽에 붙여주면
되는데
척
천을 한 겹 펴고
약을 그 위에
올려놓고
붙여주십시오.

1회에 4~5분 정도가 적당하고
5분경과
찍

하루 4~5번 정도 사이를
두고 갈아붙이시면
좋습니다.

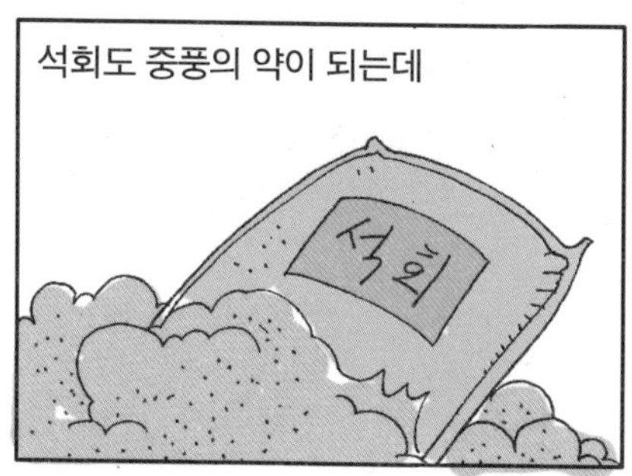

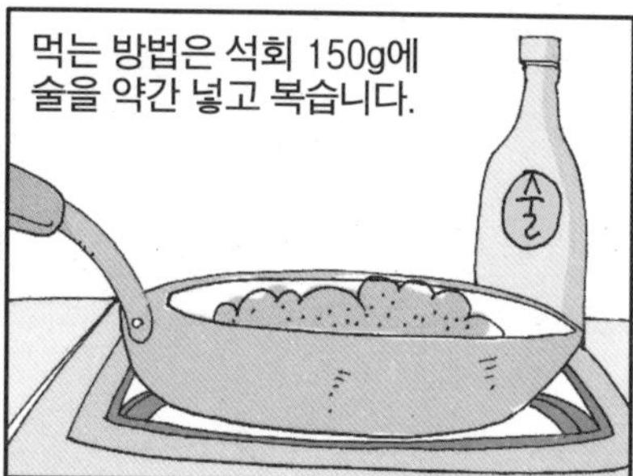

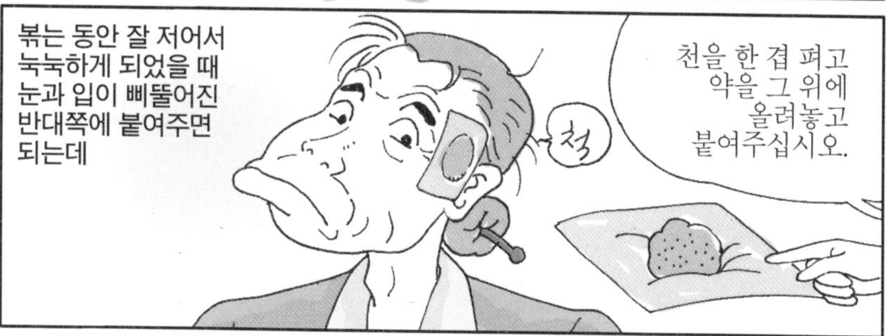

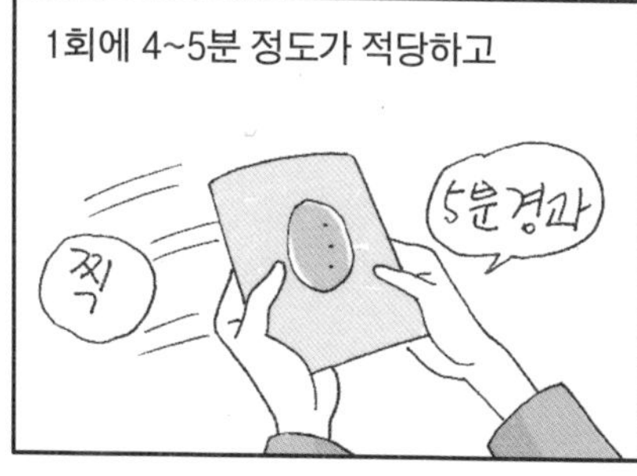

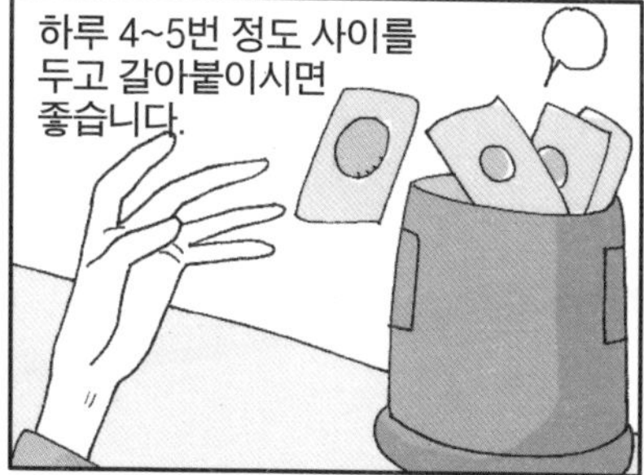

세신(족도리풀)

다년생 초본인 족도리풀의 뿌리를 포함한 전초

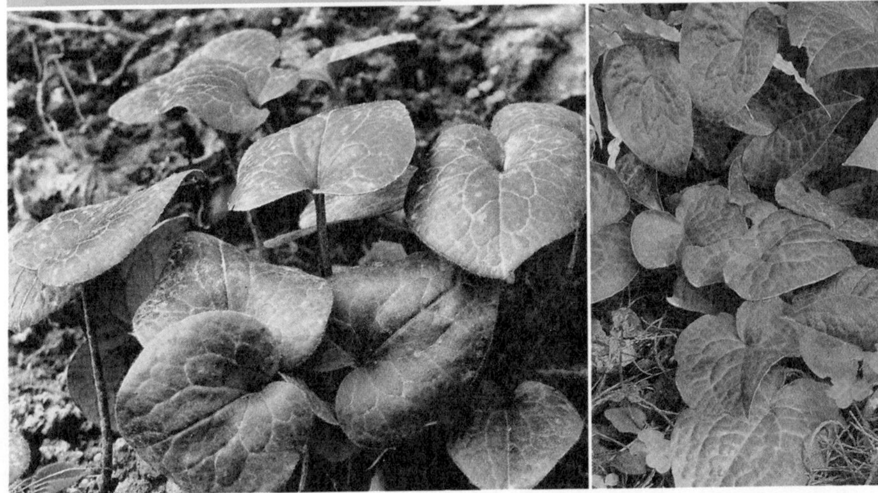

●식물의 형태 뿌리줄기는 육질로 매운맛, 줄기 끝에서 2개의 잎이 나오며 심장형, 꽃은 4~5월에 검은 자주색, 열매는 장과이다.

●주요 함유 성분과 물질 정유가 약 3% 함유되어 있는데, 그 주성분은 methyleugenol, safrole, β pinene, phenol성 물질, eucarvone 등이 들어 있다.

●약리 효과와 효능 해열, 항알레르기, 국소마취, 항균, 진통 작용이 있으며 감기로 인한 두통과 몸살, 가래기침, 콧물 등에 시용한다.

맛은 맵고 성질은 따뜻하다. 심장과 폐, 신장에 작용한다. 감기로 인한 두통과 몸살, 가래가 많이 끓으면서 기침을 할 때, 맑은 콧물이 흐를 때 등에 효과를 나타낸다.

●채집가공과 사용법 5~7월에 뿌리를 채취하여 잡질과 진흙을 제거한 후 물에 담그었다가 그늘에 말려서 사용한다.

●약리실험 결과 해열작용, 항알러지작용, 국소마취작용, 항균작용이 있다.

●효과적인 복용방법 하루에 2~4g을 복용한다.

●복용실례 강활, 방풍 등과 배합하여 감기로 인한 오한발열, 두통과 콧물이 흐르는 증상을 다스린다.

●주의사항 몸이 허해서 식은 땀을 흘리는 사람과 몸에 진액과 혈액이 부족하여 두통과 함께 기침을 하는 사람은 복용을 피해야 한다.

예고 없이 중풍이 찾아올 때에 사용하는 세신가루

사용방법은 중풍이 왔을 때 세신가루를 코에 흡입시키면 좋은 효과를 수가 있습니다.

중풍은 예고없이
찾아오는 무서운
병이지만

세신가루도 중풍에 매우 효과가
있습니다.

세신가루를 환자의 코에 흡입시켜 주면
좋은 효과를 거둘 수가 있습니다.

가능한 적당량의 양을 흡입 시켜야만

기도가 막히는
위험을 피할 수가
있습니다,
이런 기본적인 상식은 알고 있겠지만….

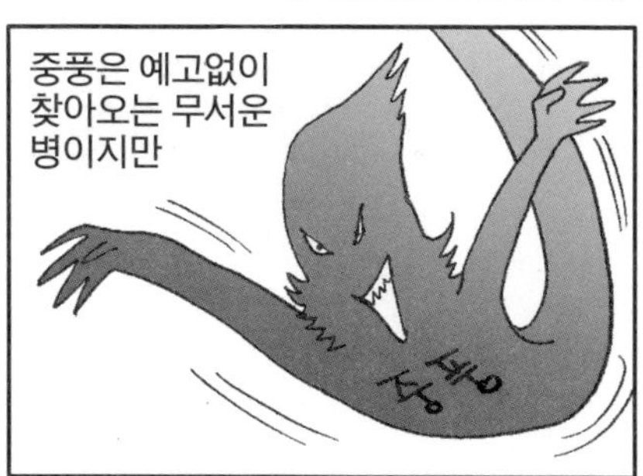

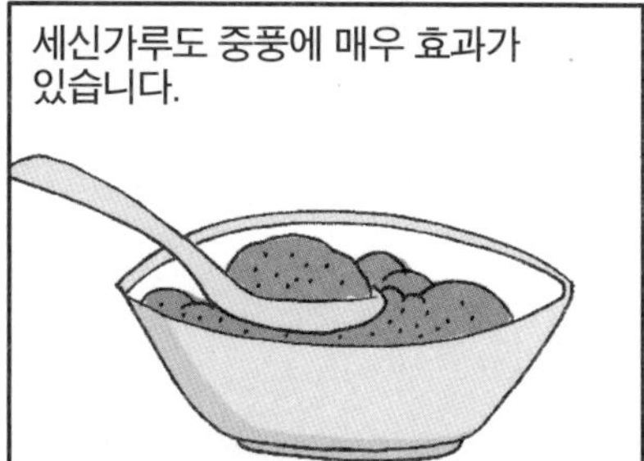

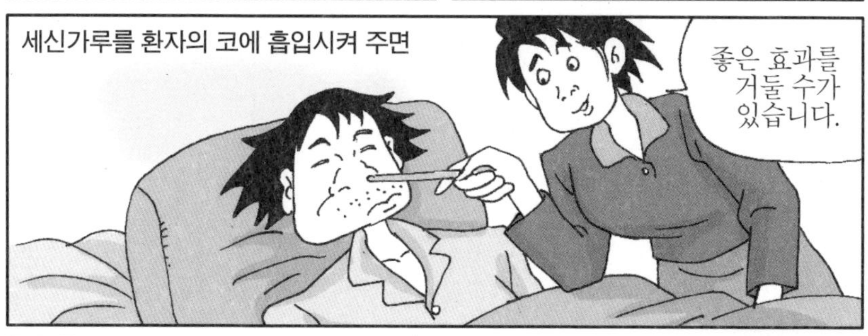

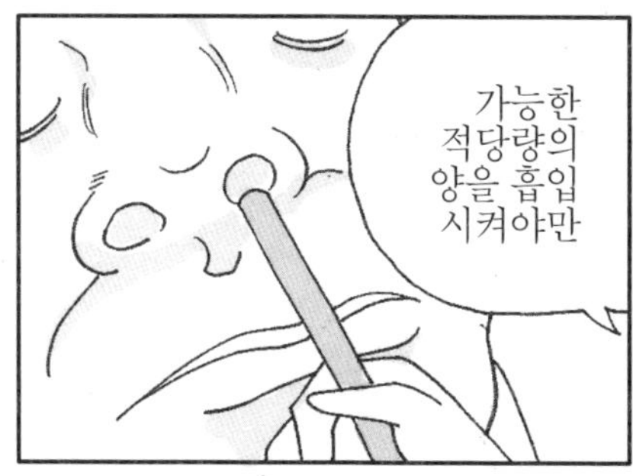

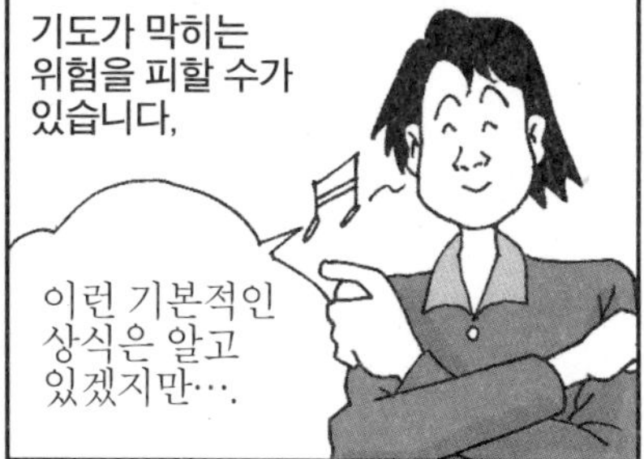

중풍으로 말을 못하는데 효과가 있는 석창포와 단삼

중풍으로 말을 못하는 데는 석창포 5g, 단삼 10g, 길경 7.5g, 감초 5g을 물로 넣어 달여서 하루에 2번 복용시키면 됩니다.

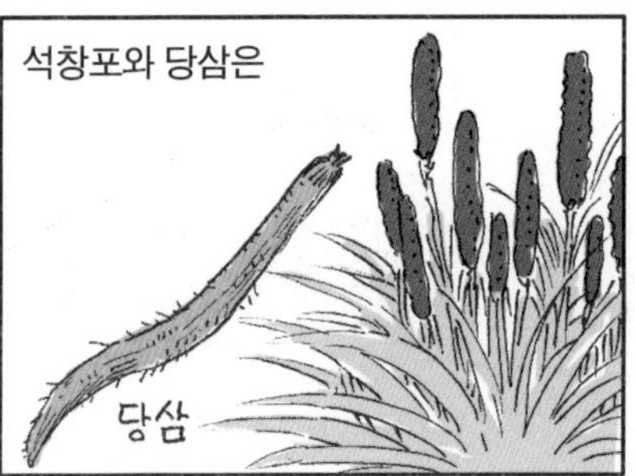

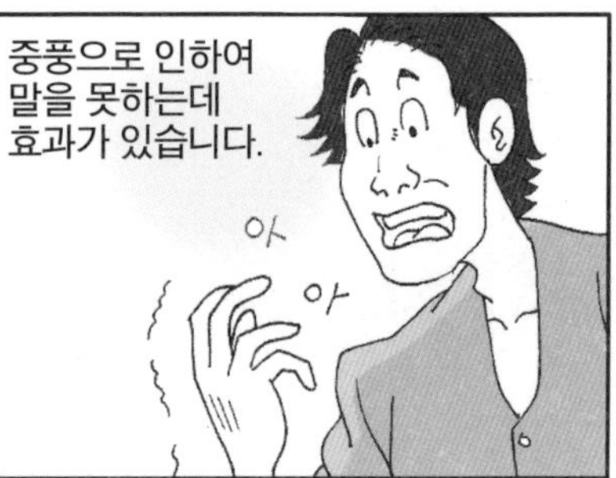

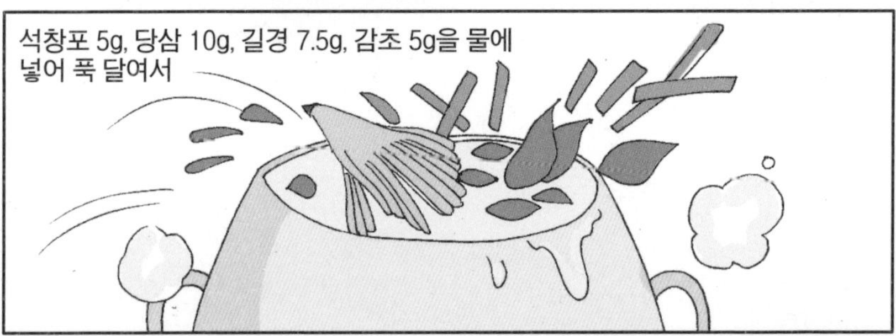

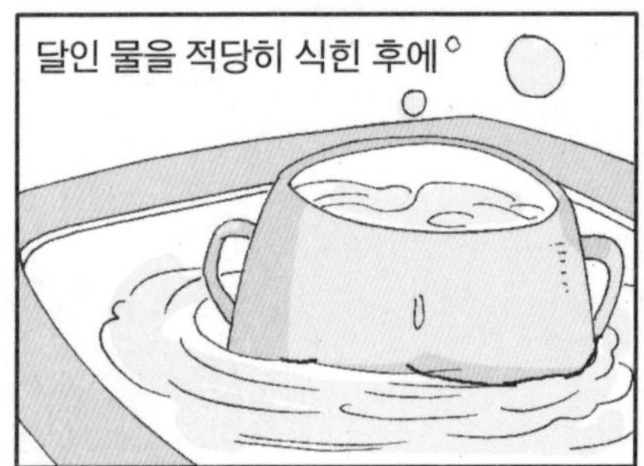

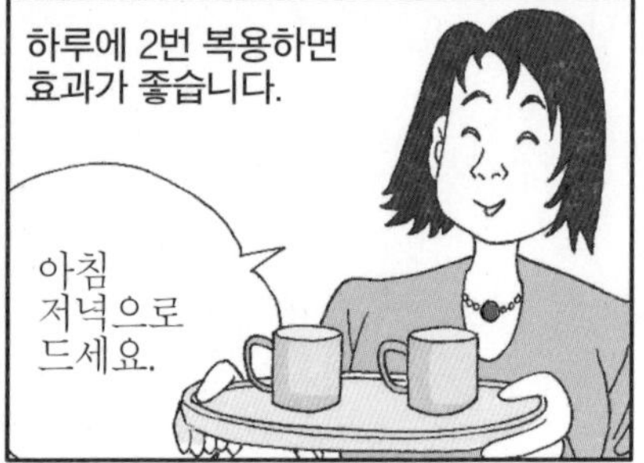

단삼(참배암차즈기)

꿀풀과 다년생 초본인 단삼의 뿌리

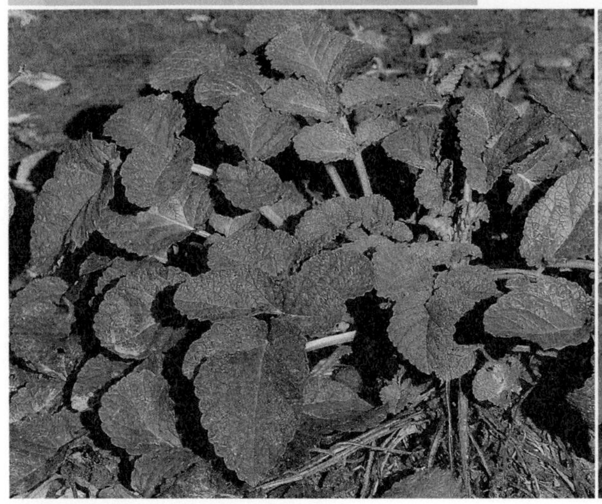
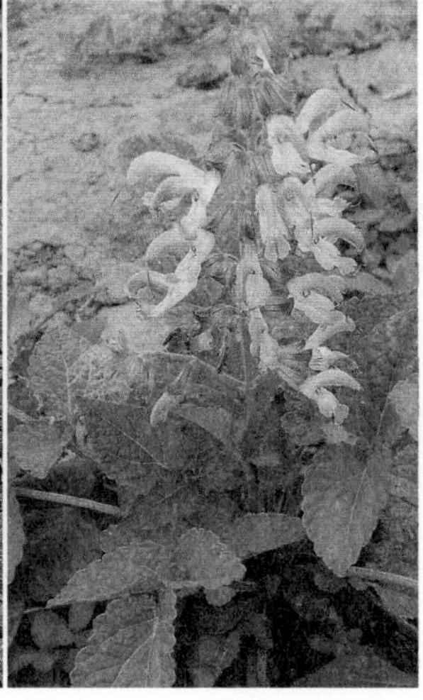

●식물의 형태

높이 40~80cm, 전체에 황백색 연모가 있고 뿌리는 긴 원주형으로 외피는 주홍색, 잎은 마주나고, 홑잎 또는 2회 깃꼴겹잎이다.

●주요 함유 성분과 물질

tanshinone A, B, C, isotanshinone, Cryptotanshinone 등이 함유되어 있다.

●약리 효과와 효능

월경불순, 생리통 및 기타 불면, 번조, 불안 등에 사용한다.

●채집가공과 사용법

가을에 뿌리를 캐서 물에 씻어 햇볕에 말려서 사용한다.

●효과적인 복용방법

하루 6~12g을 탕약, 알약, 가루약 형태로 복용한다.

●복용실례

당귀, 도인, 홍화, 익모초 등과 배합하여 월경불순과 생리통을 다스린다.

●주의사항

어혈이 없는 자는 신중히 써야 된다.

소나무

소나무의 가지에 생긴 결절(마디)

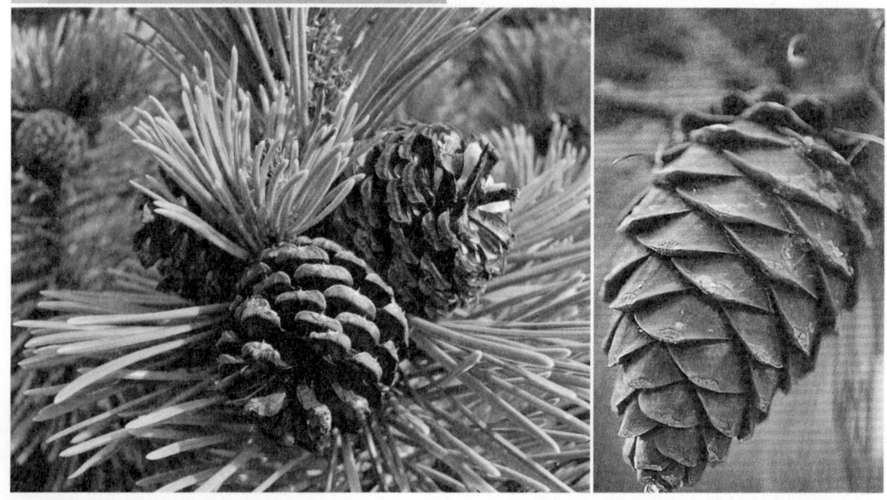

●형태와 특징

높이가 15~25m까지 자란다. 가지는 돌려나고 겨울눈은 긴 원형이며 종갈색이다.

●주요성분

cellulose, lignin, volatile oils 등이 함유되어 있다.

● 약리효능 효과

풍습에 의한 뼈의 통증, 넘어지거나 부딪쳐서 어혈이 생기고 아픈 병에 효능이 있다.

●분포 산비탈에서 자생한다.

●채취 및 제법

목재를 벌목할 때 미리 약용부위를 골라서 톱질한다. 햇볕에 말리거나 응달에서 말린다.

●복용법

9~15g을 사용한다.

●약재의기미와성질

맛이 쓰고 성질이 따뜻하다.

한쪽 입과 눈이 마비되었을 때 좋은 솔잎

먹는 방법은 깨끗하고 푸른 솔잎 100g을 짓찧어 즙을 내어 술 500㎖에 넣어서 하룻밤 더운 곳에 놓아두었다가 한번에 50㎖씩 하루 3번 빈속에 먹고 약간 땀을 내면 됩니다. 중풍으로 입과 눈이 비뚤어진 데 사용합니다.

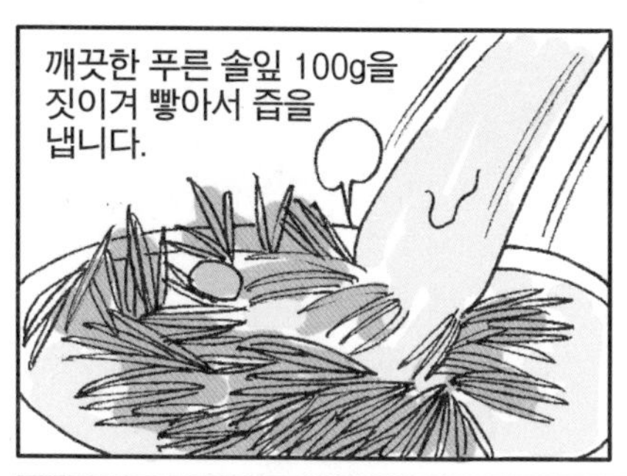

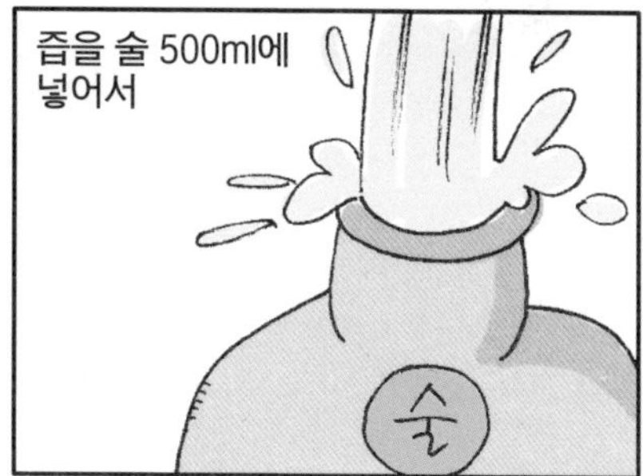

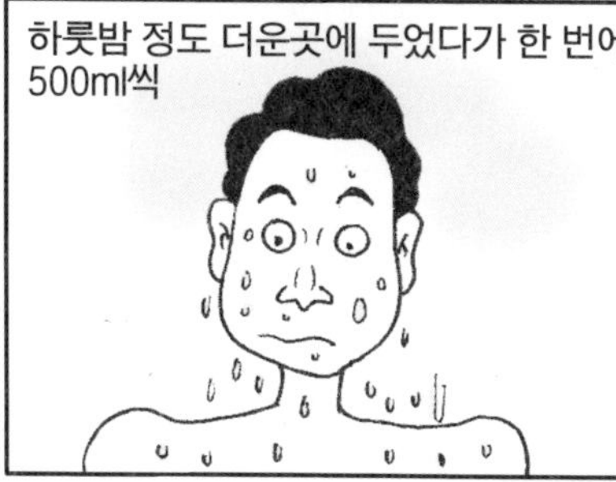

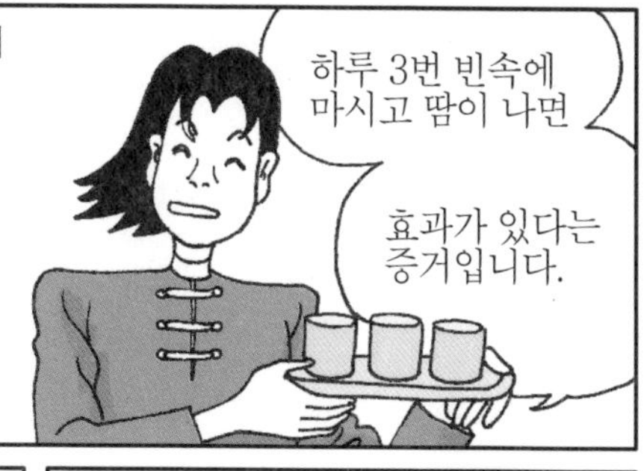

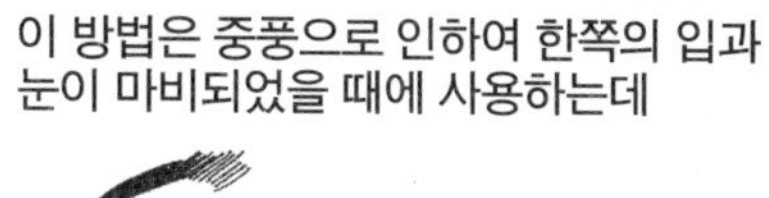

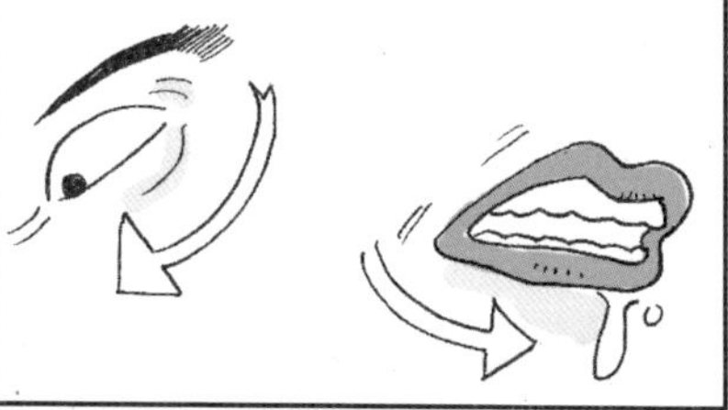

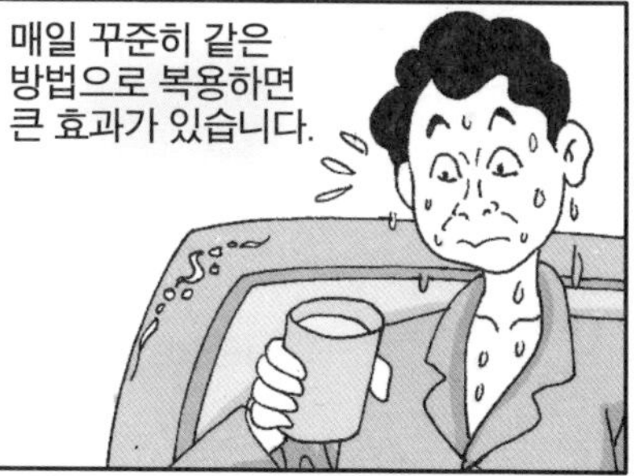

중풍으로 몸을 움직이지 못할 때 좋은 금은화

중풍으로 몸을 움직이지 못할 때는 수탉 한 마리를 잡아 내장을 버리고 그 속에 엄나무껍질과 금은화 각각 250g을 넣고 꿰맨 다음 단지에 넣고 물 다섯 사발을 넣습니다. 그다음 가마에 물을 적당히 부은 후 단지를 그 가마 속에 넣고 끓입니다. 단지 안의 물이 절반쯤 준 다음 닭의 배 속에 들어있는 약을 버리고 닭고기와 그 물을 3번에 나누어 끼니 사이에 복용하면 됩니다.

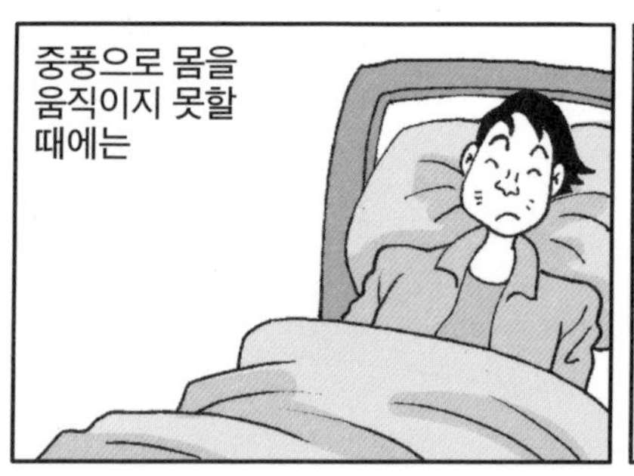

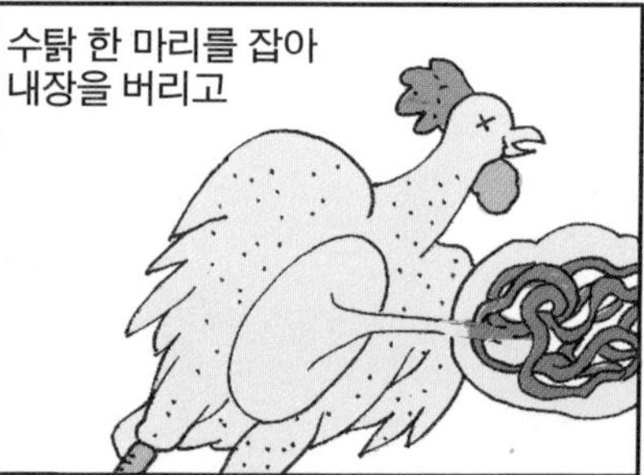

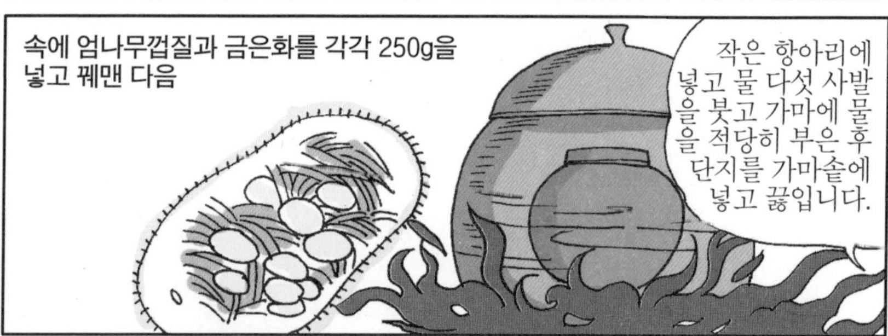

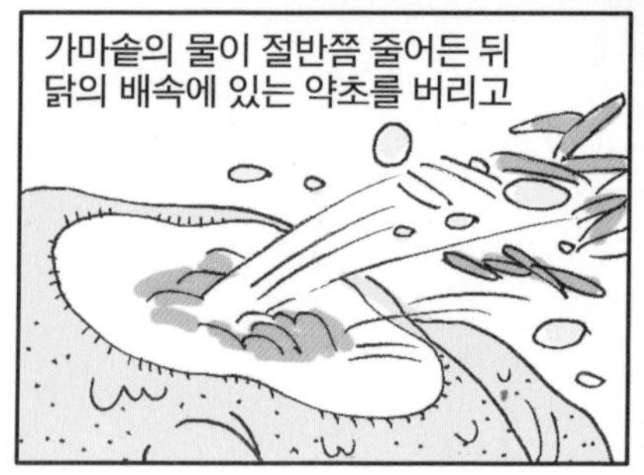

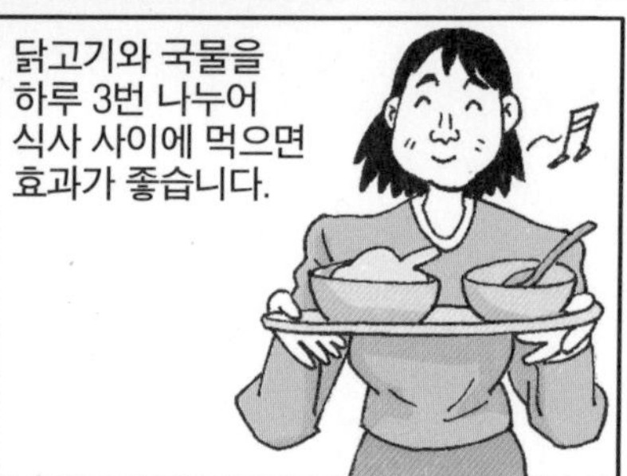

금은화(인동덩굴)

인동 꽃봉오리 및 잎이 달린 가지

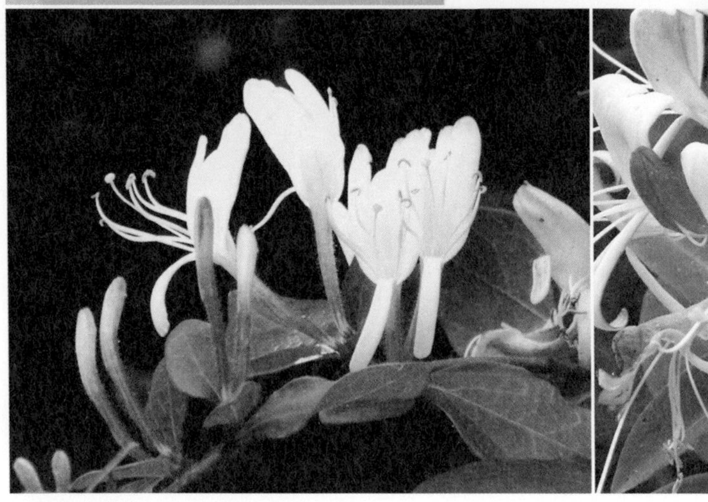

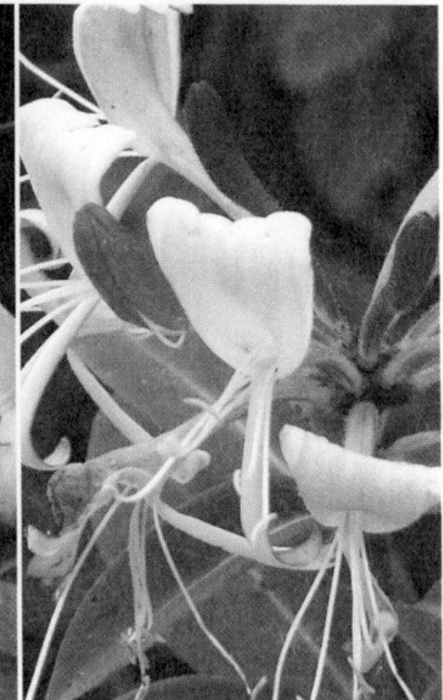

●식물의 형태

잎은 마주나고, 타원형이다. 꽃은 6~7월에 잎겨드랑이에 1~2개가 달리며, 꽃통은 길이 3~4cm이고 흰색~노란색으로 겉에 털이 있고 끝이 5갈래이다.

●주요 함유 성분과 물질 Saponin, Tannin, 섬유당이 함유되어 있다.

●약리 효과와 효능

염증성 질병에 효과가 있어 대장염, 위궤양, 방광염, 인두염, 편도선염, 결막염 및 창양, 부스럼을 치료한다.

달며 성질은 차며 폐와 위와 심에 작용하여 열을 내리고 독을 풀며 경맥을 잘 통하게 한다. 대장염, 위궤양, 방광염, 인두염, 편도선염, 결막염 및 창양, 부스럼을 치료한다. 기타 열로 인하여 생긴 병이나 감기, 호흡기 질병, 매독 등에 효과가 있다.

●복용실례 포공영, 야국화, 자화지정과 배합하여 피부의 창양, 종독을 다스린다.

●채집가공과 사용법

술에 담가서 한잔씩 복용해도 좋고, 볶아서 더운물에 우려내 차로 복용해도 무방하다.

●효과적인 복용방법

15~30g(열중독이 강한 환자에게는 60g까지 사용)을 달여서 복용한다.

●주의사항

몸이 허약하면서 설사하는 사람은 피해야 한다.

중풍으로 인한 반신불수에 좋은
관솔과 검은콩, 백밀

반신불수 및 뼈골이 쑤시는 데는 잘게 썬 관솔(송진이 엉킨 소나무가지) 150g, 검은콩 1,800㎖, 백밀 600g을 함께 고량주나 소주 28.8 *l* 에 담가 푹 끓여서 식힌 다음 양껏 복용시키면 됩니다. 술을 못하는 사람은 물에 타서 마셔도 무관하면 장기복용을 해야 효능을 볼 수 있습니다.

반신불수 및 뼈골이 쑤시는데는
욱신
욱신

잘게 썬 관솔(송진이 엉킨 소나뭇가지) 150g과 검은콩 800g, 백밀 600g을 함께 고량주나 소주 2.8리터에 담근 뒤에
고량주
검은콩
백 밀
푹 끓여서 식힌 다음 적당량을 복용시킵니다.

술을 못하는 환자는 물을 타서 마셔도 무관한데
물

장기복용을 해야 효과를 볼 수가 있습니다.

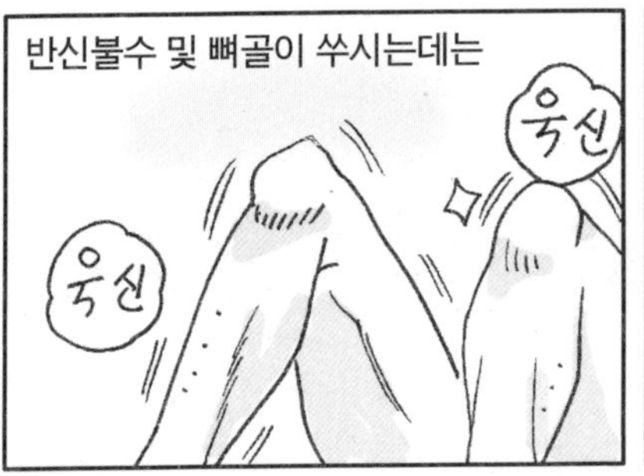

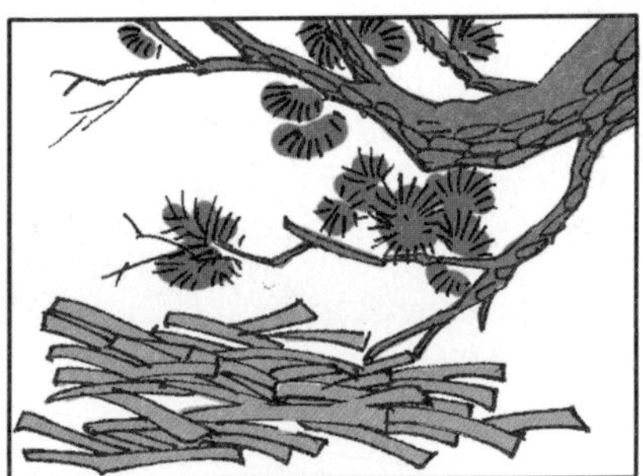

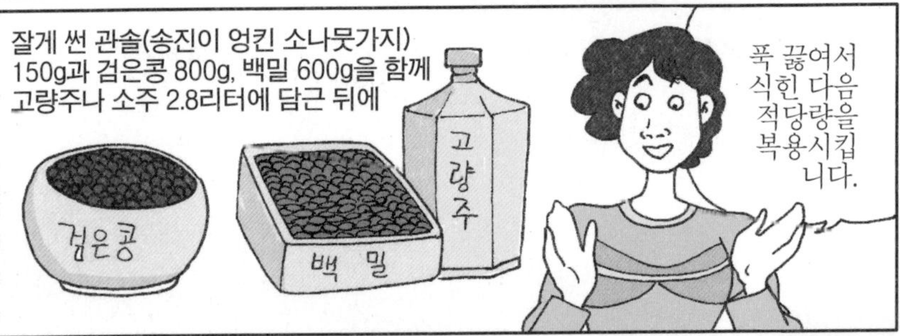

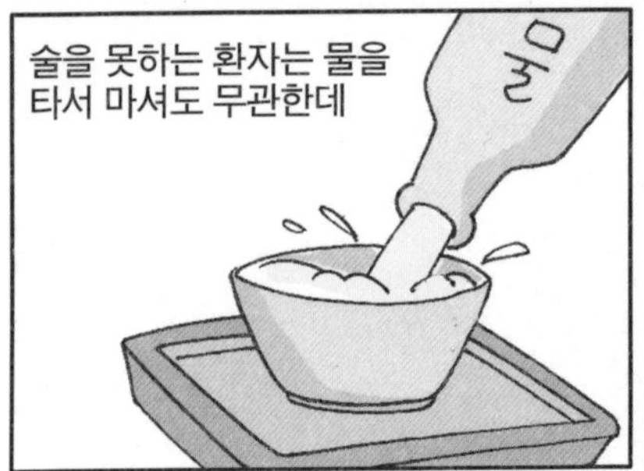

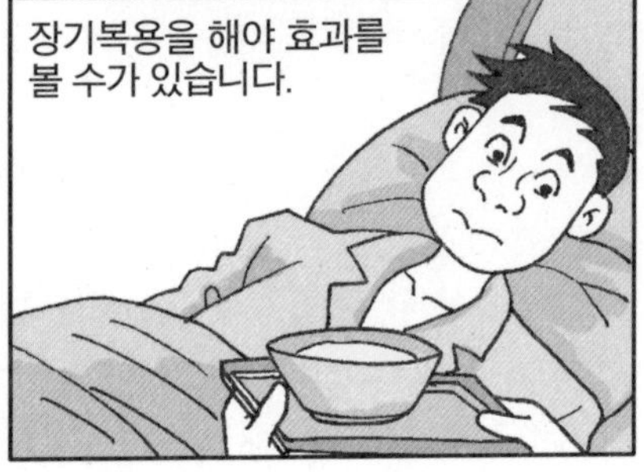

열이 나는 중풍에 좋은 총백(파흰뿌리)

먹는 방법은 푸른 잎과 잔뿌리는 뜯어버리고 깨끗하게 씻은 파밑 2줌을 물에 달여서 하루 2번에 나누어 식후에 복용하면 됩니다. 중풍으로 열이 나면서 얼굴이 부석부석한 데 사용됩니다.

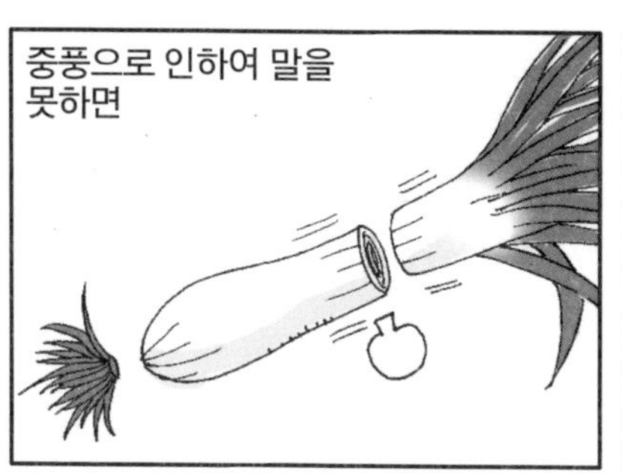

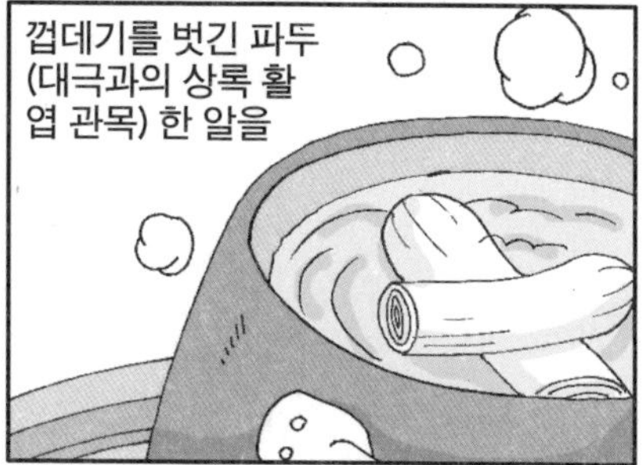

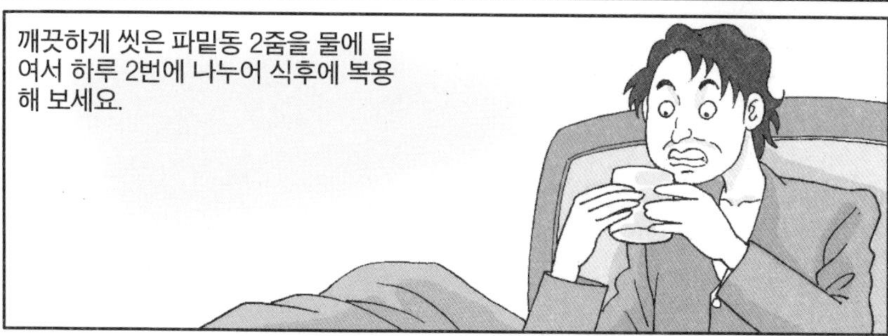

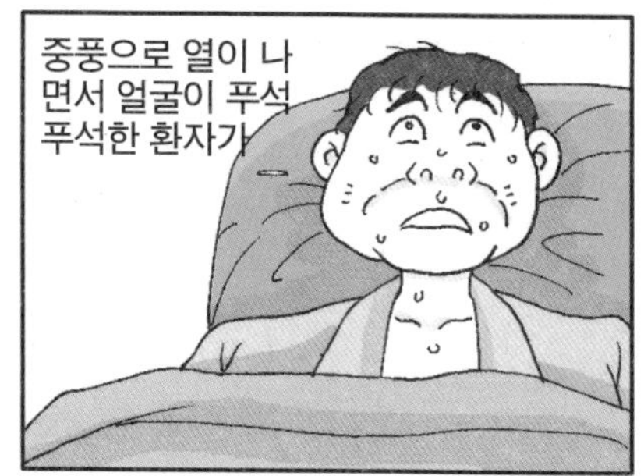

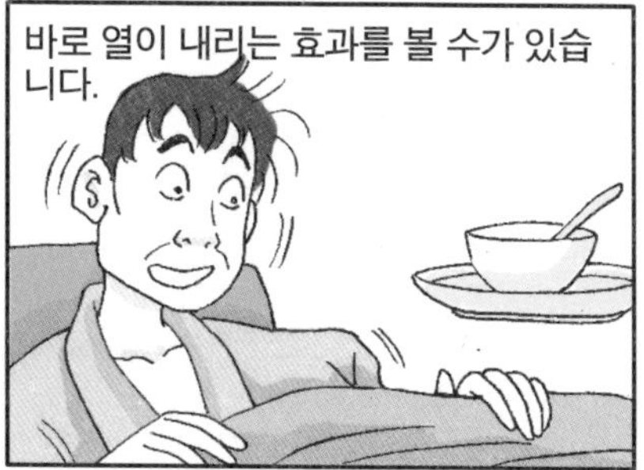

말하는 것이 어눌하고 수족이 마비된 중풍에 좋은 애엽(쑥)

말을 못하거나 수족이 마비된 사람에게는 마른 쑥 한줌을 540*ml*의 물에 넣어 절반이 되도록 달여 3번에 나누어 복용시키면 됩니다.

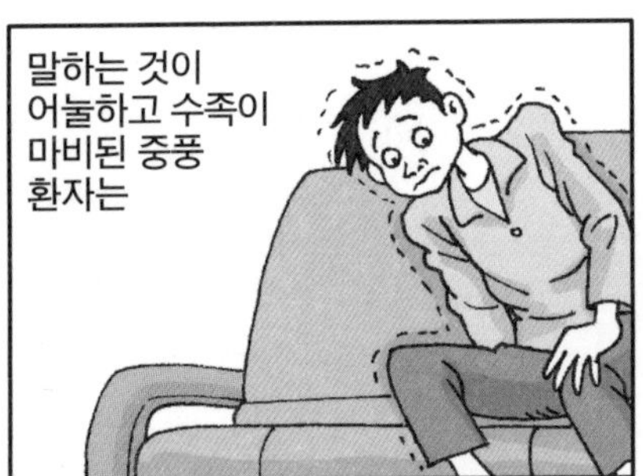

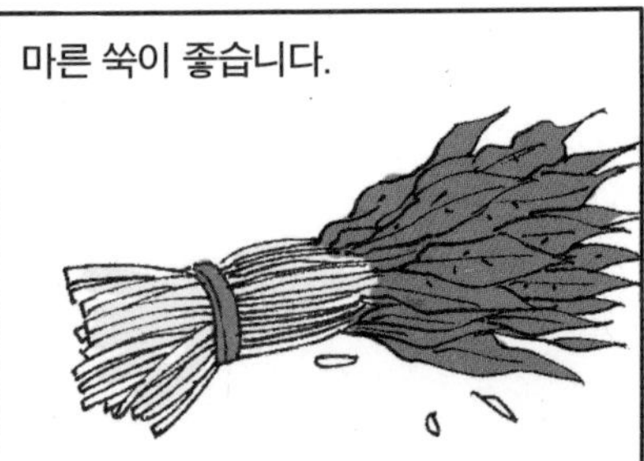

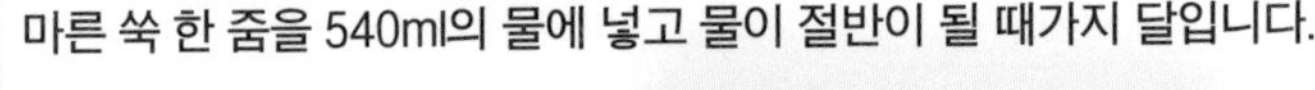

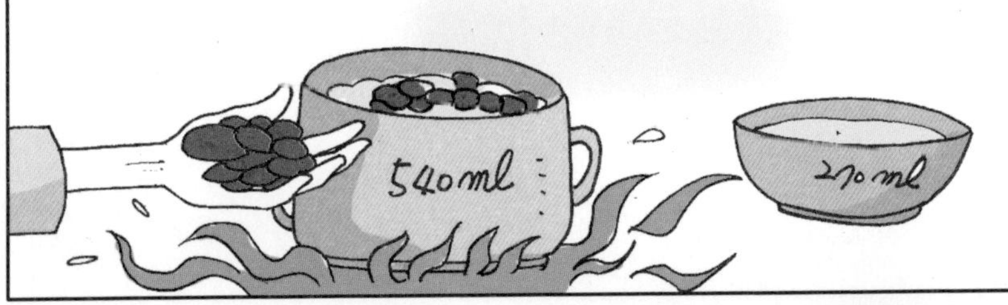

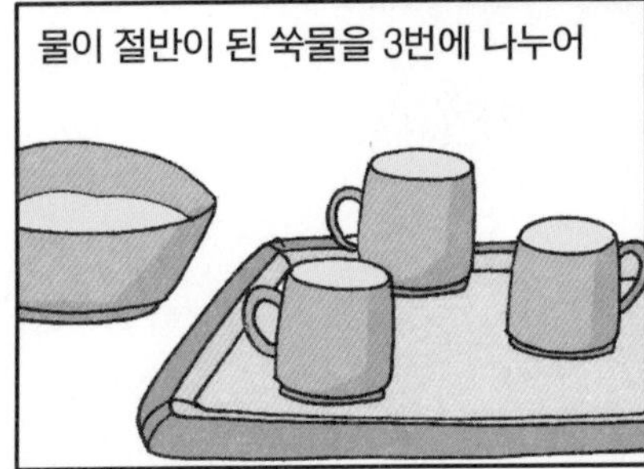

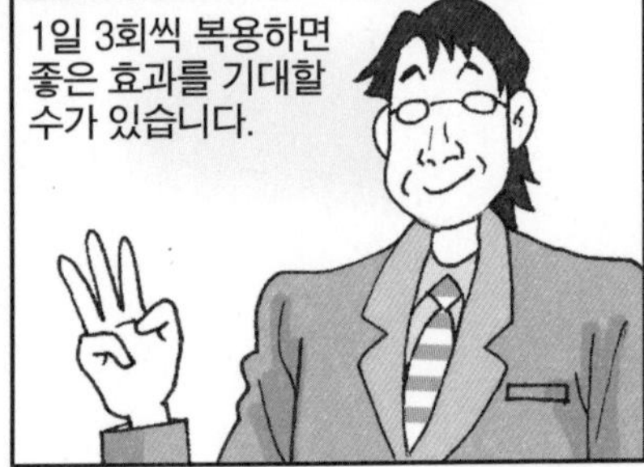

애엽(쑥)

국화과 황해쑥의 잎을 건조한 것

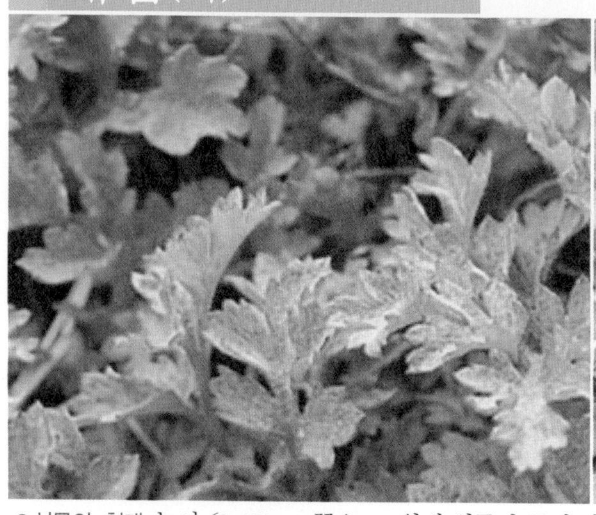

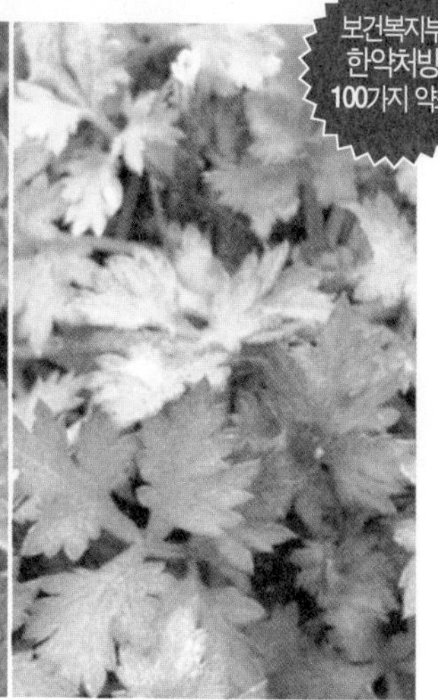

보건복지부 한약처방 100가지 약초

●식물의 형태 높이 60~120cm, 꽃은 7~9월에 원줄기 끝에 원추화서, 열매는 수과로 1.5×0.5mm이다. 약재는 지상부를 사용한다.

●주요 함유 성분과 물질 황해쑥은 정유를 함유하며 Cineol(Eucalyptol)이 가장 많고, 이외에 β Caryophyllene, Linalool, Artemisia alcohol, Camphor, Borneol 등이 함유되어 있다.

●약리 효과와 효능 지혈 및 항균작용이 있고, 각종 냉증, 월경부조, 자궁이 차서 임신이 안 될 때 좋고, 각종 열성출혈증을 다스린다.

●채집가공과 사용법 여름에 꽃이 아직 피지 않았을 때 채취하여 잡질을 제거한 후 햇볕에 말려서 이용한다.

●효과적인 복용방법 하루에 4~12g을 복용한다.

말을 못하거나 수족이 마비된 사람에게는 마른 쑥 한줌을 540*ml*의 물에 넣어 절반이 되도록 달여 3번에 나누어 복용시키면 된다.

●복용실례 아교, 당귀, 지황 등과 배합하여 붕루와 하혈을 다스린다.

●주의사항 음액이 부족하여 열이 나는 사람과 진액이 부족한 사람 및 과다 출혈을 한 사람의 경우에는 복용을 피해야 한다.

쑥의 효능으로는 항염, 항균, 항암효과, 암예방, 각종 부인병, 생리통개선, 자궁을 따뜻하게 하는 효과, 간질환, 다이어트, 위장질환, 면역력 향상, 성인병예방, 피부염, 가려움증 개선효과 등이 있다.

오가피

두릅나무 낙엽교목인 오갈피의 뿌리껍질을 건조한 것

보건복지부 한약처방 100가지 약초

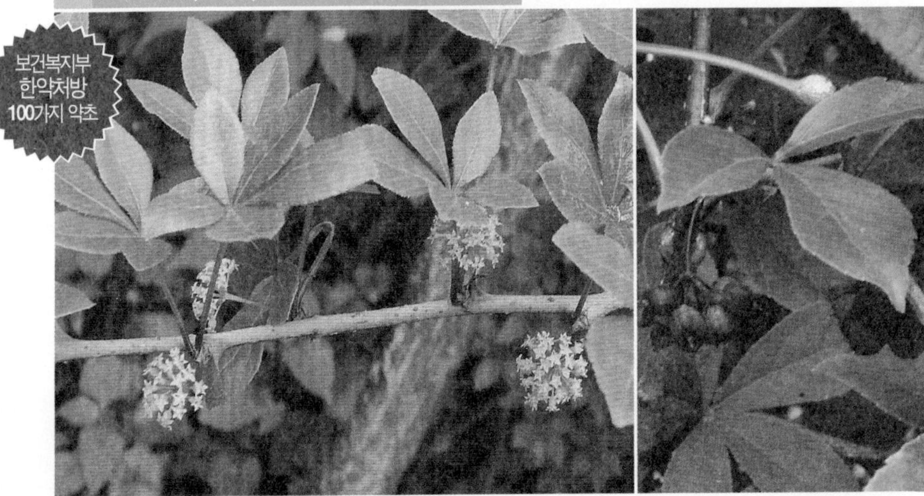

●식물의 형태 높이 3~4m, 줄기 껍질은 회색, 잎은 3~5개 장상, 꽃은 8~9월에 자줏빛으로 피고, 열매는 장과로 타원형이다.

●주요 함유 성분과 물질 정유, acanthoside B, β-sitostanol, campesterol, daucosterol, savinin, sesamin, stigmasterol 등이 함유되어 있다.

●약리 효과와 효능 중추, 흥분, 비특이적 면역강화, 강심, 강장 작용 등이 있고, 몸이 저리고 아픈데, 부종과 각기 등에 이용된다.

●채집가공과 사용법 여름과 가을에 채취하여 잡질을 제거한 후 햇볕에 말려서 이용한다.

●효과적인 복용방법 하루에 8~16g을 복용한다.

오갈피를 가루로 만들어 한번에 4~6g씩 하루 3번 끼니사이에 복용하면 된다. 풍병으로 팔다리가 저리고 뻣뻣하며 감각이 둔한 데 사용된다.

●복용실례 우슬, 두충, 속단, 상기생 등과 배합하여 간과 신이 허약하여 근육과 뼈가 뒤틀리는 증상을 다스린다.

●주의사항 음액이 부족하여 몸에 열이 나는 사람은 복용을 피해야 한다.

가시오갈피를 알코올로 추출한 것이 좀생쥐의 엘리히복수암과 사르코마-180암에 대한 억제율이 40.2~68%였고, 또 정신과 육체의 피로를 회복시키는 작용이 있었으며 백혈구의 수를 늘렸다고 한다. 또 오갈피의 알코올 추출물이 흰생쥐의 와크씨암의 전이를 막는 효과가 있었으며, 일본에서 판매하고 있는 오갈피를 달인 물은 체외실험에서 JTC-26암세포 억제율이 90%를 넘었다.

팔 다리가 저리고 뻣뻣하며 감각이 둔한 중풍에 좋은 오갈피

먹는 방법은 오갈피를 가루로 만들어 한번에 4~6g씩 하루 3번 끼니사이에 복용하면 됩니다. 풍병으로 팔다리가 저리고 뻣뻣하며 감각이 둔한 데 사용됩니다.

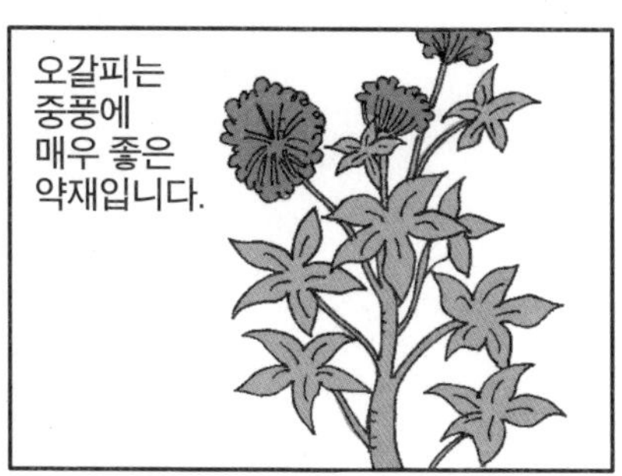

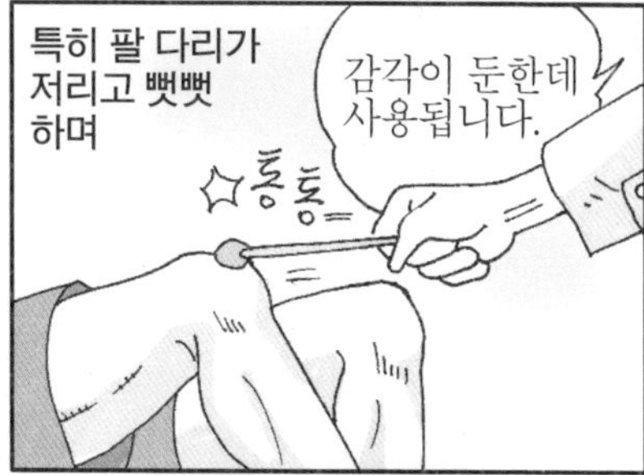

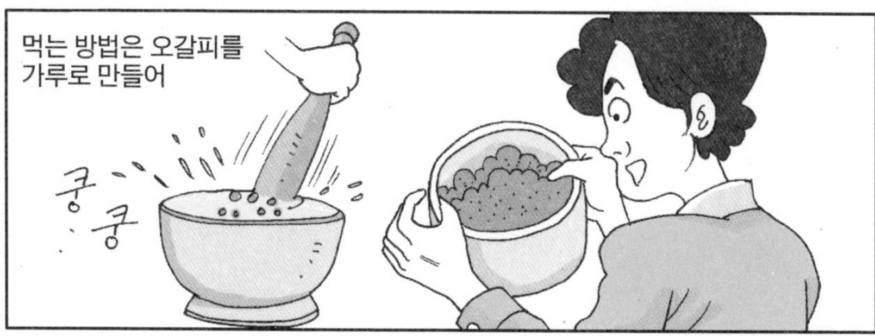

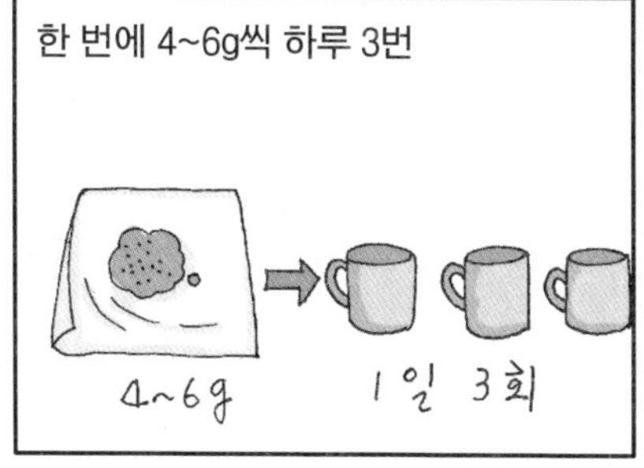

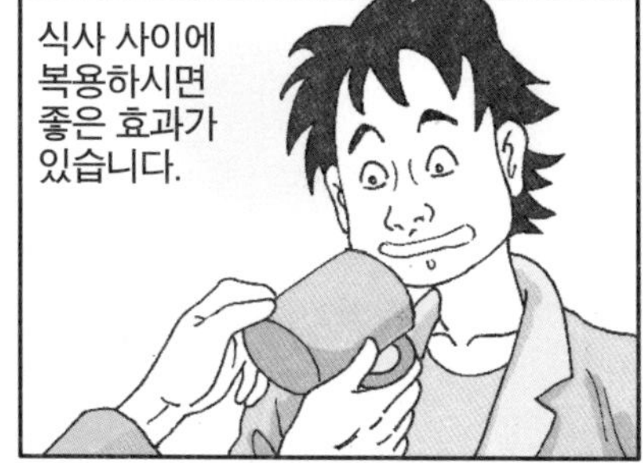

중풍으로 인하여 온몸이 마비가 되었을 때 좋은 자소엽

온몸이 마비되었을 때는 자소 75g을 짓찧은 다음 물 5.4 *l* 에 넣어 즙을 짜내고 그 즙으로 멥쌀 360*ml*를 끓여 죽을 쑤어 파와 후추, 생강을 섞어서 복용하면 됩니다.

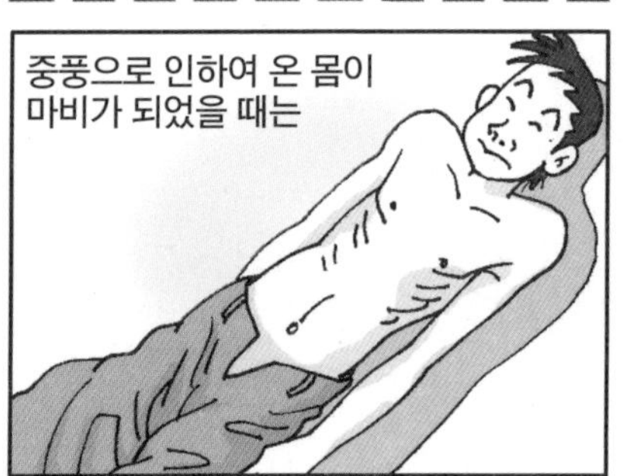

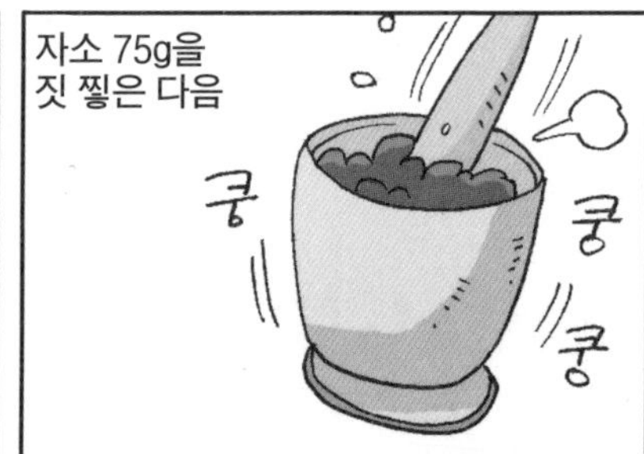

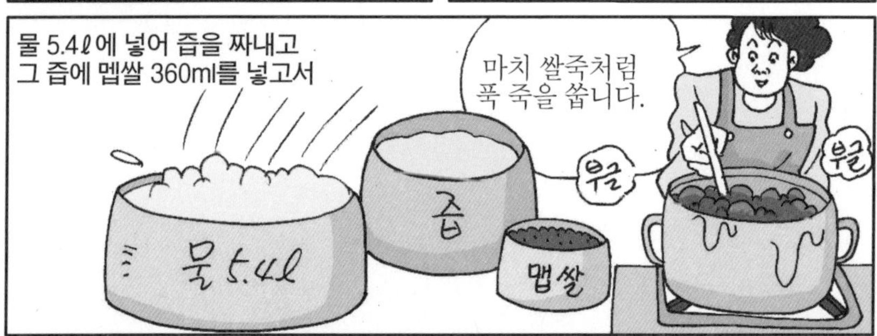

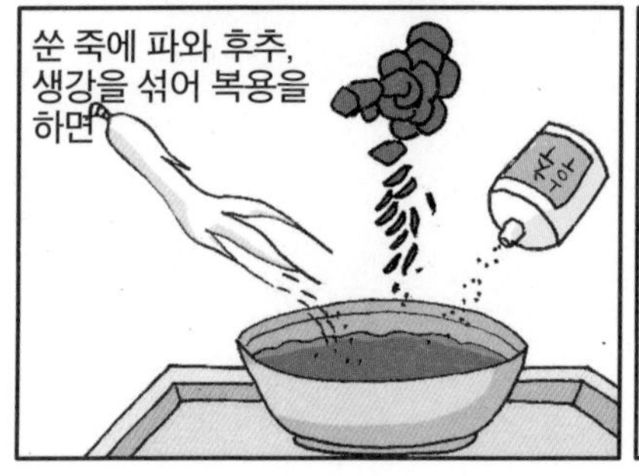

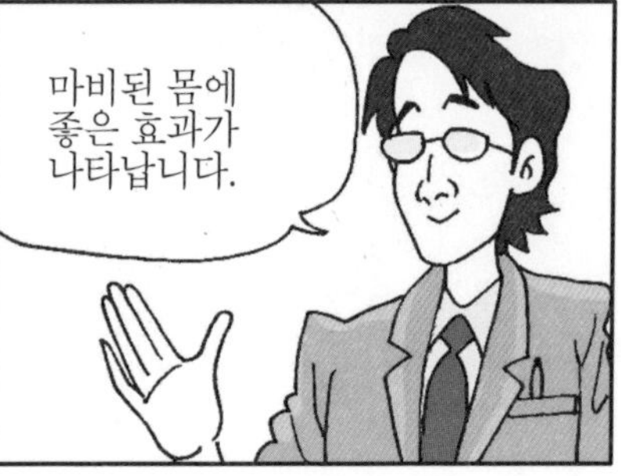

자소엽(소엽, 차조기)

순형과의 일년초인 차조기나 주름차조기의 잎

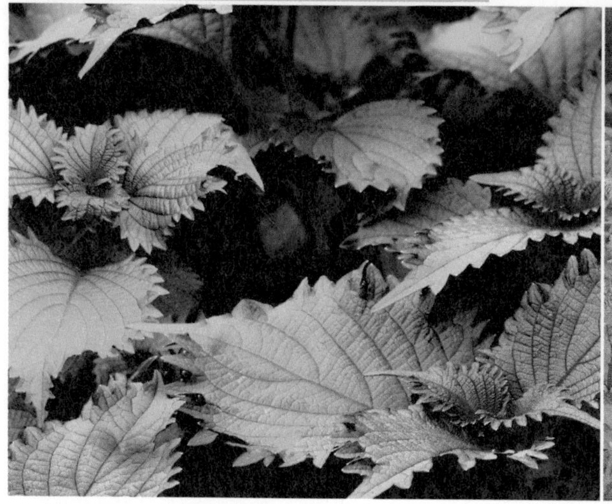
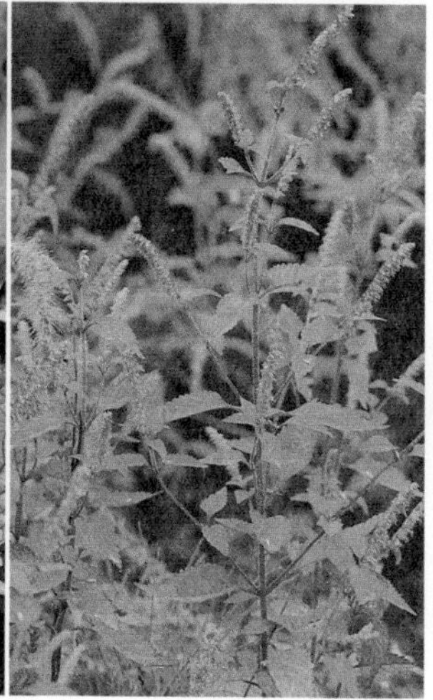

●식물의 형태

높이 50~80cm, 꽃은 8~9월에 연한 자줏빛으로 핀다.

●주요 함유 성분과 물질 linolenic acid, 정유, Oil, Vit. B1, α-Pinene, α-Terpineol, β-Pinene, Geraniol, Linalool, Perilla alcohol, Perillaldehyde 등이 함유되어 있다.

●약리 효과와 효능

강기, 소담, 제한, 온중, 관장, 익오장, 윤심폐, 통이변, 활장, 지해평천, 해어해독, 신온산결, 윤폐 효능이 있다.

맛은 맵고 성질은 따스하다. 폐와 비장에 작용한다. 발한, 해열, 진통, 위장염, 소화촉진, 어육 중독의 해독이나 아토피성 피부염 등 알러지 반응 또는 태동불안에 사용한다.

●복용실례

행인, 길경, 전호 등과 배합하여 감기로 오한과 발열, 땀이 안 나고 기침하는 증상을 다스린다.

●채집가공과 사용법 9월 상순에 채취하여 말린다.

●약리실험 결과 해열작용, 건위작용, 억균작용, 방부작용이 밝혀졌다.

●효과적인 복용방법 한번에 4~12g을 복용한다. 방향성이 있으므로 20분 이상 달이면 좋지 않다.

●주의사항

열병이나 기운이 없는 사람이 땀을 많이 흘리는 경우에는 피한다.

조협(쥐엄나무)

조각자나무의 미성숙한 과실을 건조한 것

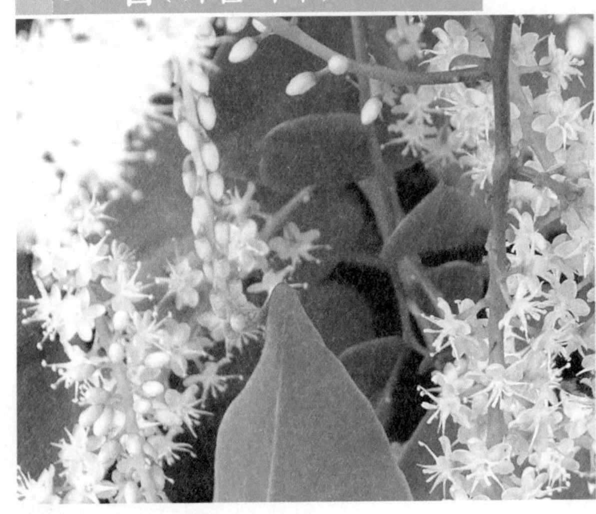

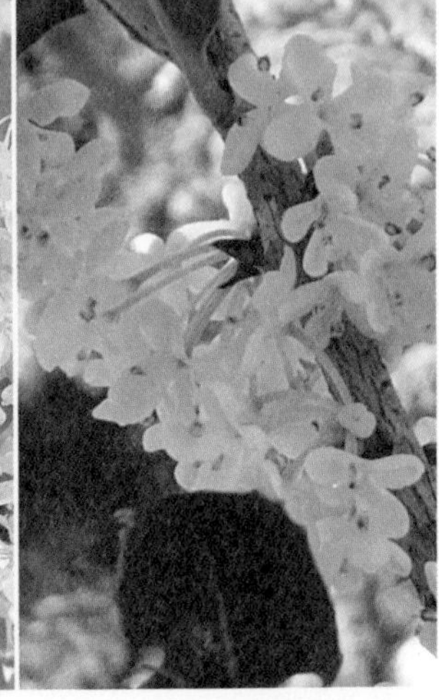

●식물의 형태

높이 15~20m, 편평한 가시가 있고, 잎은 어긋나고 1~2회 깃꼴겹잎, 꽃은 6월에 연황색이다.

●주요 함유 성분과 물질

Triterphene, Saponin, Tannin, Gledinin, Glekinin, Glediegenin, Gleditschiasaponin, Cerylalcohol, Nonacosane, Stigmasterol, Stigmasterol, Triacanthin 등이 함유되어 있다.

●약리 효과와 효능

배농, 부종, 옹종, 위 · 십이지장궤양, 종창, 창종, 피부소양증 등의 피부 염증 등의 외상치료에 사용된다.

맛이 맵고 성질이 따뜻하며, 약간 독이 있다. 갑자기 정신을 잃고 넘어지면서 팔다리가 싸늘해지는 것, 중풍으로 입아귀가 경직되어 입이 열리지 않는 것, 기침으로 담이 몰려서 특정 부분의 순환, 소통을 방해하는 병에 효능이 있다.

●채집가공과 사용법

가을에 성숙한 과실을 채취하여 햇볕에 말려두고, 사용시 파쇄하여 사용한다.

●효과적인 복용방법

1~1.5g, 외용 시에는 적량을 사용한다. 외용은 살갗에 생기는 외옹이 곪아 터진 뒤 오래도록 낫지 않아 부스럼이 되는 병에 효능이 있다.

갑자기 풍을 맞아 위급할 때 좋은 조협

중풍으로 인사불성이 되어 입을 벌린 채 있거나 침을 흘리고 있거나 매우 위급할 때 조협(검은 줄거리는 버림)과 명반을 반반씩 섞어 가루로 만들어 한번에 4g씩 더운물로 천천히 삼키게 하면 됩니다.

갑자기
풍을 맞아
위급할 때에
나타나는
증상으로

인사불성이 되어 입을 벌린 체 있거나

침을 흘리고
있을 때에는
조협(쥐엄나무 열매의 껍질: 검은 줄기는
버림)과 명반을 반반씩 섞어 가루로
만들어

한 번에 4g씩 따뜻한 물로 천천히
마시게 하면
4g

위급한 상황을 넘기게 됩니다.

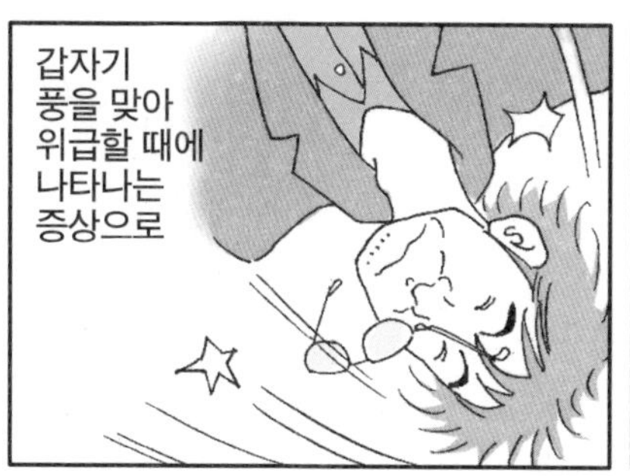

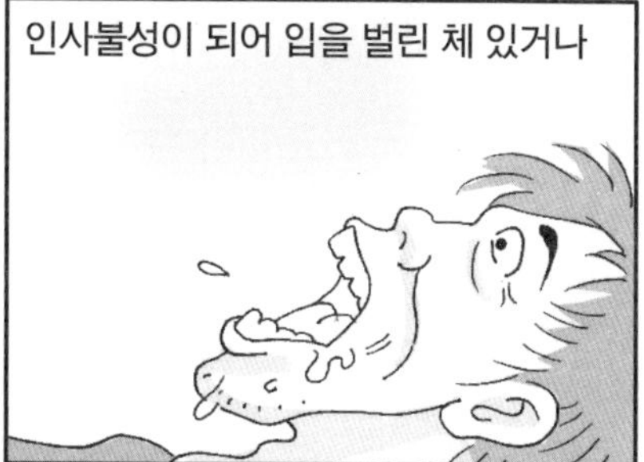

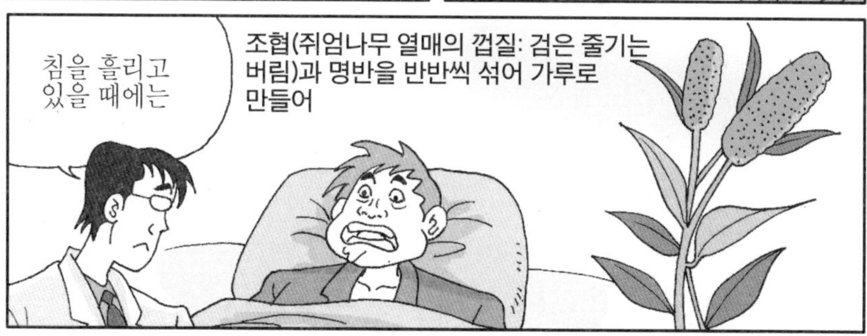

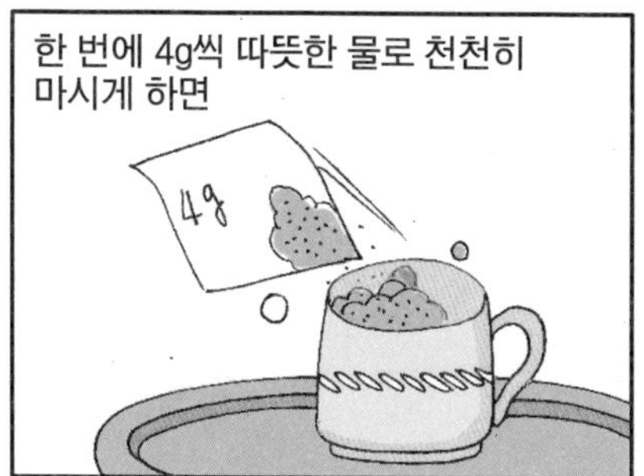

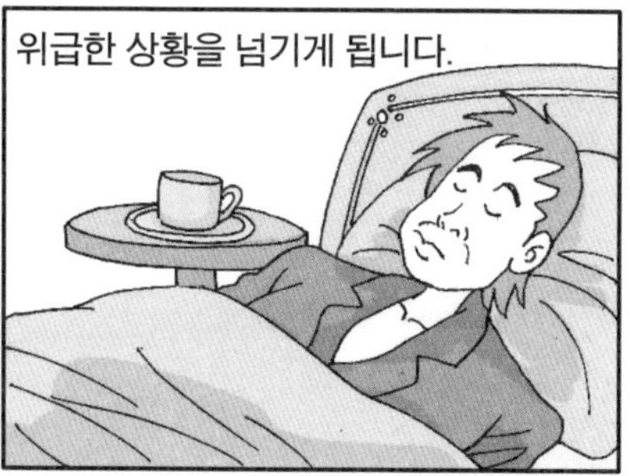

중풍으로 갑자기 쓰러진 환자에게 좋은 종려나무

중풍으로 갑자기 쓰러진 사람에게 종려나무의 세 잎을 새까맣게 태워서 즉시 먹입니다. 묵은 잎을 달여서 차대신 마시면 중풍을 예방할 수도 있습니다.

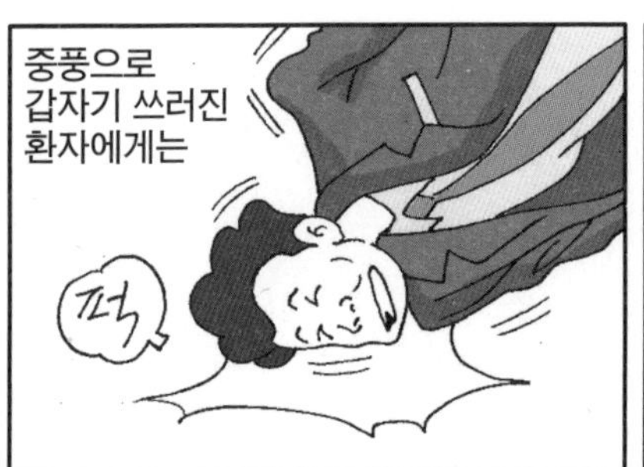

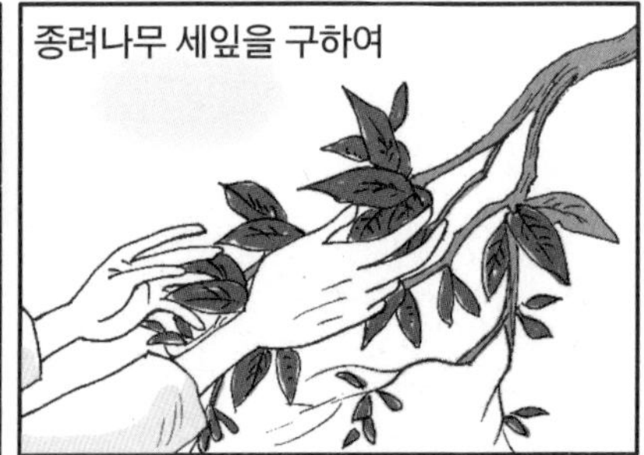

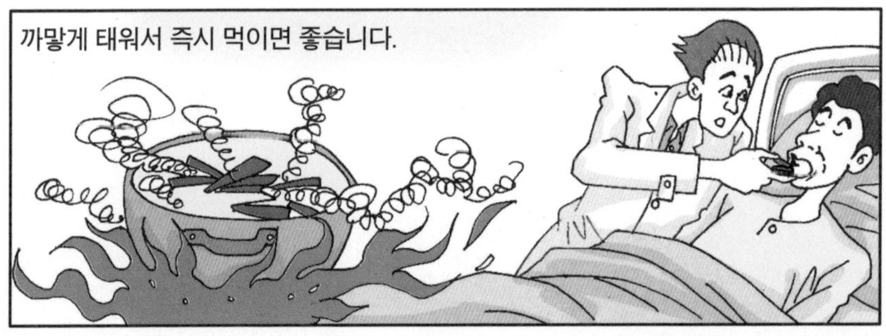

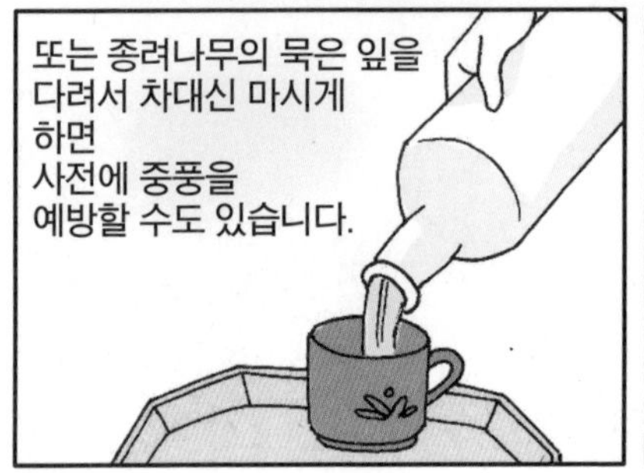

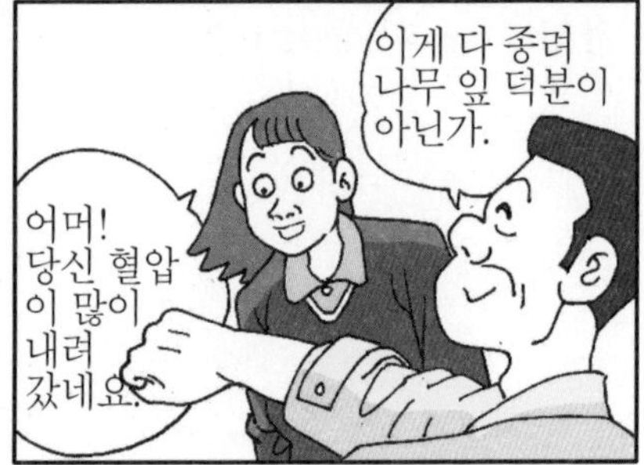

눈과 입이 마비된 중풍 증상에 좋은 지렁이

중풍으로 말을 못할 때 큰 지렁이(대가리가 흰색인 것) 3~4마리를 불로 바싹 말려 가루로 만든 후에 한번에 10g씩 물과 함께 복용하면 됩니다. 중풍으로 눈과 입이 비뚤어진 데는 지렁이 피를 반대쪽 구각에 발라줍니다. 혀가 뻣뻣해지고 아픈 데는 지렁이 한 마리를 소금으로 덮어두면 녹아서 물이 되는데 이물을 혀에 바르면 됩니다.

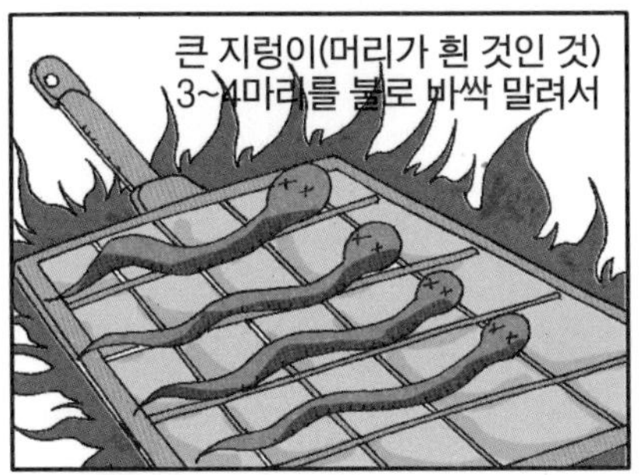

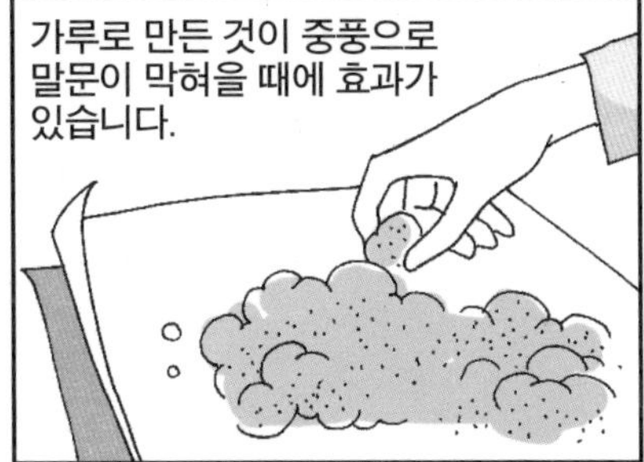

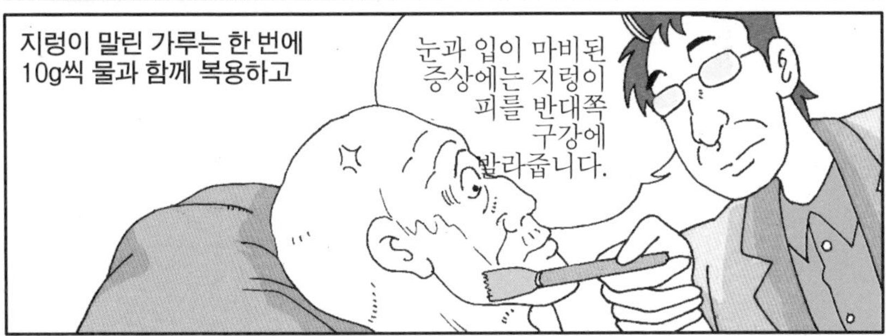

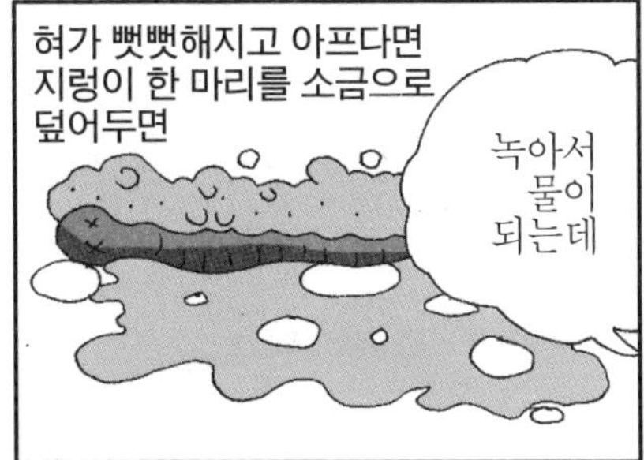

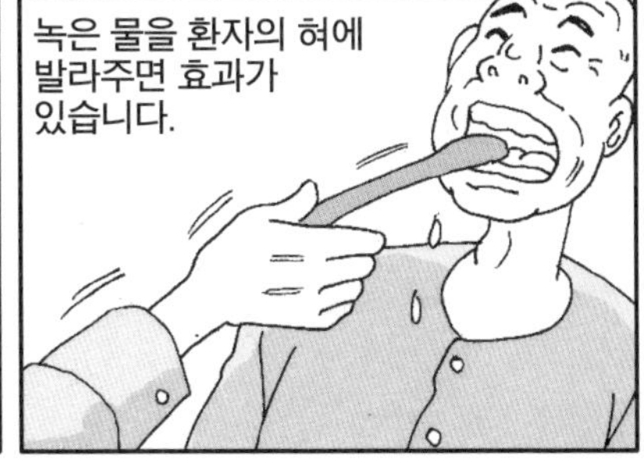

중풍으로 팔다리를 쓰지 못하거나 입과 눈이 돌아갔을 때 좋은 진교

먹는 방법은 9~10월에 진교의 뿌리를 캐어 그늘에서 말린 다음에 썰어서 10~15*ml*를 물에 달여 2번에 나누어 끼니사이에 복용하면 됩니다. 중풍으로 팔다리를 쓰지 못하거나 입과 눈이 비뚤어진데 사용됩니다. 약을 쓰는 도중에 가슴이 답답하면서 두근거리는 증세가 있거나 혈압이 갑자기 떨어지면 그 양을 줄이거나 복용을 중단해야합니다.

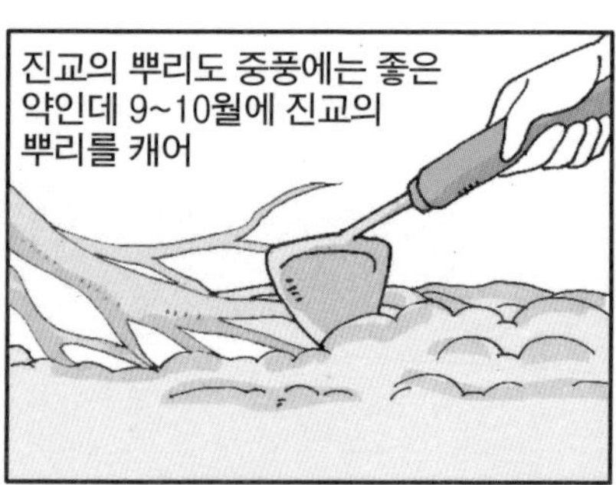

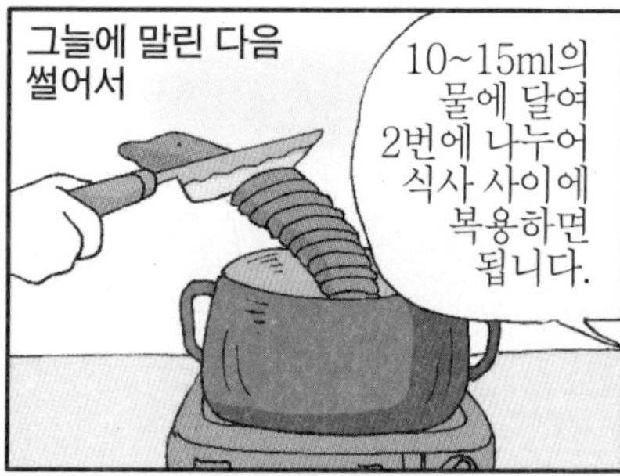

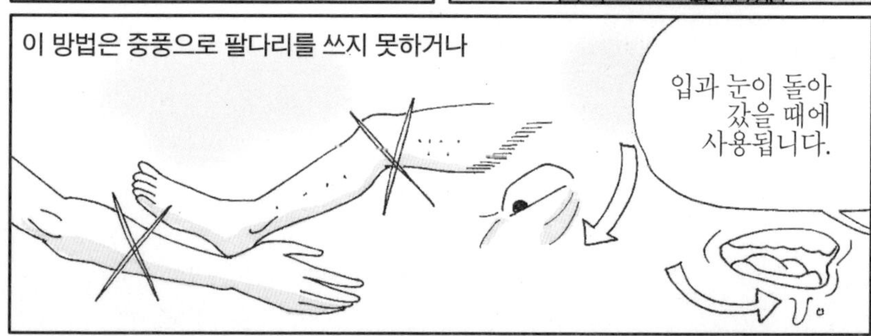

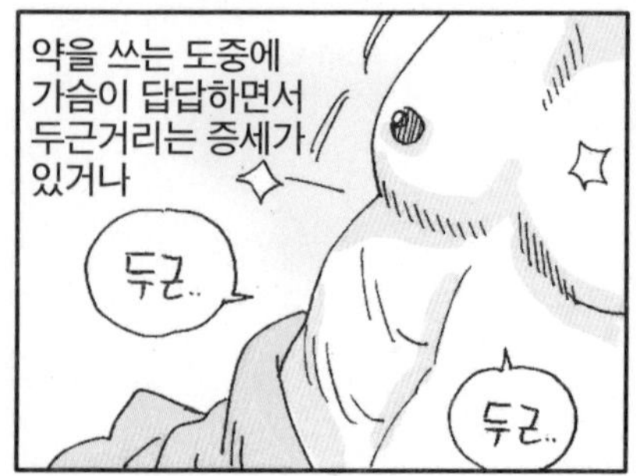

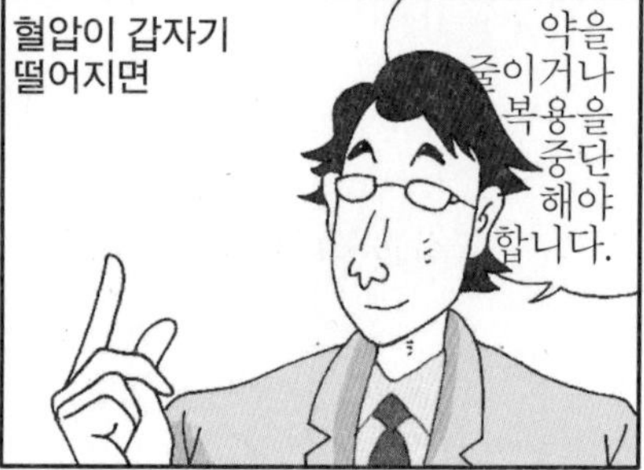

진교

진교와 흰진교 곧 흰진범의 뿌리를 말린 것

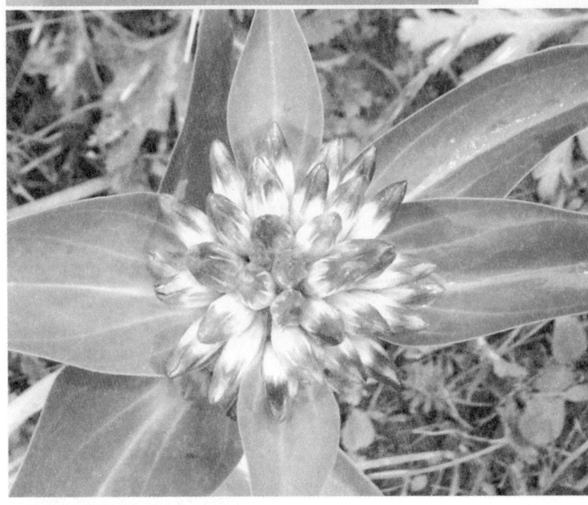

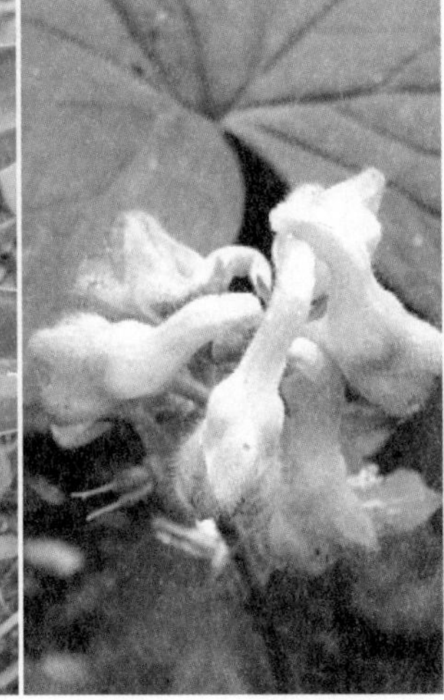

●식물의 형태

높이 50~80cm, 자줏빛이 돌고, 뿌리잎은 원심형으로 5~7개로 갈라진다.

●주요 함유 성분과 물질 리카코니틴, 미오스틴 등이 함유되어 있다.

●약리 효과와 효능

혈압강하, 장연동운동억제, 자궁수축 작용 등이 있으며 황달, 고혈압, 장출혈, 치통, 신경통, 두통에 사용한다.

맛은 매우 쓰고 매우며 성질은 평하다. 위와 대장, 간, 담에 작용한다. 팔다리가 오그라들면서 아픈데, 마비감이나 감각이 둔화될 때나 황달, 오후에 미열 나는데, 고혈압, 장출혈 등에 사용한다.

●채집가공과 사용법

가을 또는 봄에 뿌리를 캐서 잔뿌리를 다듬어버리고 물에 씻어 햇볕에 말린다.

●효과적인 복용방법

하루 6~12g을 탕약, 가루약, 알약으로 먹는다.

●복용실례

강활, 독활, 방풍, 상지 등과 배합하여 사지가 저리거나 마비되고 관절이 아픈 증상을 개선한다.

●주의사항

오랜 질환으로 몸이 허약해진 사람과 변이 묽은 사람은 복용을 피하는 것이 좋다.

상엽(뽕나무잎)

뽕나무과 뽕나무류 잎

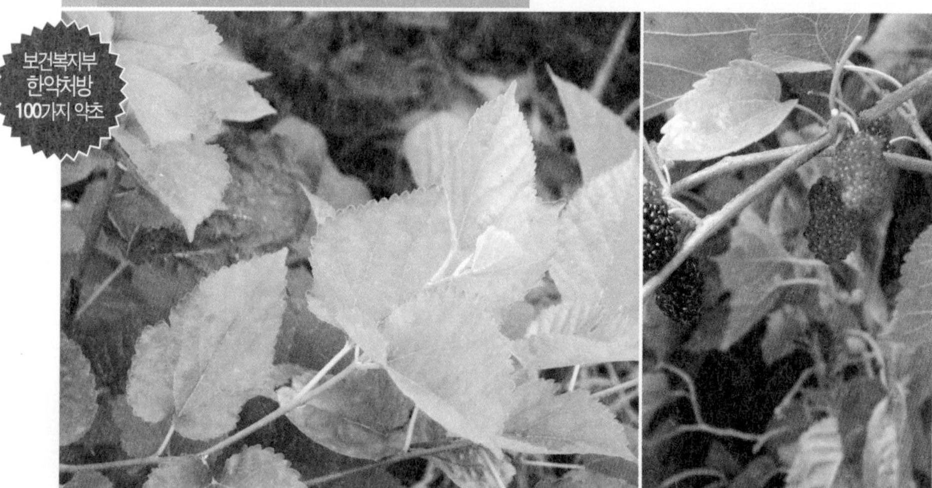

●식물의 형태 냄새는 거의 없고 맛은 덤덤하다. 뽕나무, 가새뽕, 산뽕나무(M. bombycis)의 잎을 모두 사용한다.

●주요 함유 성분과 물질 성분은 Rutin, Quercetin, Isoquercetin, Moracetin C-D, 미량의 β-Sitosterol, Lupeol, Campesterol, Inokosterone, Myoinositol, Hemolysin 등이 함유되어 있다.

●약리 효과와 효능

혈당강하, 혈압강하, 이뇨, 항균 작용이 있으며 감기로 인해 발열과 기침, 눈의 충혈과 아플 때 효과가 좋다.

맛은 달고 쓰며 성질은 차갑다. 폐와 간에 작용한다. 인체의 풍열을 몰아내고 간의 화기를 내리는 작용이 있어 감기로 인해 발열이 심하면서 기침을 하거나 마른기침을 할 때, 눈이 충혈 되거나 아플 때 등에 효과를 나타낸다.

●약리실험 결과 혈당량 강하작용, 혈압강하작용, 이뇨작용, 항균작용이 있다.

●복용실례 국화, 박하, 연교 등과 배합하여 감기 등으로 인한 발열, 두통, 기침 등을 다스린다.

●채집가공과 사용법

첫 서리가 내린 후에 따서 잡질을 제거한 뒤 햇볕에 말려서 사용한다.

●효과적인 복용방법 하루에 6~12g을 복용한다.

●주의사항

폐가 약하거나 감기로 인해서 오한이 나면서 기침을 하는 사람은 복용을 피해야 한다.

중풍으로 인한 반신불수에 좋은 참깨와 뽕잎

반신불수에는 참깨 12g, 뽕잎 12g을 가루로 만들어 막걸리와 함께 복용시키면 됩니다. 먹은 횟수는 두 번으로 나누어 하루에 2번씩 매일 복용하면 됩니다.

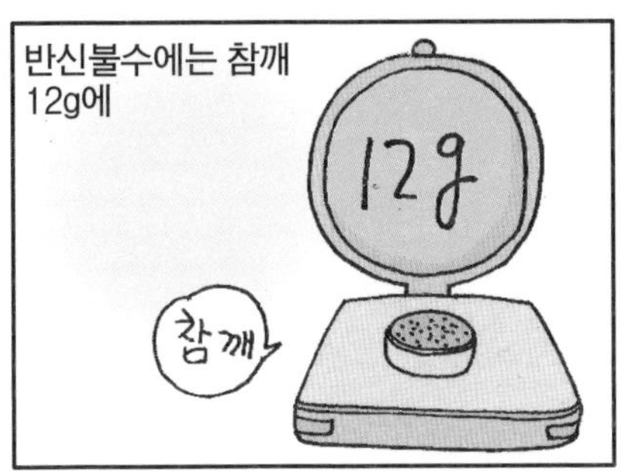

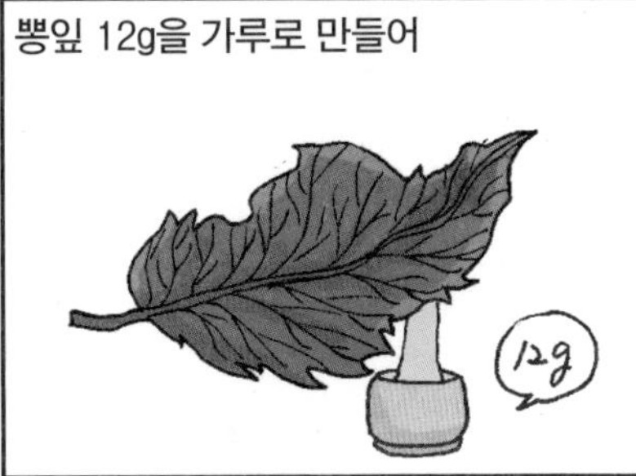

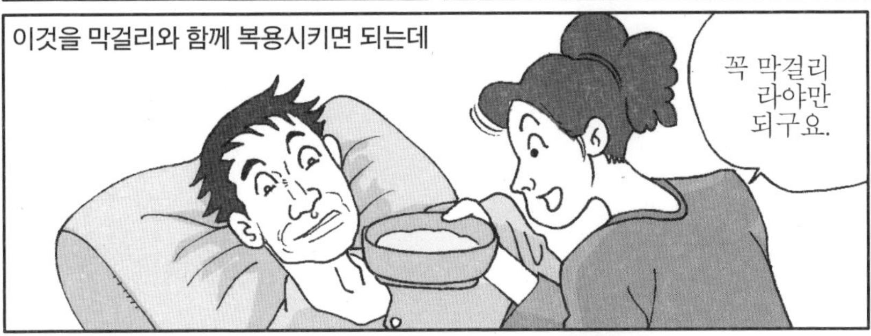

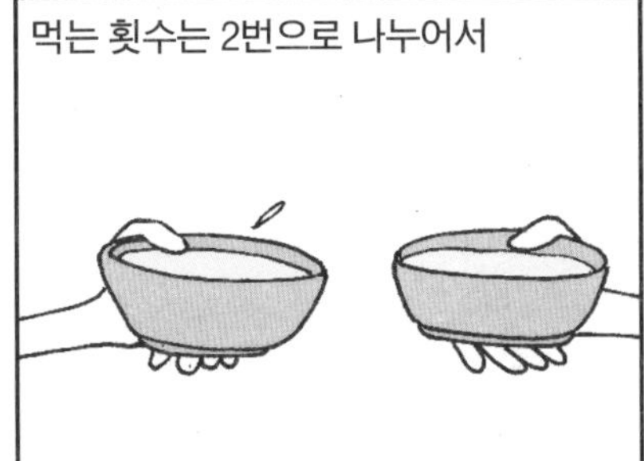

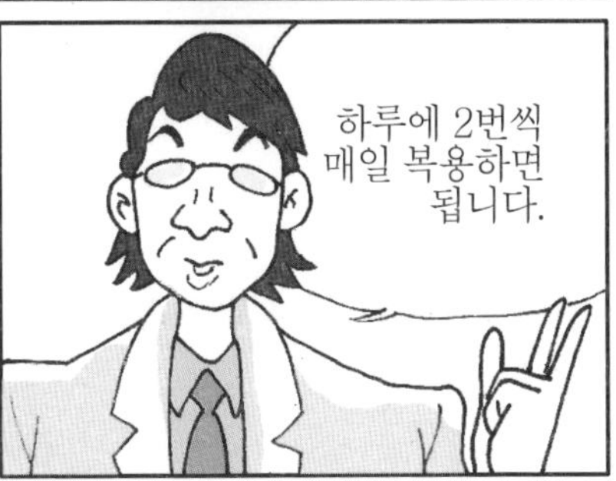

경련이 일어나는 중풍에 좋은 천마싹

먹는 방법은 천마 싹 10~15g을 물에 넣어 달여서 2번에 나누어 끼니사이에 복용하면 됩니다. 풍으로 머리가 어지럽고 아프며 경련이 자주 일어나는 데 사용됩니다.

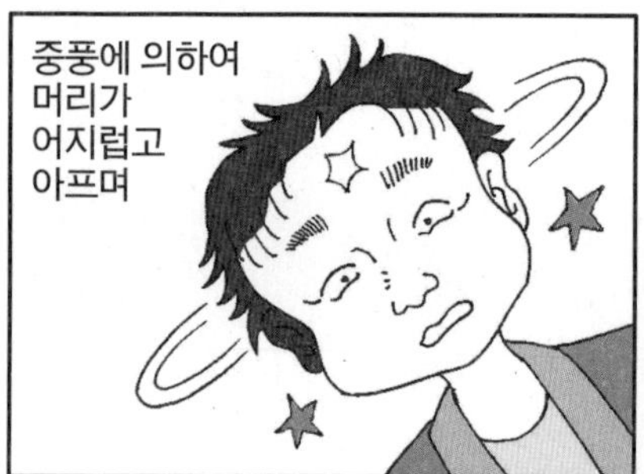

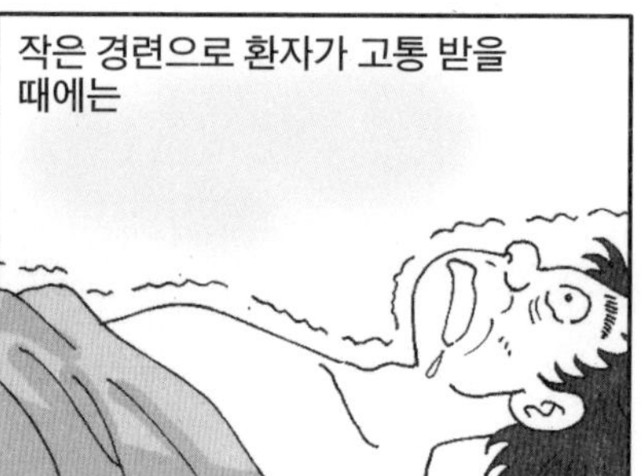

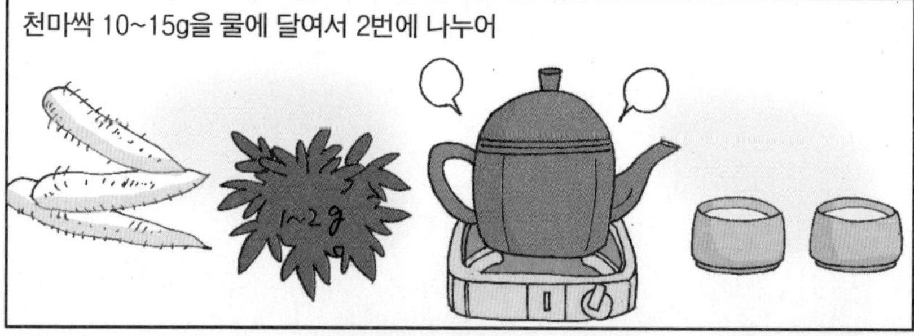

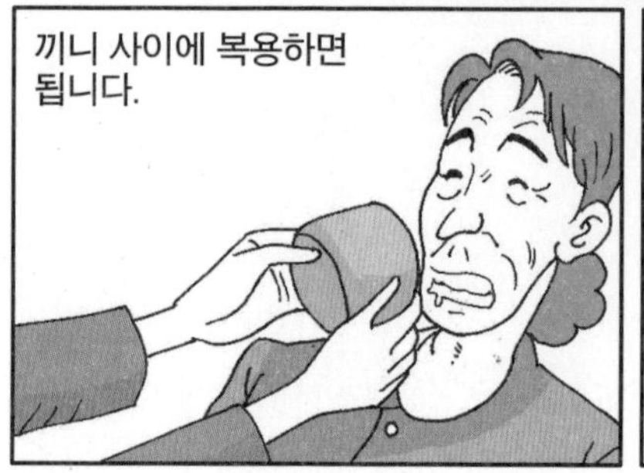

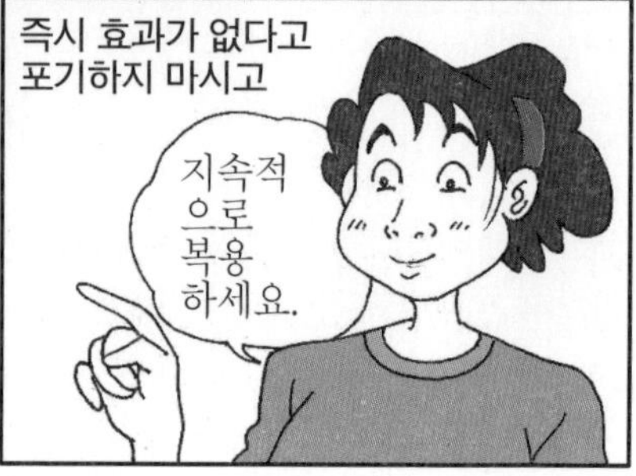

천마

여러해살이 기생풀인 천마의 건조한 근경

보건복지부 한약처방 100가지 약초

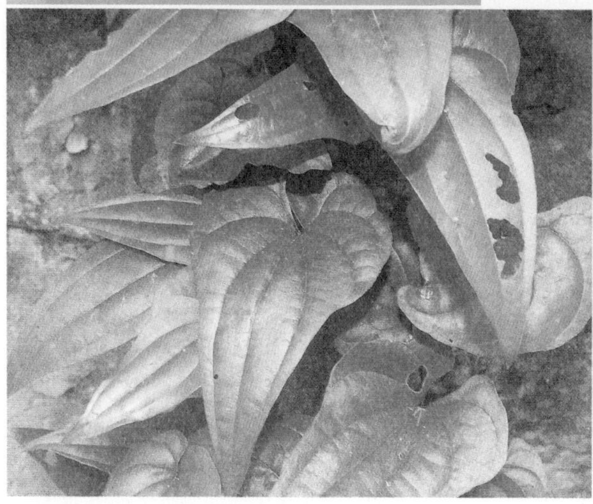

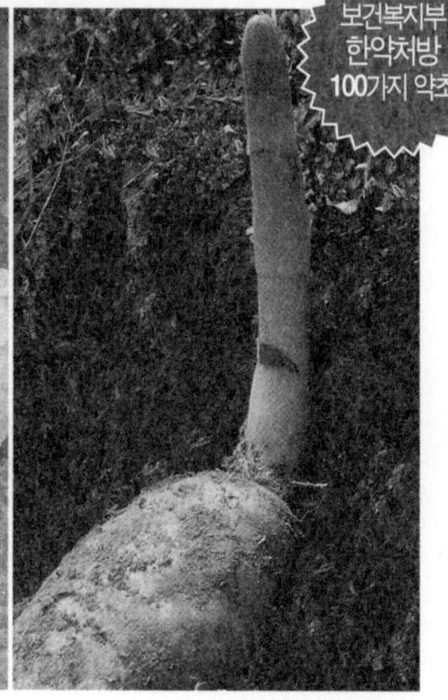

●식물의 형태 높이 60~100cm, 잎은 퇴화되어 없고, 땅속에 있는 덩이줄기는 고구마 같으며, 잎은 비늘 같다.

●주요 함유 성분과 물질 주성분 Gastrodin이며 Vanillyl alcohol, Alkaloid, Phenolglycoside, Citric acid, Palmitic acid 등이 함유되어 있다.

●약리 효과와 효능

진정, 진경, 진통 작용이 있으며 두통과 어지럼증에 좋은 약재로 고혈압, 뇌졸중, 불면증, 신경쇠약, 중풍, 당뇨병, 출혈 증세에도 사용된다.

●채집가공과 사용법

봄 또는 가을에 뿌리줄기를 캐서 물에 씻어 껍질을 벗겨 버린 다음 증기에 쪄서 햇볕이나 건조실에서 빨리 말린다.

●효과적인 복용방법 하루 6~9g을 탕약, 가루약, 알약 형태로 먹는다. 먹는 방법은 천마 싹 10~15g을 물에 넣어 달여서 2번에 나누어 끼니사이에 복용하면 된다. 풍으로 머리가 어지럽고 아프며 경련이 자주 일어나는 데 사용된다.

뇌졸중에는 덩이뿌리 4~6g을 1회분 기준으로 달여서 1일 2~3회씩 1주일 정도 복용한다.

중풍에는 덩이뿌리 5~6g을 1회분 기준으로 달여서 1일 2~3회씩 1주일 이상 복용한다.

●복용실례 천궁 등과 배합하여 혈이 부족하여 발생하는 어지럼증과 두통을 다스린다.

●주의사항 심한 발열을 동반하는 두통이나 심리적 이유로 인한 증상의 경우는 쓰지 않는다.

측백나무

측백나무의 가지와 잎을 말린 것

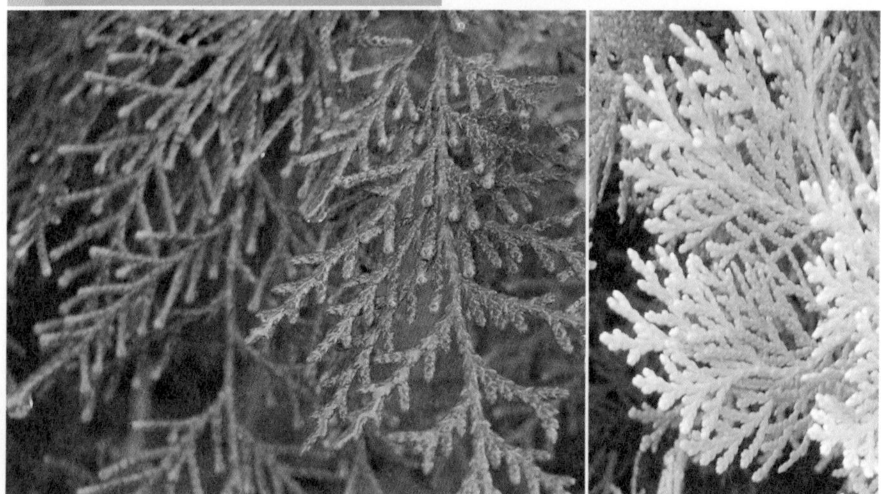

●식물의 형태

측백나무 가지와 잎을 약용하고, 키는 작으며 수꽃은 둥글고, 황갈색으로 가지 끝에 1개 달린다.

●주요 함유 성분과 물질 juniperic acid, thujone, mayurone, sabinic acid 등이 함유되어 있다.

●약리 효과와 효능

각종 출혈증상(코피, 위장출혈, 피오줌, 부정자궁출혈, 산후출혈, 적리), 만성기관지염, 머리칼이 빠지는 데, 흰 머리카락에 사용한다.

●복용실례 포황, 애엽 등과 배합하여 출혈증을 다스린다.

●채집가공과 사용법

아무 때나 채취할 수 있으나 흔히 봄, 가을에 잎이 붙은 어린 가지를 잘라 그늘에서 말려서 이용한다.

●효과적인 복용방법

하루에 6~12g을 복용한다.

●주의사항

몸에 진액이 부족한 사람과 변비가 있는 사람은 복용을 피해야 한다.

말을 못하는 중풍에 좋은 측백잎과 파

먹는 방법은 측백잎(측백엽)에 파 밑(뿌리째로)을 뿌리째 한줌을 합해 짓찧어 맑은 술 1.8 l 에 넣어 푹 끓인 후 4~5번에 나누어 아무 때나 덥혀서 복용시키면 됩니다. 풍을 맞아 의식이 없고 가래가 끓으며 이를 악물고 말을 못하는 데 사용하면 효과적입니다. 측백 잎에는 지혈을 하는 작용이 성분이 들어 있습니다.

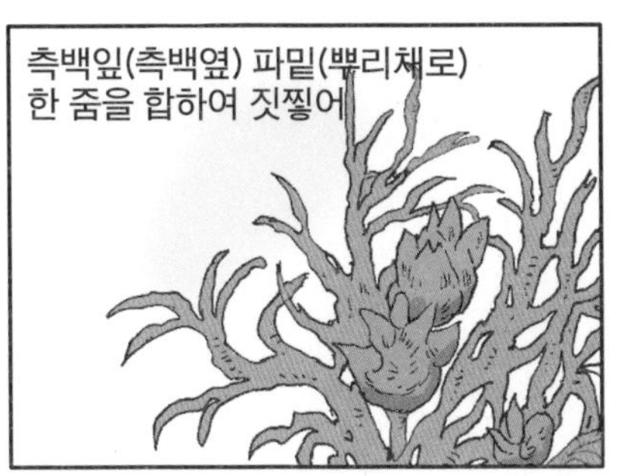

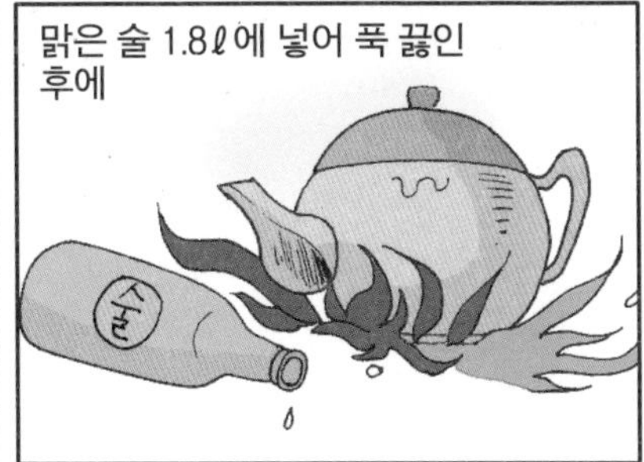

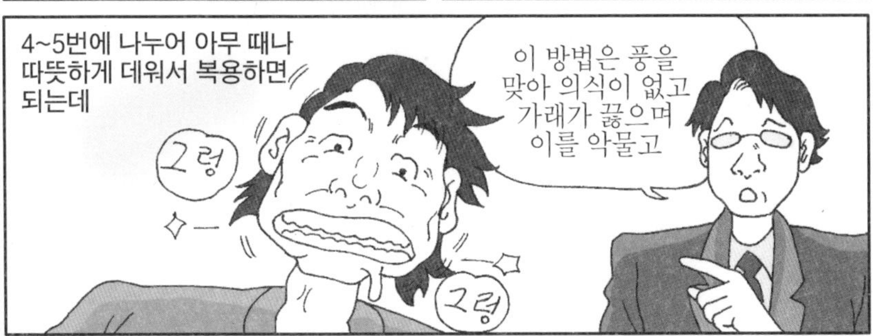

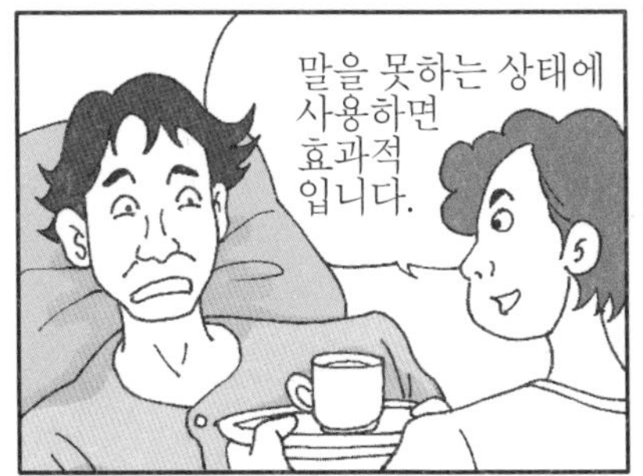

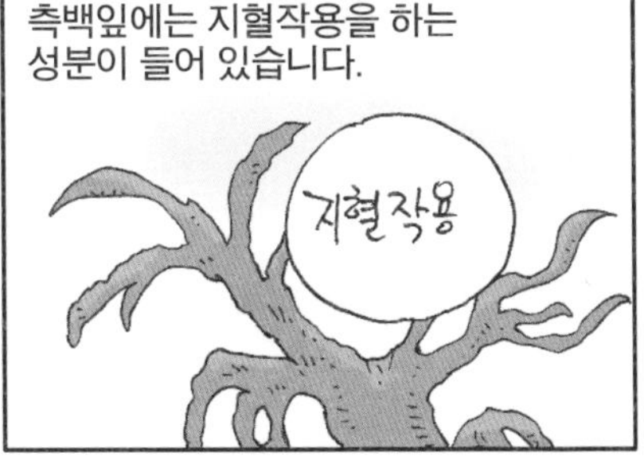

중풍으로 막힌 가래를 삭혀주는 참기름

중풍으로 목에 걸린 가래를 뱉지 못하는 데는 참기름 한 컵에 생강즙 반 컵을 섞어 천천히 입에 떠 넣으면 됩니다. 또 달걀 흰자위 한 개와 참기름 40g을 섞어 먹어도 좋습니다.

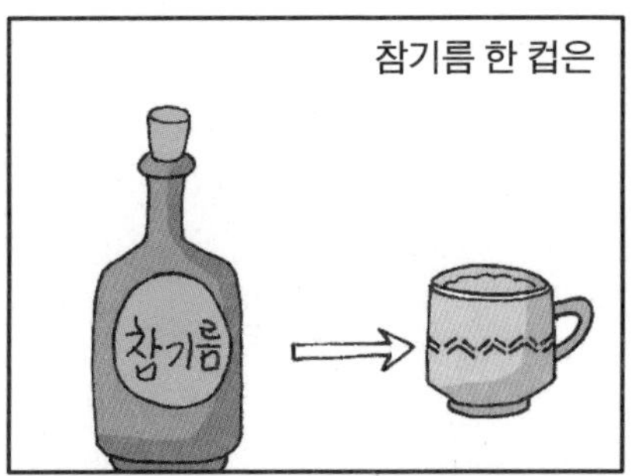

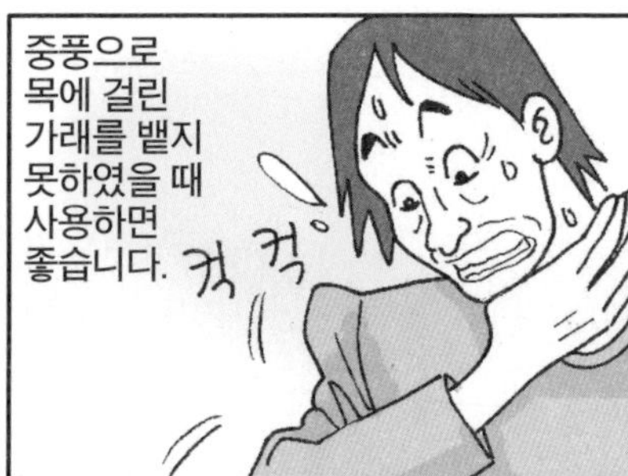

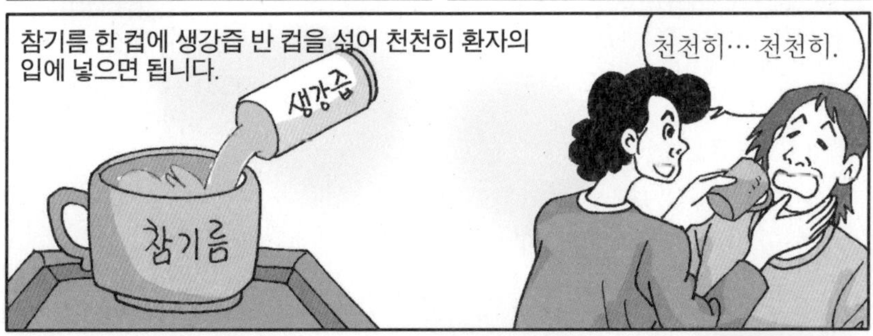

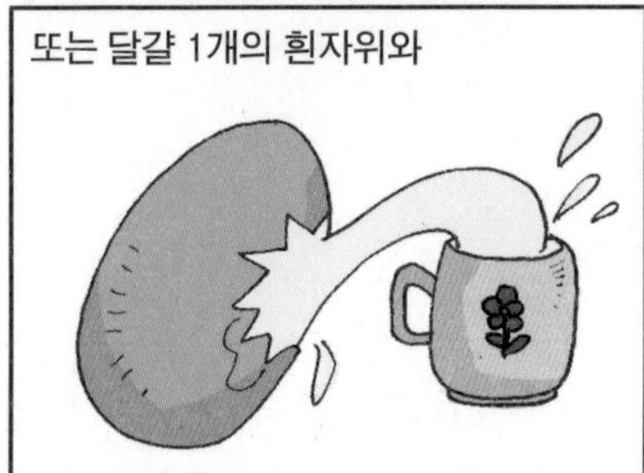

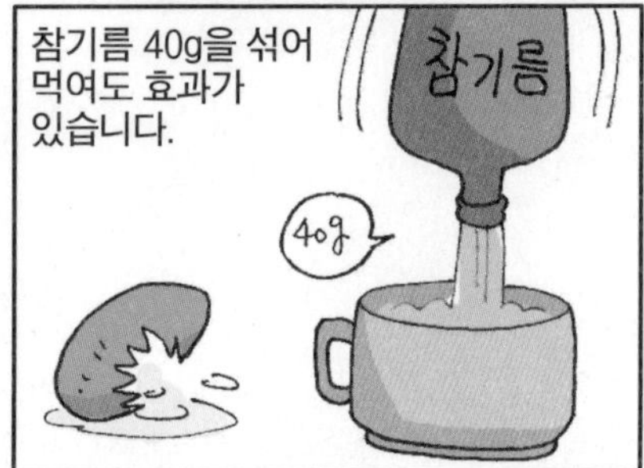

반신불수가 된 중풍에 좋은
천호와 천남성, 용뇌, 사향

반신불수가 된 데는 천오 150g, 오령지 150g, 천남성 100g, 용뇌 1.5g, 사향 1.5g을 가루로 만들어(사향은 따로 가루로 만든 다음 함께 섞는다) 물로 반죽하여 오동씨 크기의 환약으로 만들어 한번에 10알씩 하루에 2번 더운물과 함께 복용하면 됩니다.

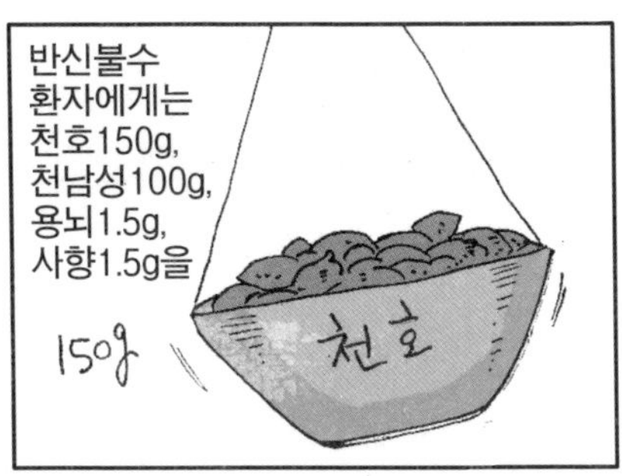

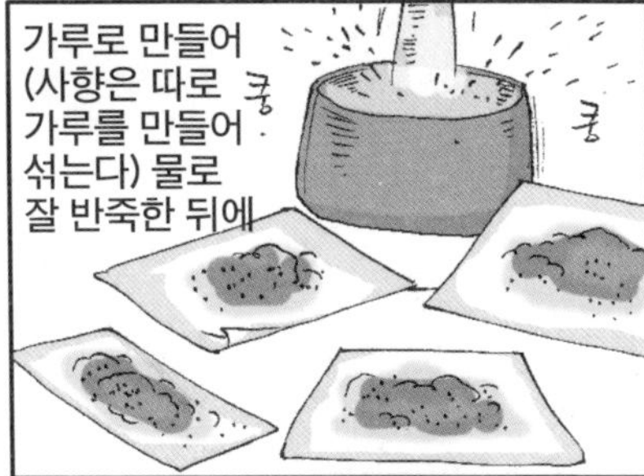

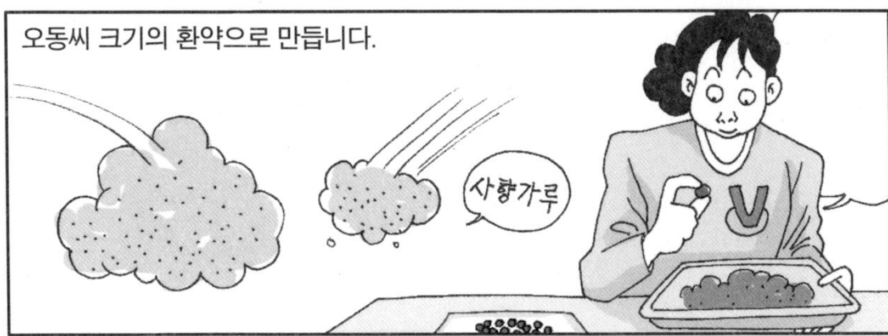

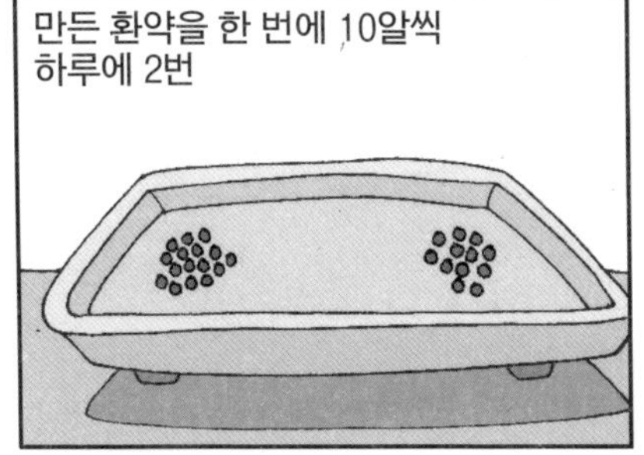

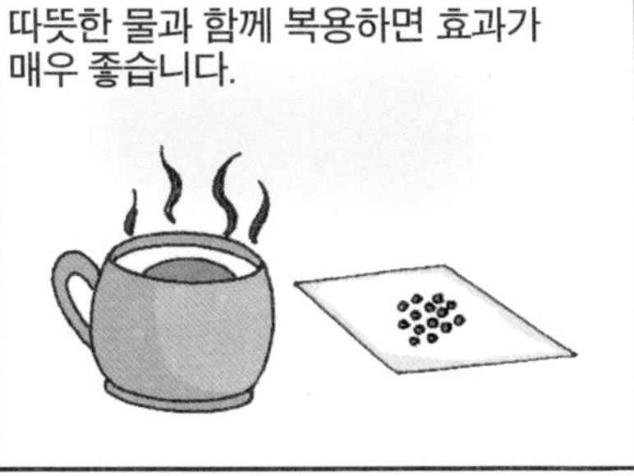

팔다리가 마르고 등이 굽을 때 좋은 검은콩 술

중풍으로 팔다리가 마르고 등이 굳어질 때는 검은콩 9g을 볶아 술 28.8 *l* 에 넣어서 밀봉해 두었다가 콩은 버리고 술만 자주 복용케 하면 됩니다.

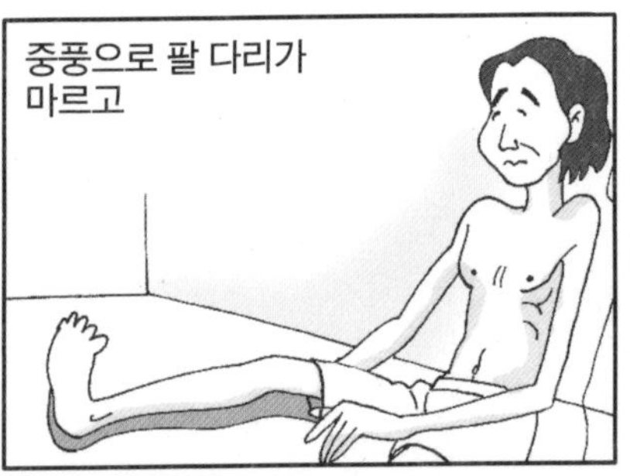

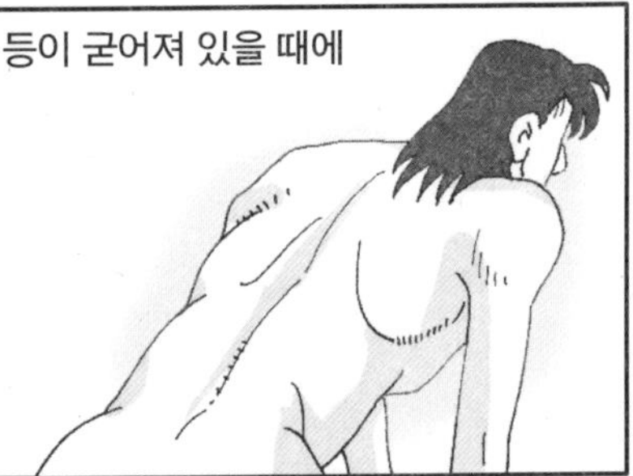

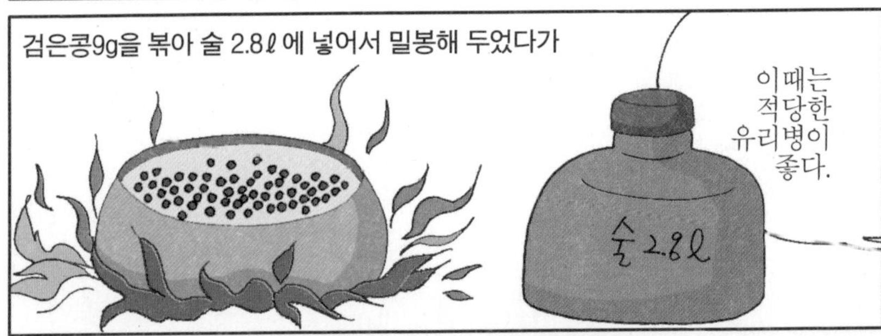

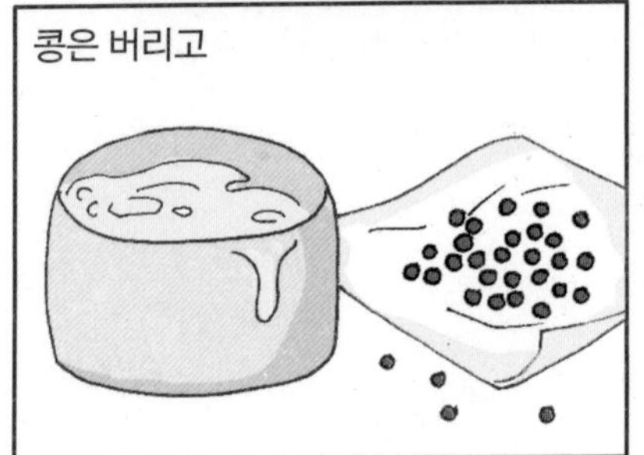

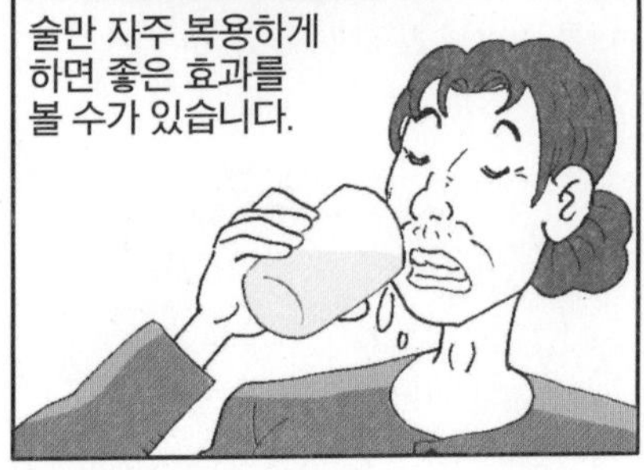

중풍으로 말을 못할 때에 좋은 파두, 쑥 연기

제조방법과 사용방법은 중풍으로 말을 못하면 껍데기를 벗긴 파두 한 알을 2배가량의 쑥과 함께 짓찧어 태운연기를 코에 흡입시키면 곧바로 정신을 차리고 말을 할 수가 있습니다.

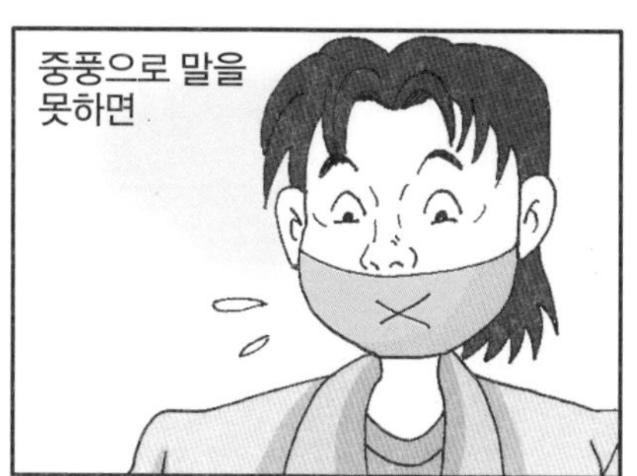

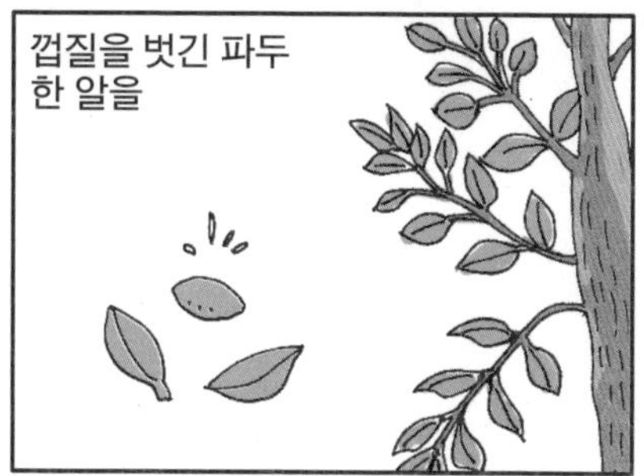

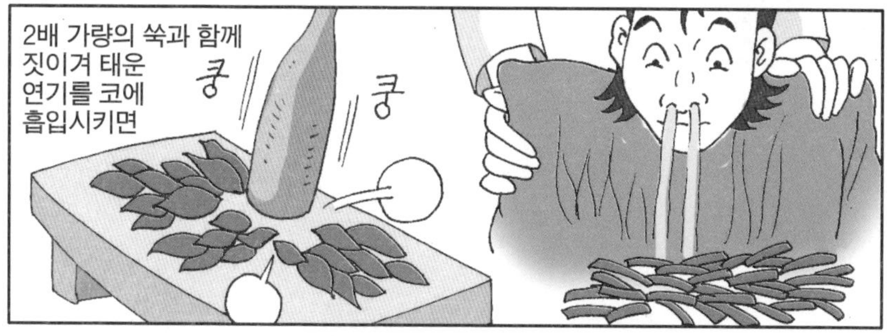

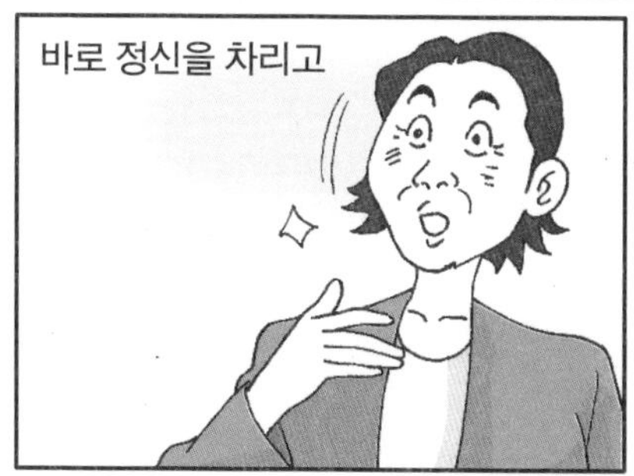

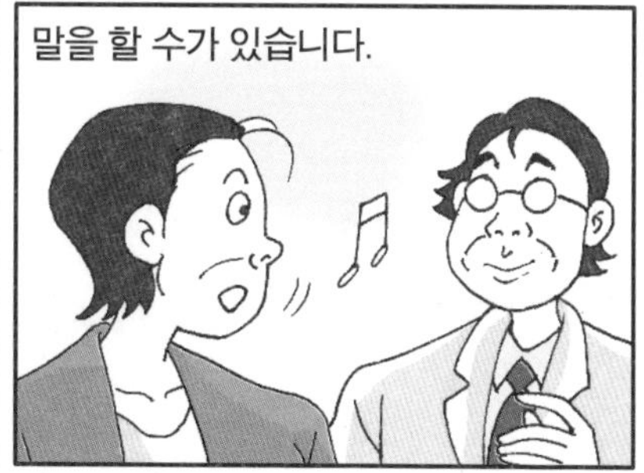

손발을 쓰지 못하는 중풍에 좋은 삼지구엽초

먹는 방법은 팔파리 600g을 성근 천주머니에 넣고 술에 5~7일 동안 담가두었다가 팔파리는 건져내고 그 술을 한번에 40~50ml씩 하루 3번 빈속에 복용하면 됩니다. 한쪽 손발을 잘 쓰지 못하는 데 사용됩니다.

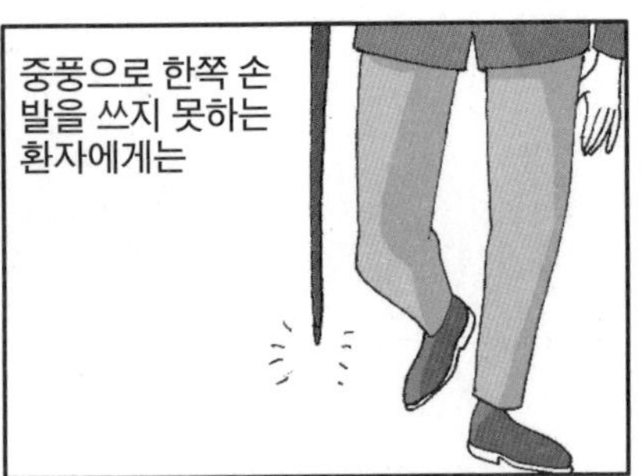

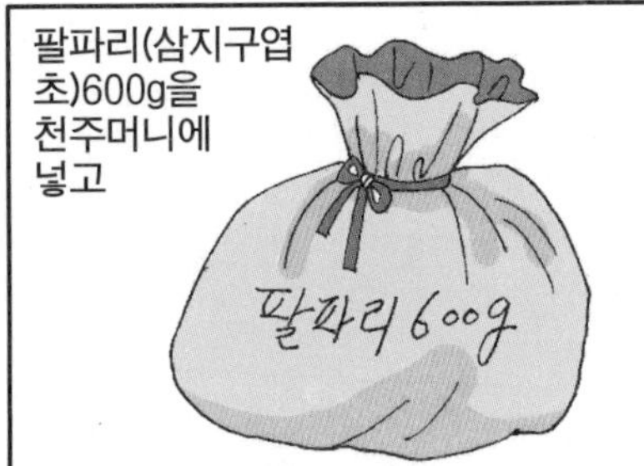

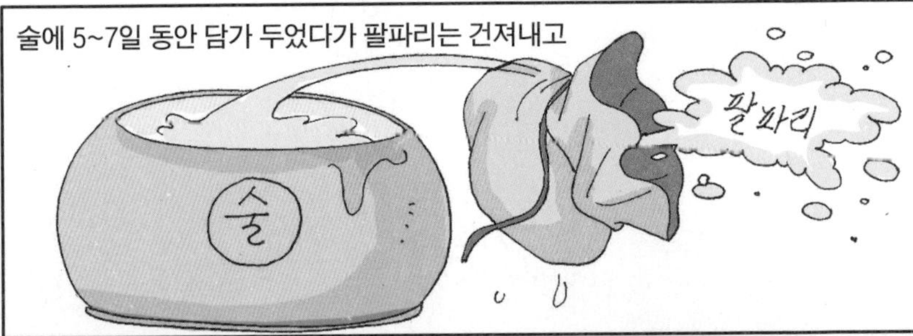

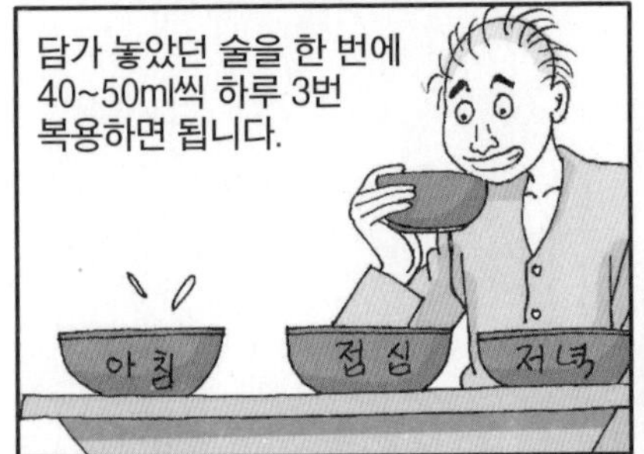

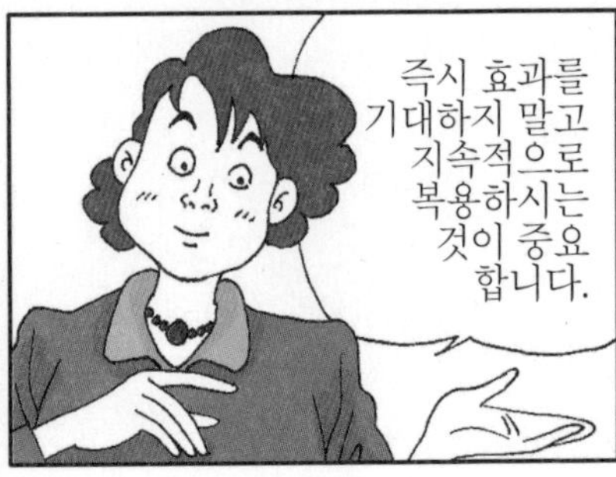

음양곽(삼지구엽초)

여러해살이풀인 삼지구엽초의 전초를 말린 것

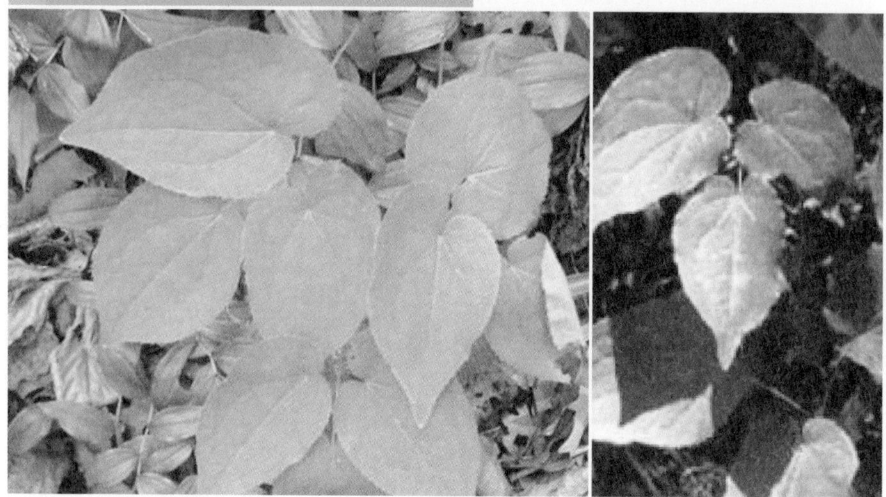

●식물의 형태 높이 30cm, 잎은 삼지구엽이다. 꽃은 5월에 황백색으로 피고 열매는 삭과로 방추형이고 2개로 갈라진다.

●주요 함유 성분과 물질 icariin, 정유, ceryl alcohol , 탄닌, 유지 등이 함유되어 있다.

●약리 효과와 효능 대표적인 강장약으로 발기부전, 정력감퇴, 여자의 자궁발육부진, 팔자리가 차고 저린 증상, 팔다리의 중풍 등의 질환으로 인한 사지마비, 여성 갱년기 장애와 소아마비의 급성기 등에 사용된다.

●채집가공과 사용법 여름과 가을 사이에 지상부를 베어 그늘에서 말린다.

●효과적인 복용방법 하루 6~10g을 탕약으로 복용한다. 먹는 방법은 60g을 성근 천주머니에 넣은 후 25~30% 술에 5~7일 동안 담가두었다가 건더기는 버리고 술만 한번에 40~50ml씩 하루 3번 끼니사이에 복용케 하면 된다. 이 약은 뇌출혈 후에 혈압이 오르면서 손발을 잘 쓰지 못할 때에 사용하면 좋다.

●주의사항 음양곽을 너무 많이 먹으면 체력을 손상할 수 있고 이뇨를 억제하므로 몸에 부기가 있는 사람에게는 해롭다. 또 눈이 쉽게 충혈되고 입술이 쉽게 타며 변비가 심한 사람에게는 좋지 않다.

한방에서는 식물체 전체를 음양각이라는 약재로 쓰는데, 최음, 강장, 강정, 거풍 효과가 있다. 민간에서는 음위, 신경쇠약, 건망증, 히스테리, 발기력 부족 등에 사용한다. 또한 술을 담가 마셔도 같은 효과를 얻을 수 있다.

피마자(아주까리)

일년생초본인 아주까리의 성숙한 종자

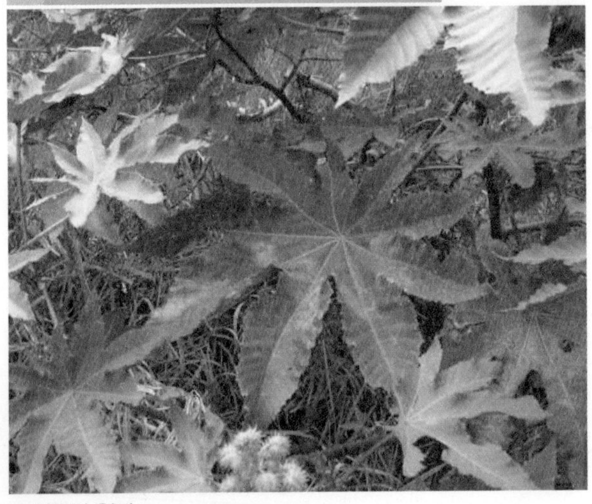

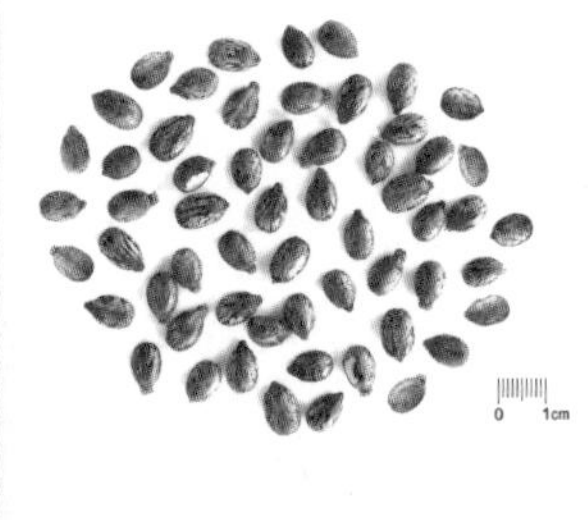

●식물의 형태

높이 2~2.5m, 꽃은 8~9월에 원줄기 끝에 길이 20cm의 총상화서로 달린다.

●주요 함유 성분과 물질

지방유 64–71%, ricin, ricinine, Alanine, Aspartic acid, Astragalin, Glutamic acid, Hemagglutinin, Hyperoside 등이 함유되어 있다.

●약리 효과와 효능

변비, 소변이 잘 안 나올 때, 장내 적취, 버짐, 종기, 옴, 편도선염, 부종으로 몸이 붓는 증상을 치료한다.

●채집가공과 사용법

가을에 종자를 채집하여 사용한다.

●효과적인 복용방법

내복 시에는 기름과 껍질을 제거하고 종인을 사용하고 외용 시는 분쇄하여 사용한다.

얼굴이 돌아가는 중풍에 좋은 피마자 껍질

피마자껍질을 벗기고 짓찧어 볼이 오른쪽으로 비뚤어지면 왼손바닥 중심에 붙이고 왼쪽으로 비뚤어지면 오른손바닥 중심에 붙입니다. 그리고 뜨거운 물이 담긴 컵을 그 위에 놓아 따뜻하게 해주면 됩니다. 얼굴이 바로잡히면 곧 피마자를 씻어내야 합니다.

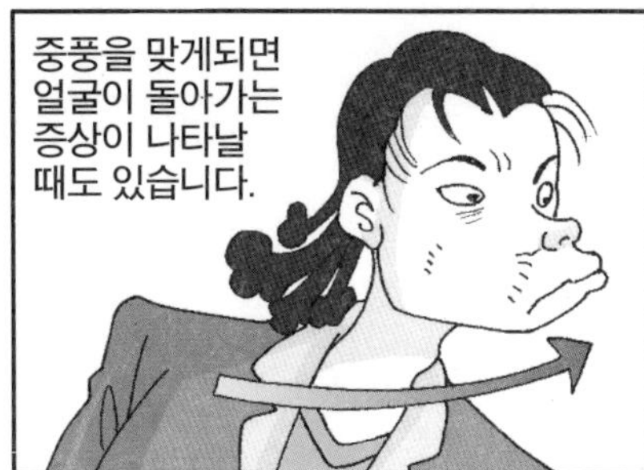

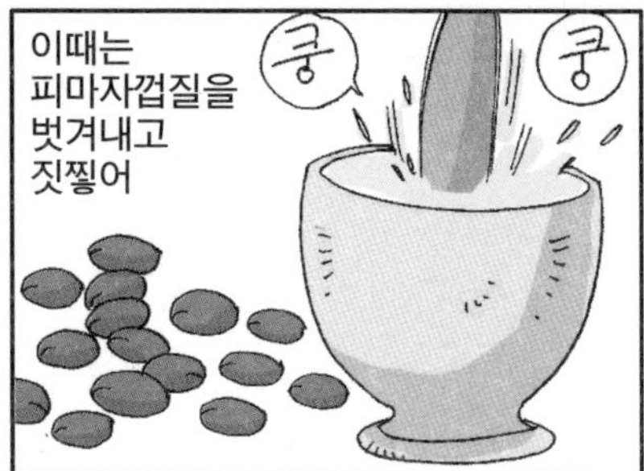

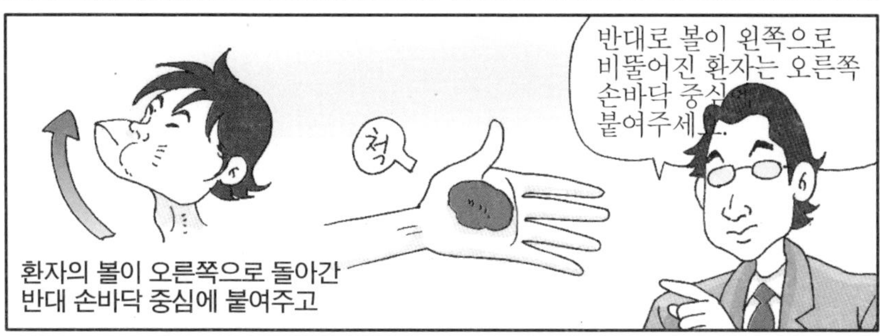

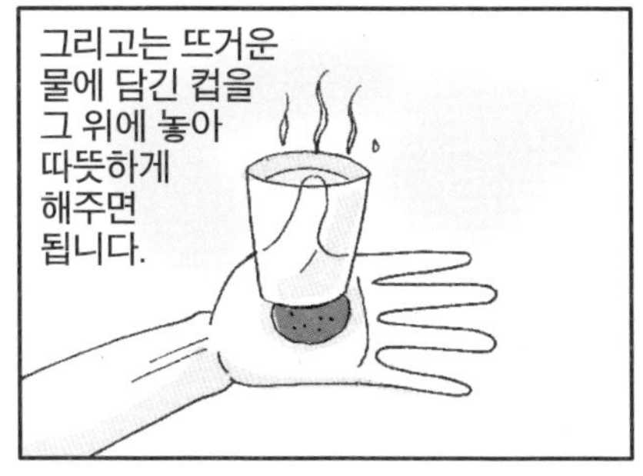

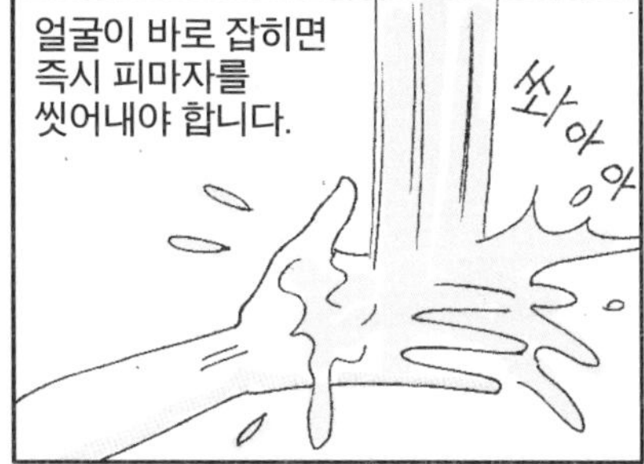

팔다리를 움직이지 못하는 중풍에 좋은 피마자 기름

먹는 방법은 피마자기름 60*ml*, 술 100*ml*를 골고루 섞어서 끓인 다음 한번에 15*ml*씩 하루 3번 빈속에 따뜻하게 하여 복용하면 됩니다. 팔다리를 잘 놀리지 못하고 뒤가 굳은 데 사용합니다.

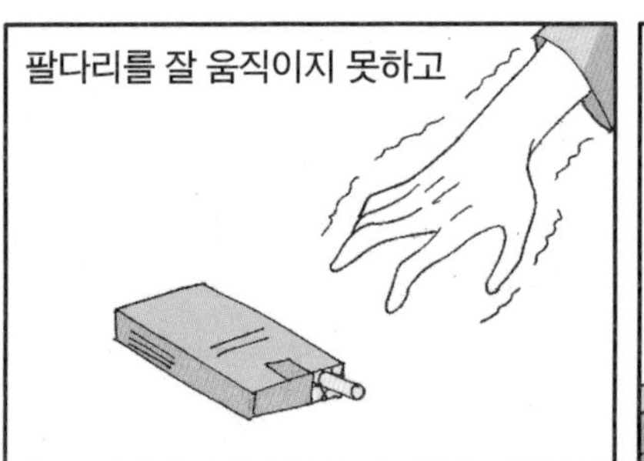

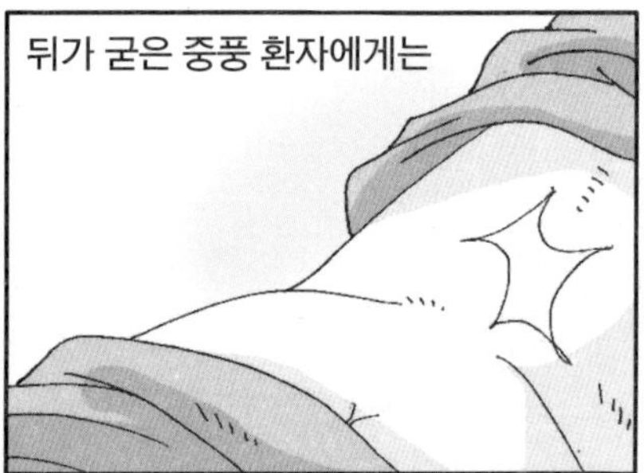

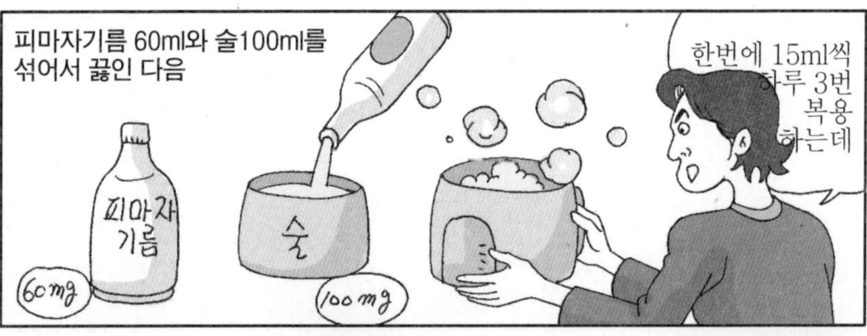

따뜻하게 하여 공복상태에서 복용해야 합니다.

이 방법 역시 즉시 효과가 없더라도 계속하는 것이 좋습니다.

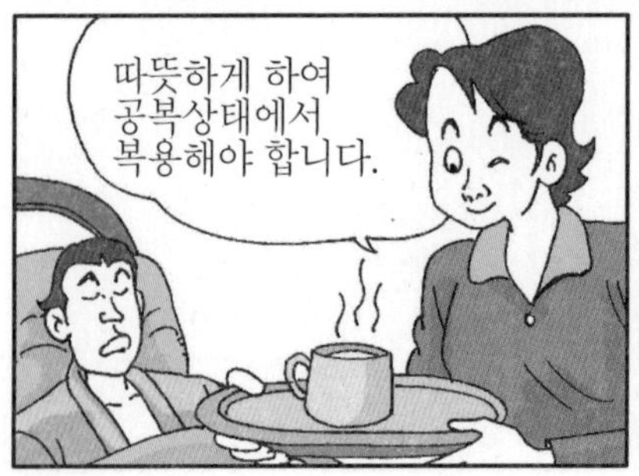

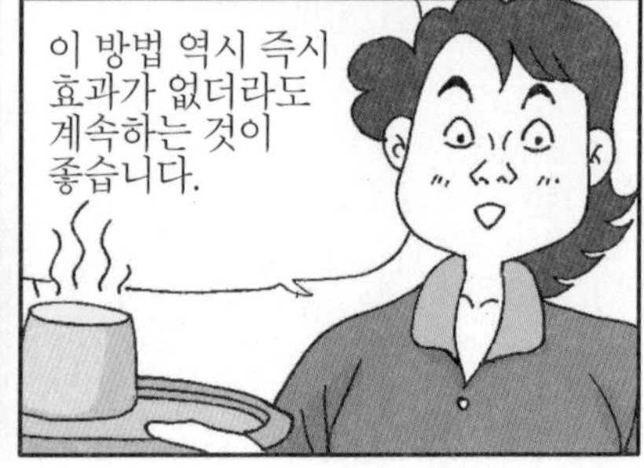

혈압이 높지 않은 중풍에 좋은 황기와 당귀미와 적작약

반신불수가 되고 머리가 어지러우며 입과 눈이 비뚤어지고 혈압이 높지 않을 때는 황기 50g, 당귀미 5g, 적작 15g, 지룡 15g, 천궁 10g, 도인 10g, 홍화 15g을 물에 넣어 달인 다음 하루에 2번 나누어 더운 것으로 복용하면 됩니다.

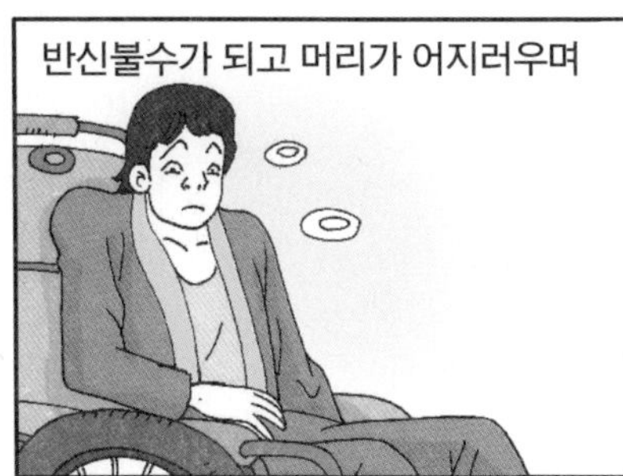

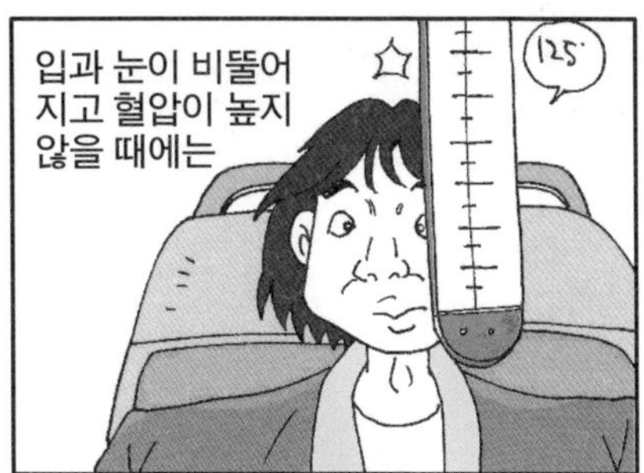

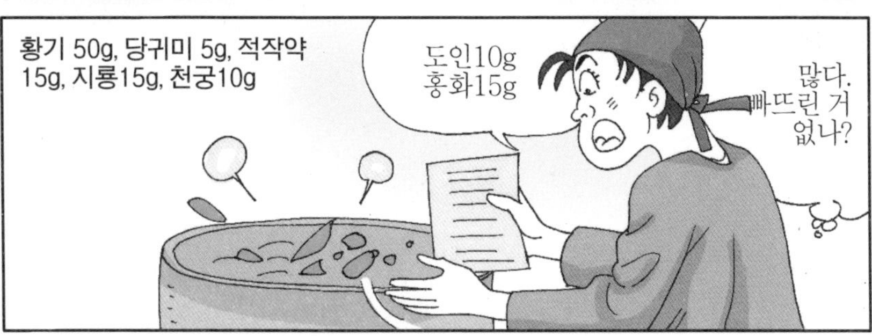

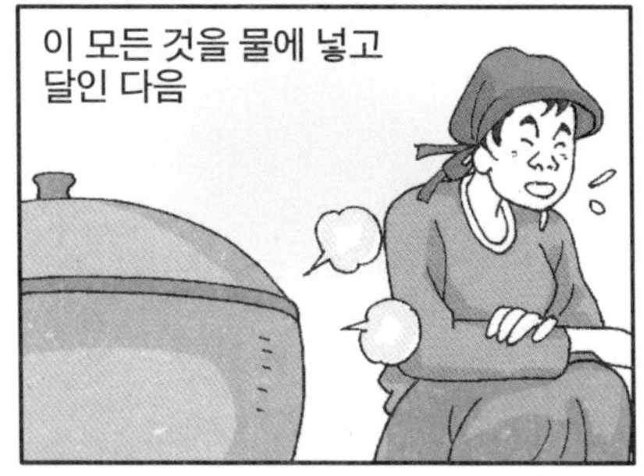

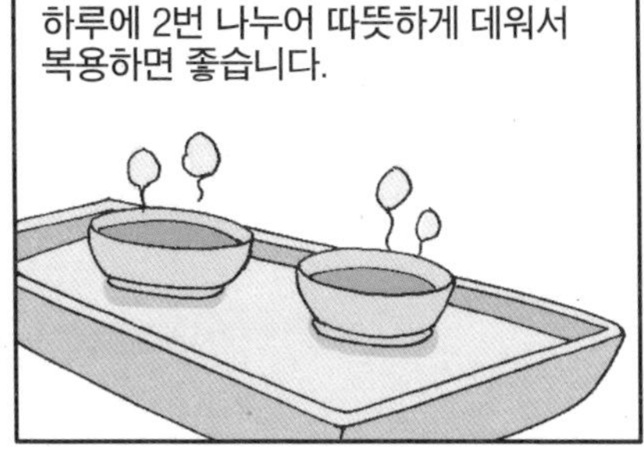

땀을 많이 흘리는 중풍환자에게 좋은 황기와 방풍

먹는 방법은 황기와 방풍을 각각 10g을 물에 넣어 달인 다음 하루 2~3번에 나누어 끼니사이에 복용하면 됩니다. 땀을 흘리고 맥없어 하면서 말을 잘하지 못하는 데 사용됩니다.

중풍환자가 땀을
많이 흘리면서

말을 잘 못할 때에는
어어….

황기와 방풍을 각각 10g씩 물에 넣고 달인 다음
황기
방풍

하루에 2~3번에 나누어

식사 사이에 복용하면
효과가 큽니다.
하루에 3번
복용하는거
아시죠?

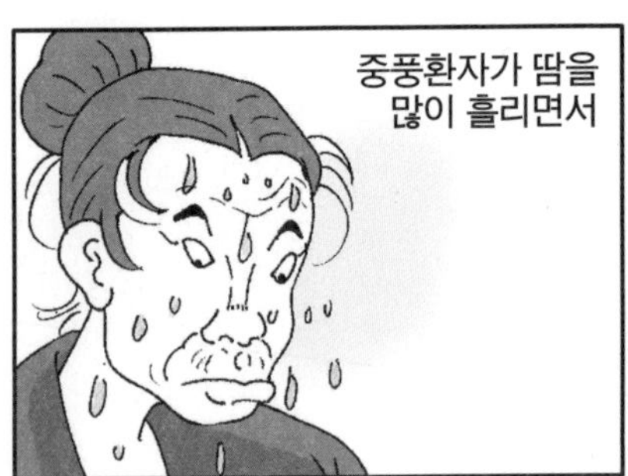

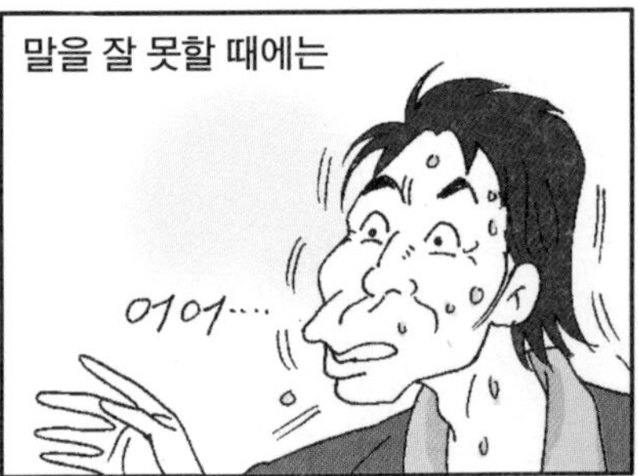

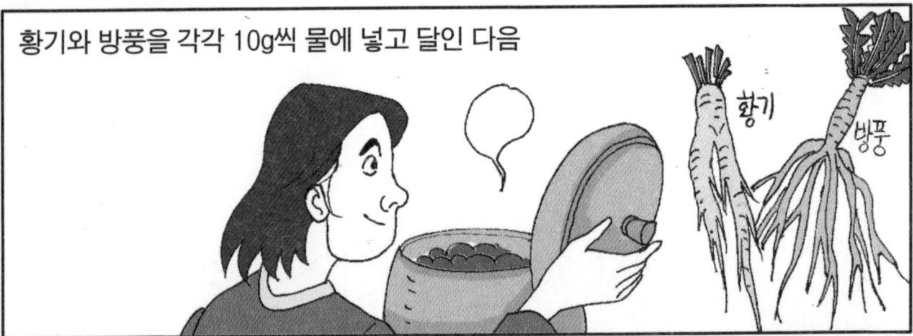

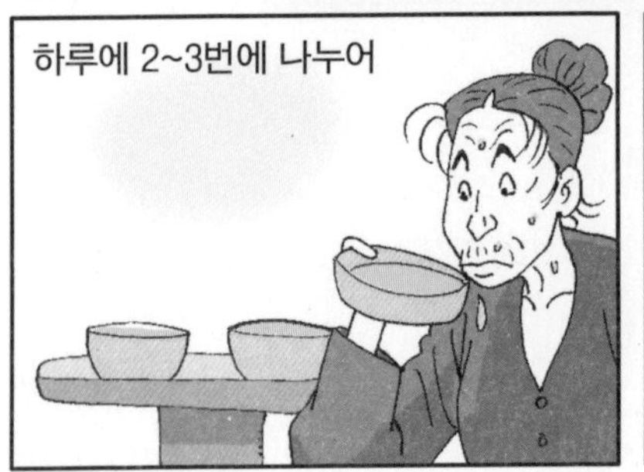

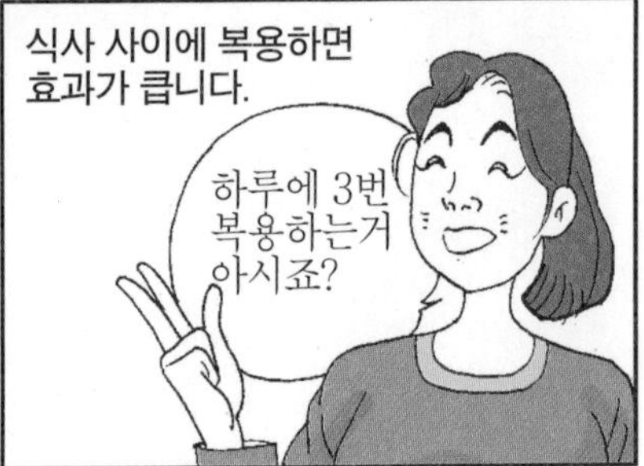

황기(단너삼)

단너삼의 건조한 뿌리

보건복지부 한약처방 100가지 약초

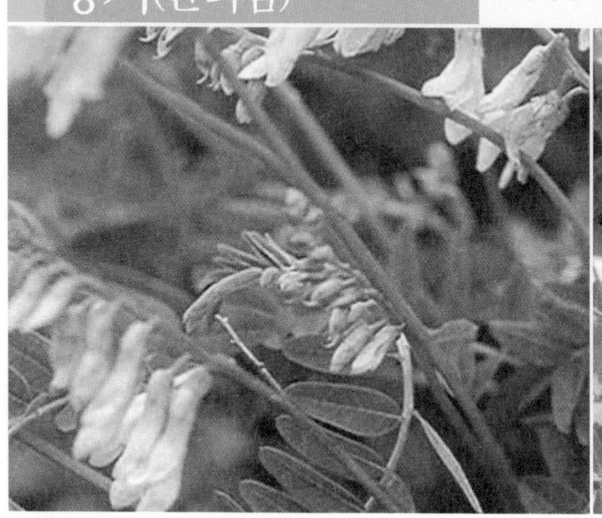

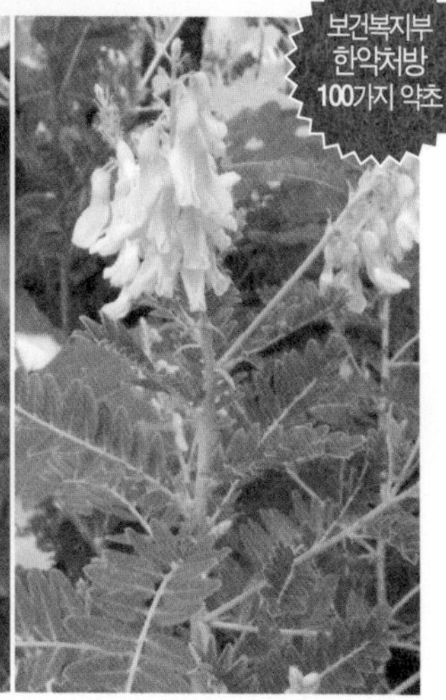

●식물의 형태 높이 1m, 꽃은 연한 노란색으로 7~8월에 총상화서, 열매 꼬투리는 난형이다. 약재는 원주형으로 황색이다.

●주요 함유 성분과 물질 포르모노네틴, 아스트라이소플라반, 아스트라프테로카르판, 베타시토스테롤 등이 함유되어 있다.

●약리 효과와 효능

강장, 면역기능조절, 강심, 이뇨, 혈압강하, 혈행장애로 인한 피부와 감각마비, 반신불수, 구안와사, 소갈증, 각종 암 등에 사용한다.

맛은 달고 성질은 약간 따뜻하다. 비장과 폐를 다스린다. 기가 허하여 지나치게 많은 땀이 흐르거나 상처가 잘 아물지 않는 것을 치료하는데 이때는 말린 것을 그대로 사용한다.

●채집가공과 사용법 가을 또는 봄에 뿌리를 캐어 잡질을 제거한 후 물에 씻어 햇볕에서 말려서 이용한다.

●효과적인 복용방법 하루 6~15g을 복용한다.

●복용실례

백작약, 금은화, 감초, 조각자 등과 배합하여 농을 배출시키고 상처를 빨리 아물게 한다.

●주의사항

백선피와 함께 쓰면 효과가 떨어진다. 피부에 사기가 왕성하여 생긴 단독, 종기가 있는 사람과 상처 부위가 아프고 열이 나는 증상에는 복용을 피해야 한다.

중풍으로 인하여 말을 못하게 되었을 때 좋은 형개수

중풍으로 말을 못하는 데는 적당한 양의 형개수를 가루로 만들어 한번에 10g씩 하루에 3번 더운물과 함께 복용시키면 됩니다.

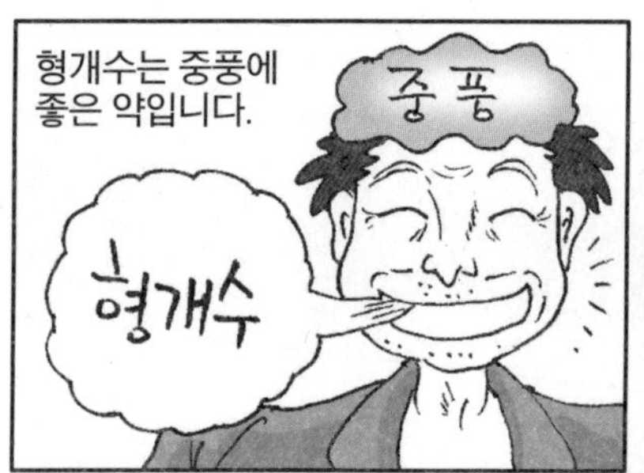

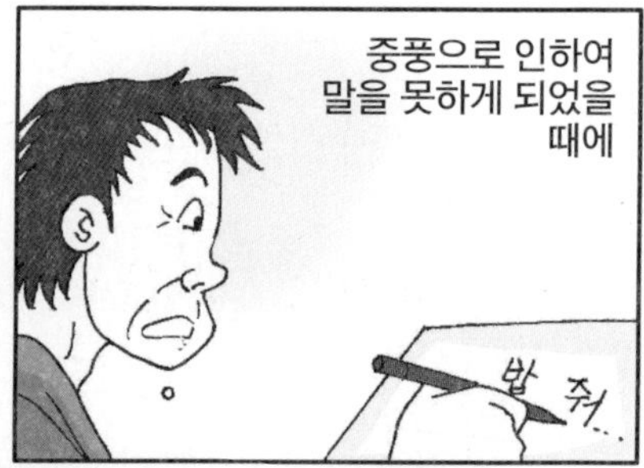

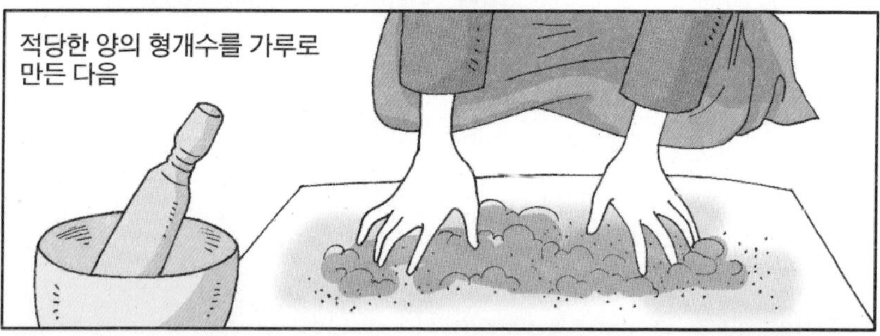

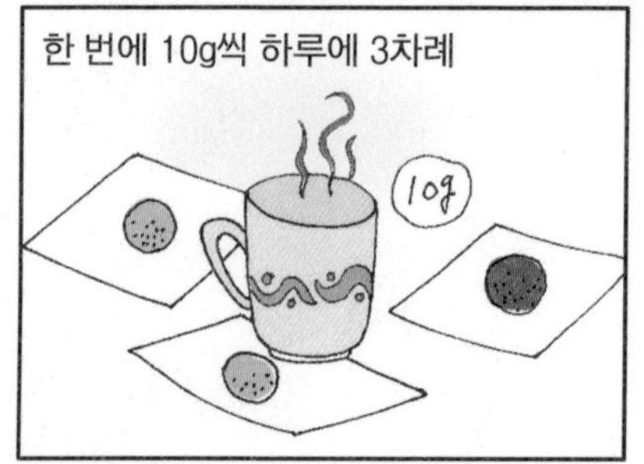

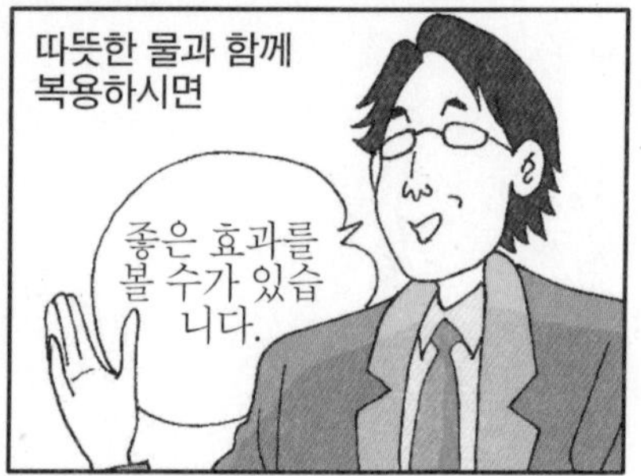

가슴이 답답해하면서 말을 못하는 중풍에 좋은 주염나무 열매와 무

먹는 방법은 주염열매 1개, 무 3개를 쪼개서 함께 물에 달여서 하루 1~2번에 나누어 끼니 사이에 복용하면 됩니다. 목에서 가래가 끓으며 가슴이 답답해하면서 말을 못하는 데 사용하면 효과적이다.

목에서
가래가 끓고
거렁
거렁

가슴을 답답해하면서
말을 못하는 중풍
환자에게는

주염열매 1개, 무3개를 쪼개서 함께 물에 넣어서
달입니다
적당히
달여서

달인 물을 하루에 1~2번에 나누어

식사 사이에 복용하면
좋습니다.

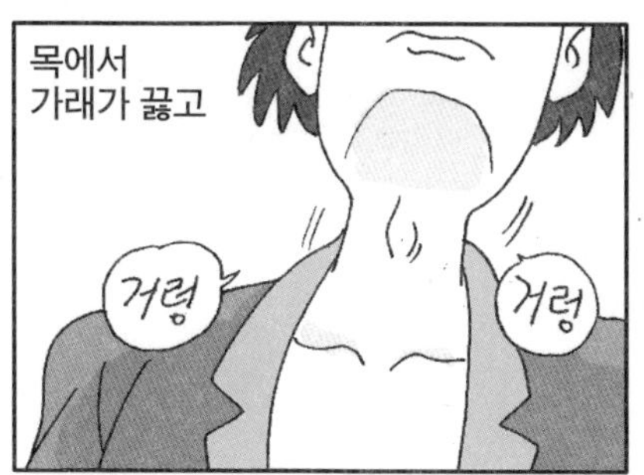

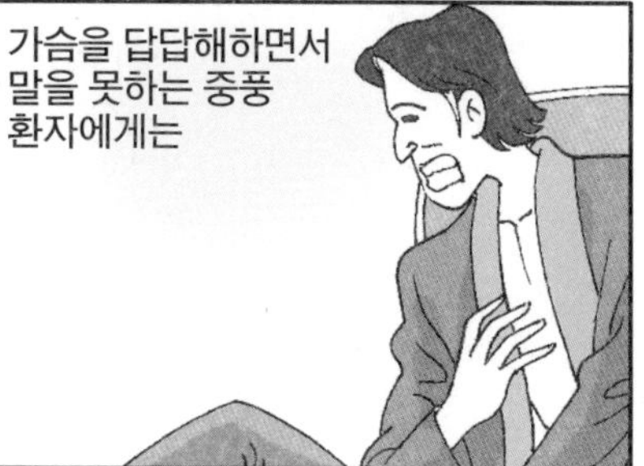

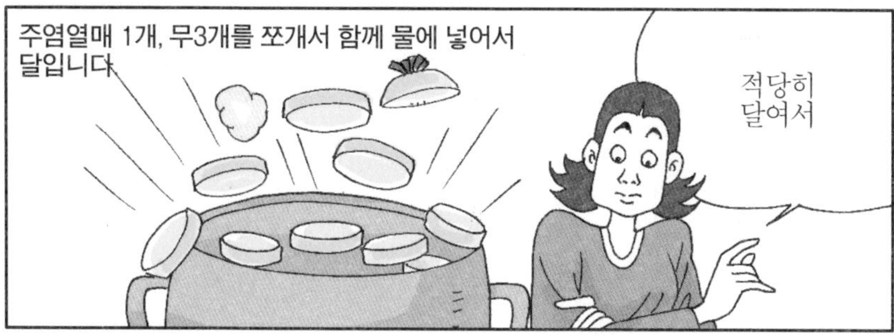

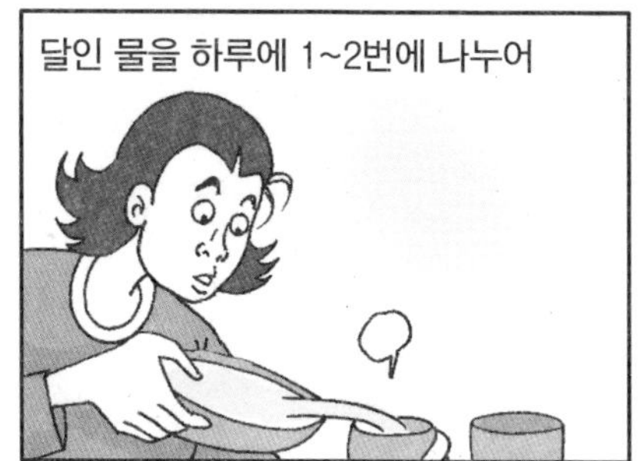

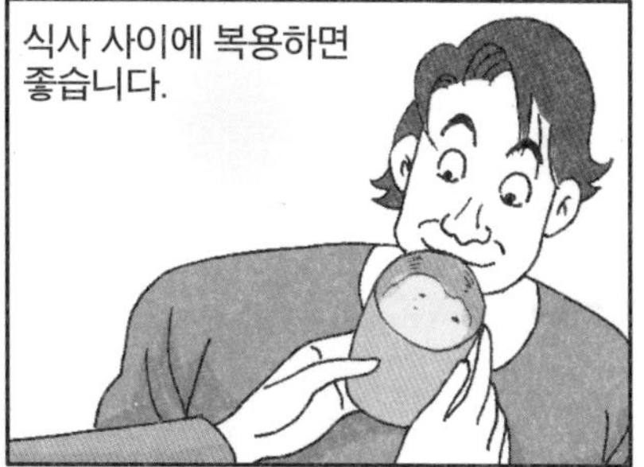

신체의 일부가 마비된 중풍에 좋은 회화나무

중풍으로 전신 또는 신체 일부가 마비되었을 때는 회화나무가지를 잘게 썰어 푹 삶은 물에 술을 타서 마시면 됩니다. 마시는 양은 찻잔 하나씩으로 공복에 복용케 하면 됩니다. 몸이 굳은 데는 회화나무껍질을 잘게 썰어 짓찧어 술로 달인 물을 수시로 복용하고 또 그 물을 환부에 바르면 됩니다.

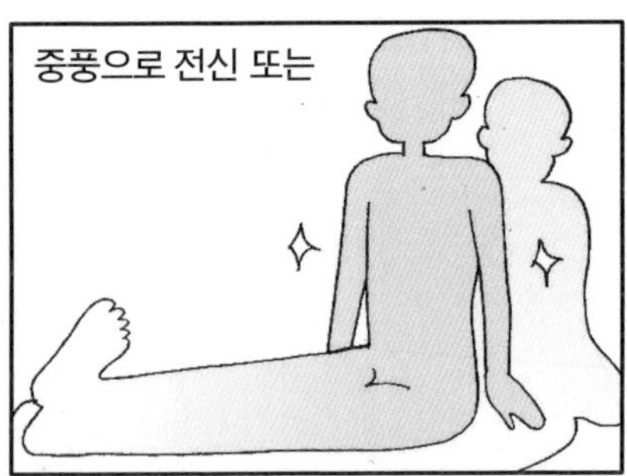

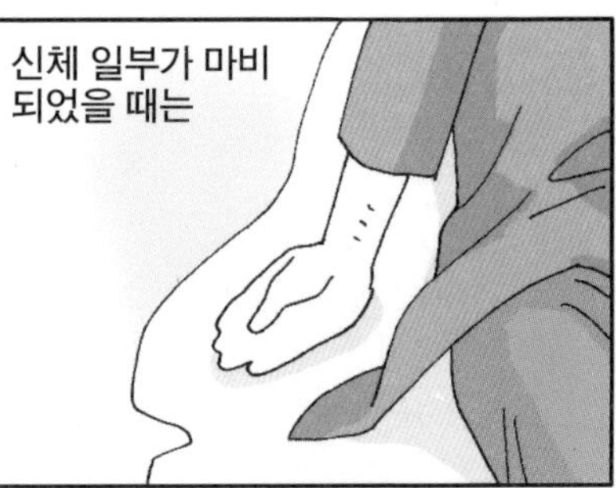

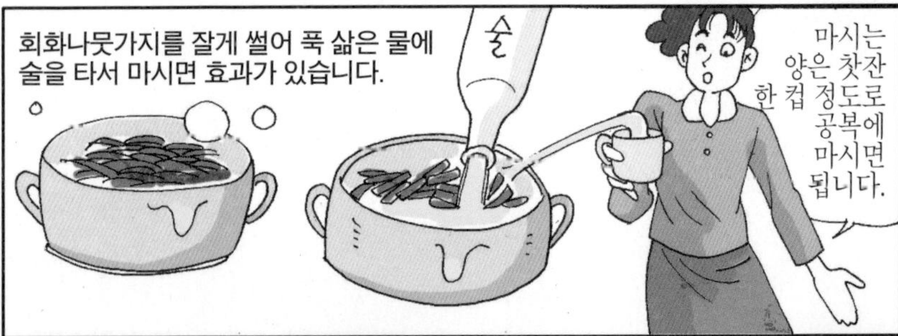

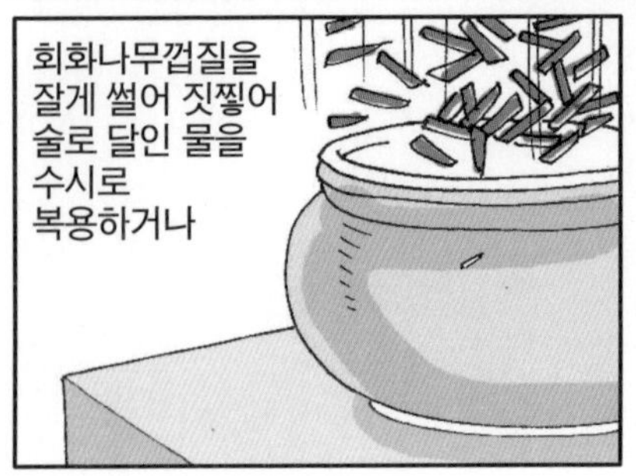

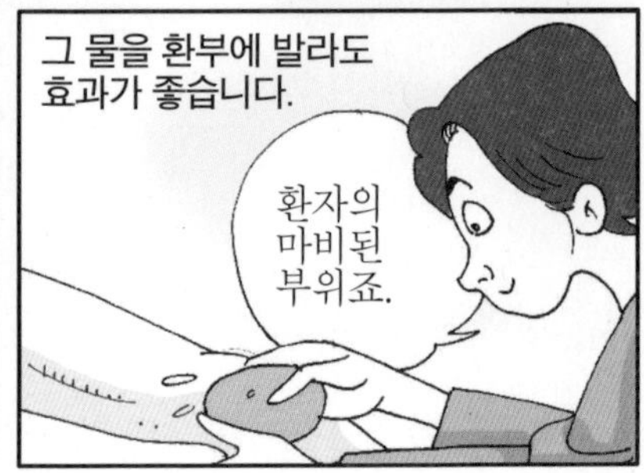

회화나무(괴각)

회화나무의 성숙한 과실을 건조한 것

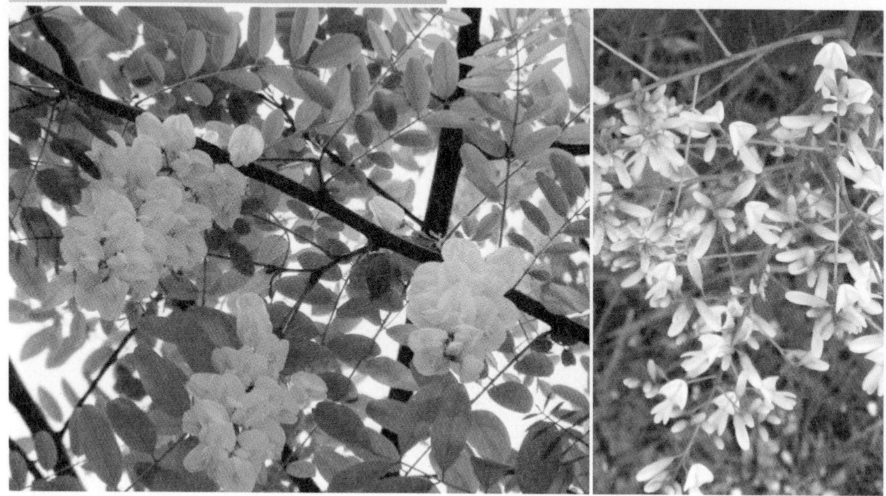

●식물의 형태

연주상으로 길이 1~6cm, 지름 0.6~1cm정도로 표면은 황록색 또는 황갈색으로 쭈그러져 거칠다.

●주요 함유 성분과 물질

과실에는 9종의 flavonoid 와 isoflavonoid 가 함유되어 있으며 특히 어린 과실에는 rutin이 48%나 함유되어 있다.

●약리 효과와 효능

대소변에 피가 나오는 것과 두통, 어지럼증을 다스린다.

●복용실례 지유, 당귀, 방풍, 지각 등을 배합하여 하혈증상을 다스린다.

●채집가공과 사용법

겨울에 채취하여 건조하여 사용한다.

●효과적인 복용방법

8~20g을 복용한다.

●주의사항

소화기가 약한 이와 임신부는 피해야 한다. 쓰고 성질은 차며 간과 대장에 작용하여 열을 없애고 출혈증을 다스린다. 대소변에 피가 나오는 것과 두통, 어지럼증을 다스린다.

봉선화

봉선화의 전초 및 종자

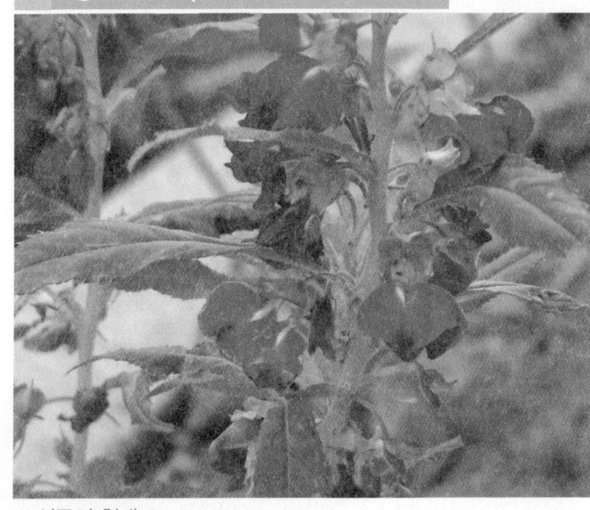

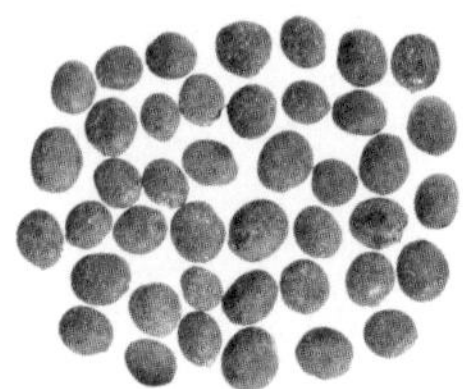

●식물의 형태

높이 25~60cm, 줄기는 육질, 꽃은 6월에 분홍, 빨강, 주홍, 보라색, 흰색 등이 있고, 홑꽃과 겹꽃이 있다.

●주요 함유 성분과 물질

꽃에는 각종 Anthocyanin 및 Cyanidin, Delphinidin, Balsaminone-A와 B 등이 있고, 종자에는 Parinaric acid가 있다.

●약리 효과와 효능

소염, 진통 작용이 있으며 산후복통, 월경불순, 간염, 생선이나 게를 먹고 배앓이를 할 때, 신장결석, 요로결석, 어혈, 류머티즘 관절염, 타박상, 종기나 습진 치료에 좋다.

●채집가공과 사용법

전초와 종자를 가을에 채집하고, 꽃은 꽃이 필 때 채취하여 생용 혹은 말려서 사용한다.

반신불수가 된 중풍에 좋은 흰봉선화

반신불수에는 그늘에서 말린 흰봉선화 160g을 술 600g으로 끓인 다음 꼭 짜서 조금씩 복용하면 됩니다.

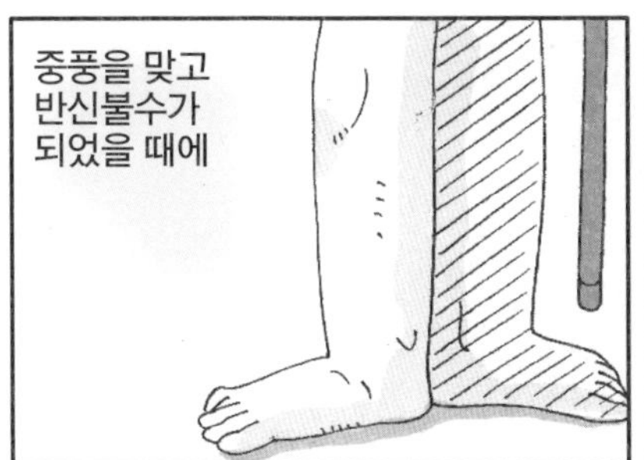

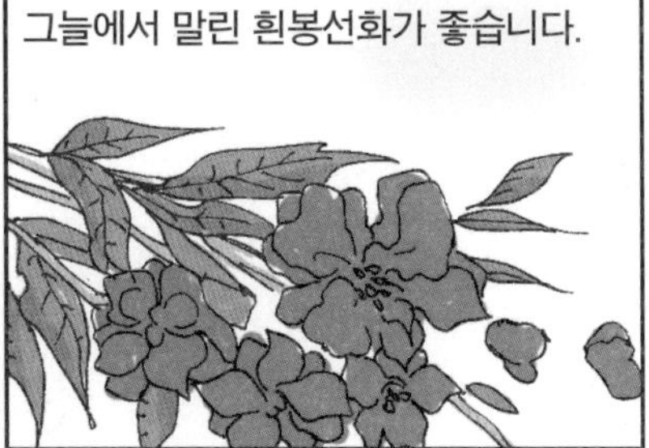

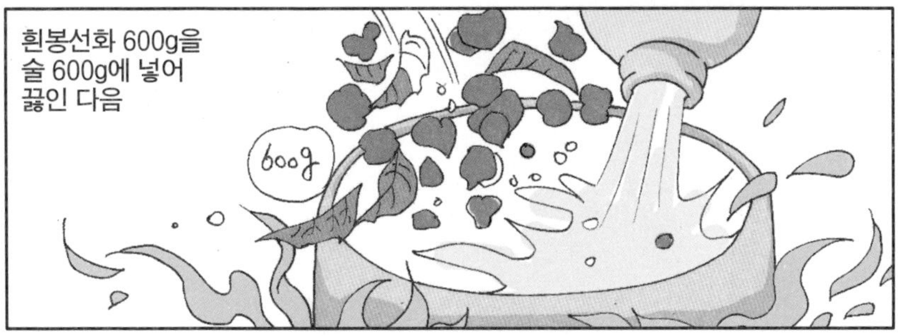

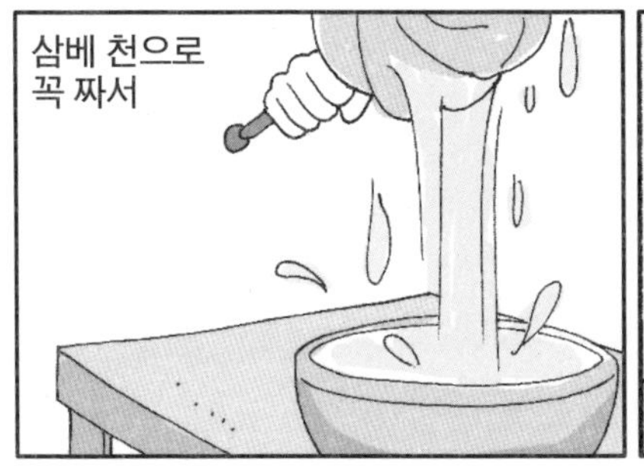

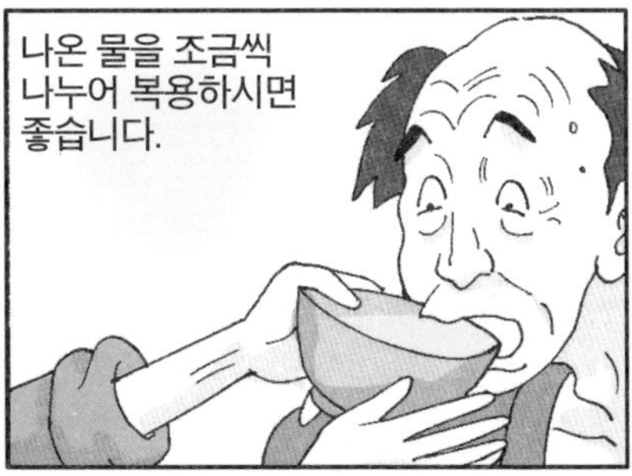

팔다리가 저리는 중풍에 좋은 흰삽주(백출)

먹는 방법은 흰삽주(백출) 120g을 물 540*ml*에 넣어서 180*ml*가 되도록 달인 다음 한번에 50*ml*씩 술을 약간 타서 하루 3번 복용하면 됩니다. 풍에 맞아 입을 다물고 정신을 차리지 못하거나 풍병으로 몸과 팔다리가 저리고 아픈데 사용합니다. 따두릅(독활)은 진정, 진경 및 진통 작용을 합니다.

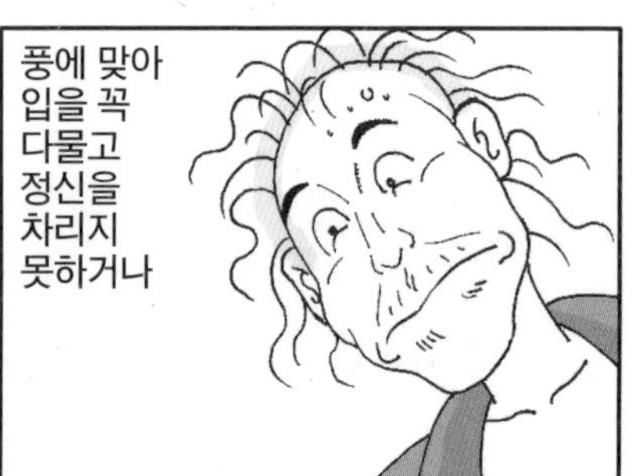

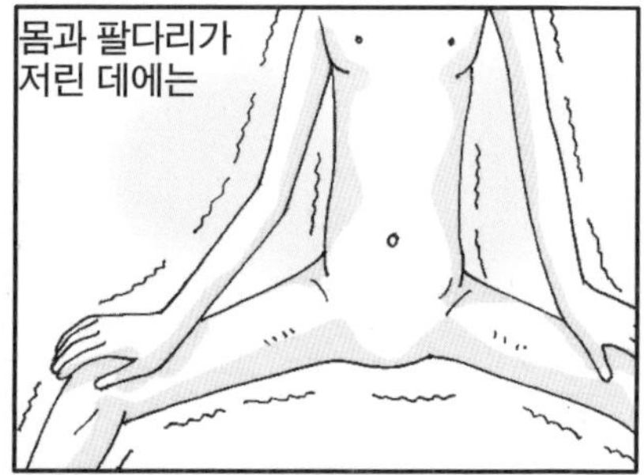

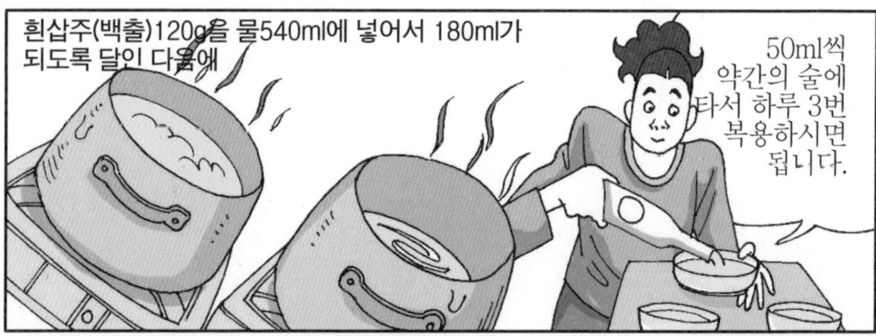

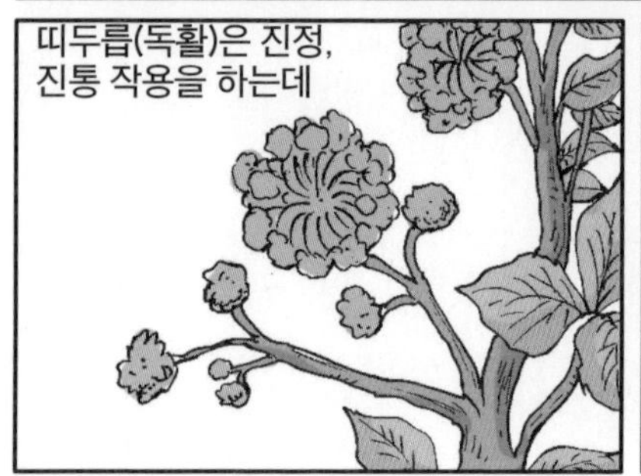

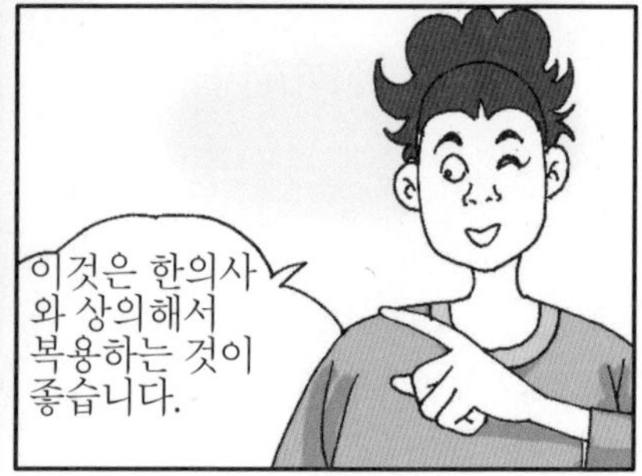

백출(흰삽주)

국화과 다년생 초본인 초본인 흰삽주의 뿌리줄기

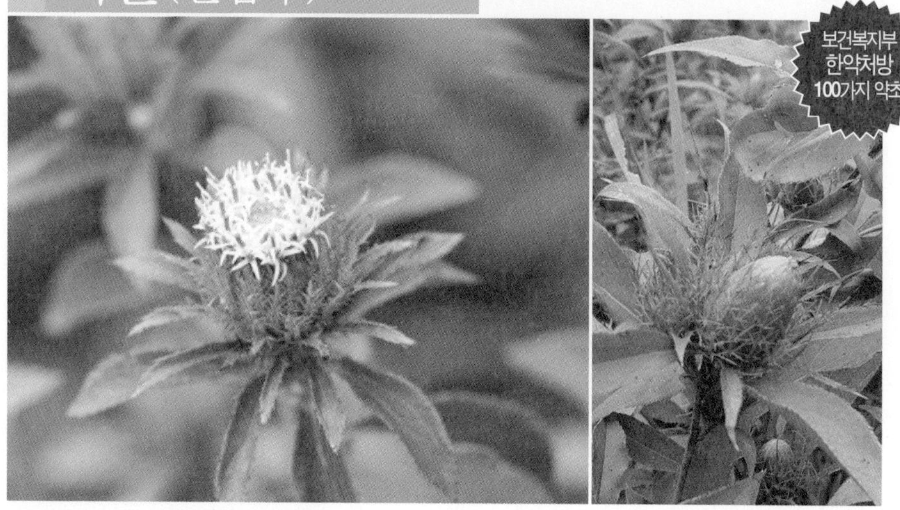

●식물의 형태 높이 50~60cm, 뿌리줄기가 굵고 잎은 어긋남, 꽃은 7~10월에 자색, 열매는 수과로 부드러운 털이 있다.

●주요 함유 성분과 물질 atractylol을 주성분으로 하는 정유와 atraxtylone, vitamine A, atractylenolide I, II, III, β-eudesmol, hynesol 등이 함유되어 있다. ca-4-trans-6-trans-12-triene-8,10-diyne-1,3-diol diacetate 등이 함유되어 있다.

●약리 효과와 효능 진정, 마비 작용이 있고, 추출물은 이뇨, 항균 작용이 있음, 명치 불편, 구토, 설사, 식욕부진과 권태에 좋다.

●채집가공과 사용법 봄과 가을에 채취하여 잔뿌리와 노두를 제거하고 말려서 사용한다.

●효과적인 복용방법 하루에 4~12g을 복용한다.

먹는 방법은 흰삽주(백출) 120g을 물 540*ml*에 넣어서 180*ml*가 되도록 달인 다음 한번에 50*ml*씩 술을 약간 타서 하루 3번 복용하면 된다. 풍에 맞아 입을 다물고 정신을 차리지 못하거나 풍병으로 몸과 팔다리가 저리고 아픈데 사용한다. 따두릅(독활)은 진정, 진경 및 진통 작용을 한다.

●복용실례 인삼, 복령, 감초 각 한 돈과 백출 한 돈(3.75g)을 같이 달인 것이 바로 사군자탕이다. 소화기가 약한 소음인이나 식욕부진, 만성적인 소화불량이 있으면서 팔, 다리가 무거운 사람이 장복하면 효과가 있다.

●주의사항

재발한 중풍에 좋은 흰오리피

중풍이 재발하여 생명이 위험할 때는 흰오리의 피를 한번에 한 마리씩 복용시키면 됩니다. 4~5일 건너 또 피를 먹으면 두 달 후에는 산책을 할 수 있는 정도로 회복될 수 있습니다. 환자가 남자면 암컷, 여자면 수컷이 좋습니다.

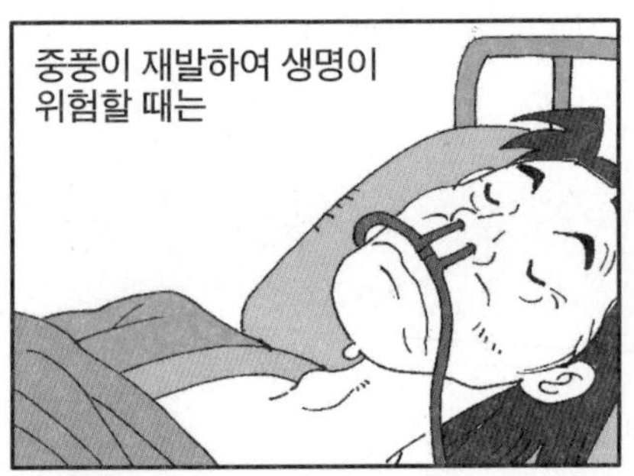

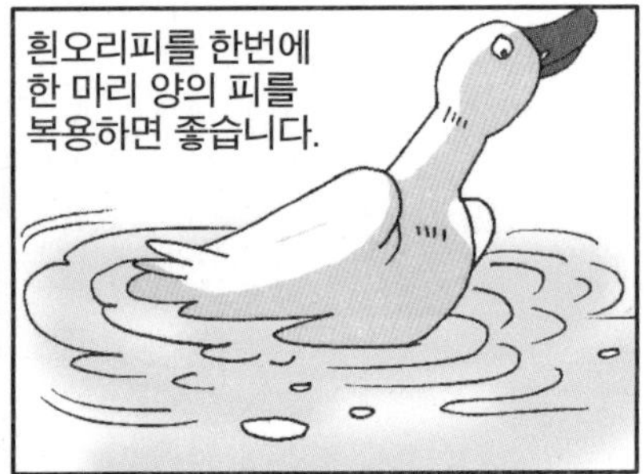

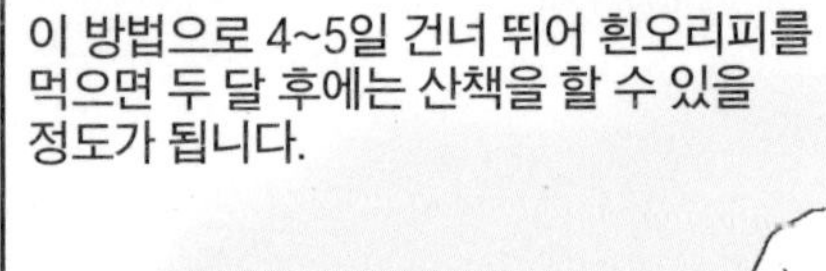

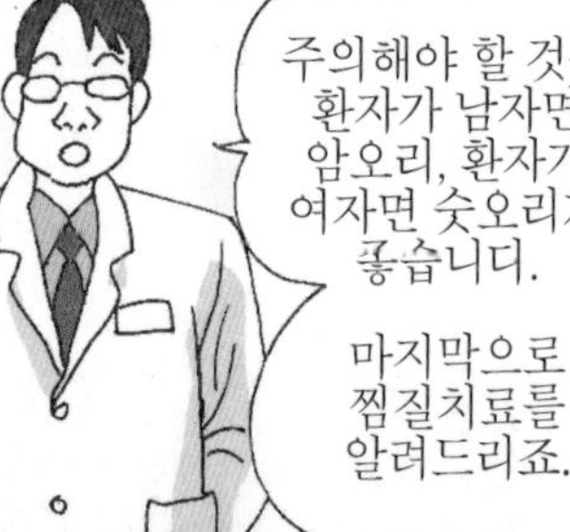

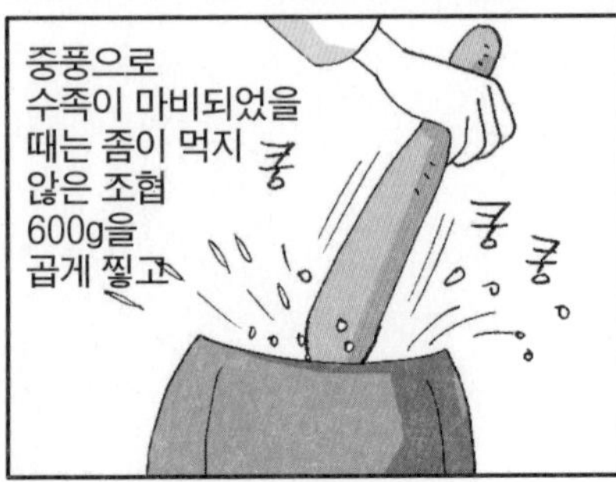

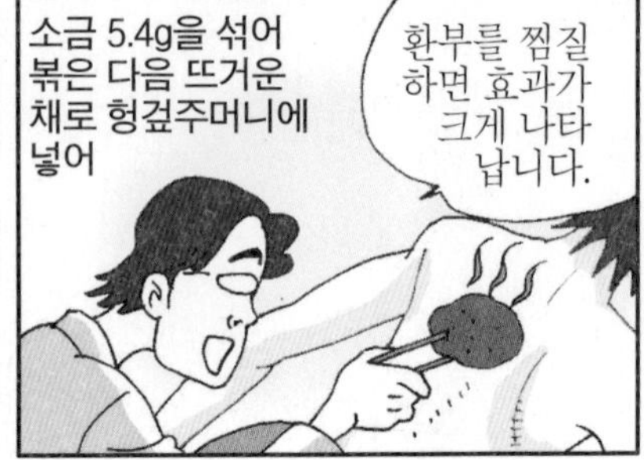

혀가 굳는 중풍에 좋은 숫오골계

중풍으로 혀가 굳은 데는 숫오골계 한 마리에 파흰밑을 한줌 썰어 넣고 푹 끓여 즙을 공복에 복용하게 되면 효과를 볼 수 있습니다.

중풍환자는 혀가
굳기도 합니다.

이때는 숫오골계
한 마리에

파의 아래 흰부분 한 줌을 썰어 넣고 푹 끓여 즙을 만든 다음

공복에 복용하게 하면 되는데

계속해서 복용을
하면 큰 효과를 볼
수가 있습니다.
어머! 굳은
혀가
풀렸네.

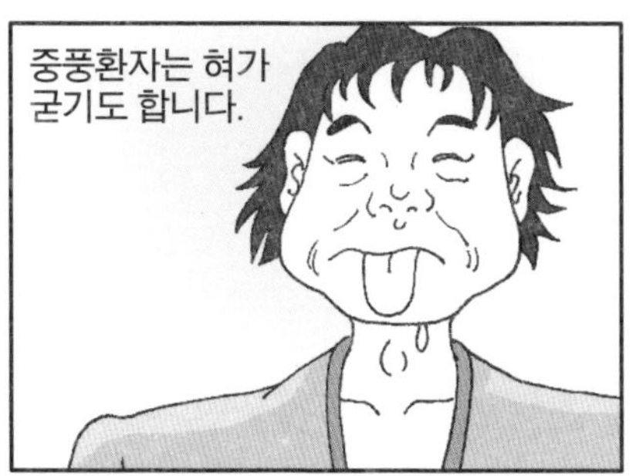

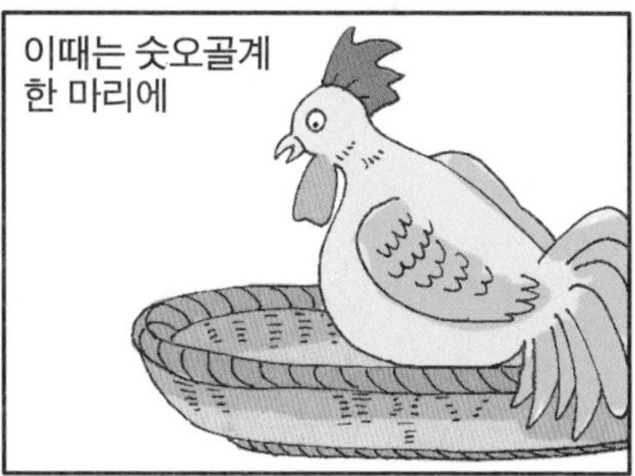

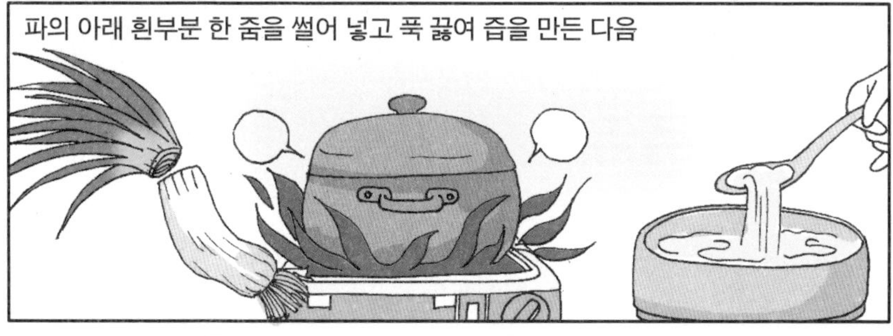

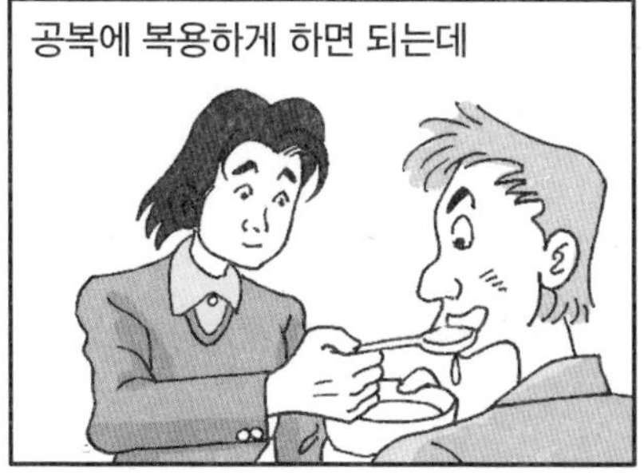

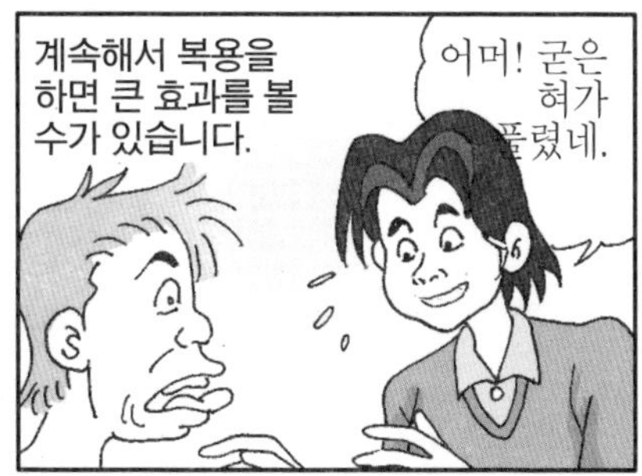

모든 풍병, 그리고 어린이의 경풍에도 좋은 백강잠

먹는 방법은 백강잠 7마리를 가루로 만들어 한번에 6~8g씩 하루 3번 술에 타서 빈속에 복용하면 됩니다. 중풍으로 말을 못하거나, 모든 풍병 또는 어린이의 경풍에 사용하면 좋습니다. 이 밖에 음낭소양증과 대하에도 사용할 수 있습니다.

백강잠(백강병으로 죽은 누에)
7마리를 준비하시고
+6

그것을 가루로 만듭니다.

백강잠 가루 6~8g씩 술에 타서 복용하시면
되는데
6~8g
술

1일 3회 공복에 먹어야 합니다.

이 방법은 중풍으로 인하여 말을 못하는데도 좋고
모든 풍병, 그리고 어린이의 경풍에도 좋습니다.
이응애—

또한 음낭소양증과 대하에도 사용할 수 있는 약입니다.

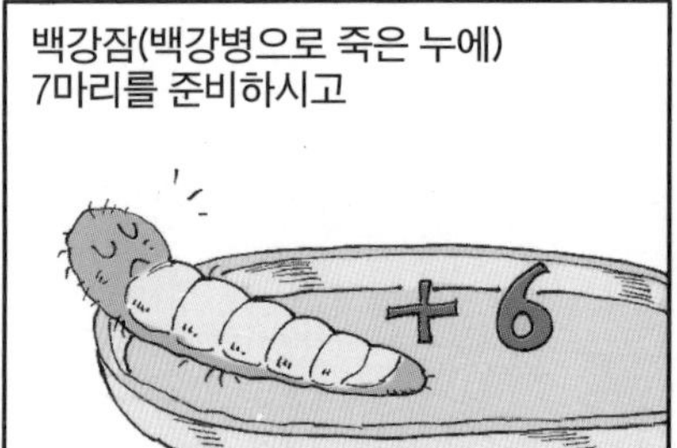

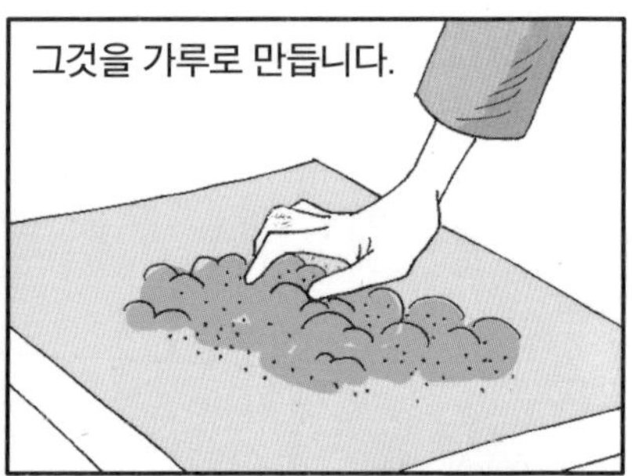

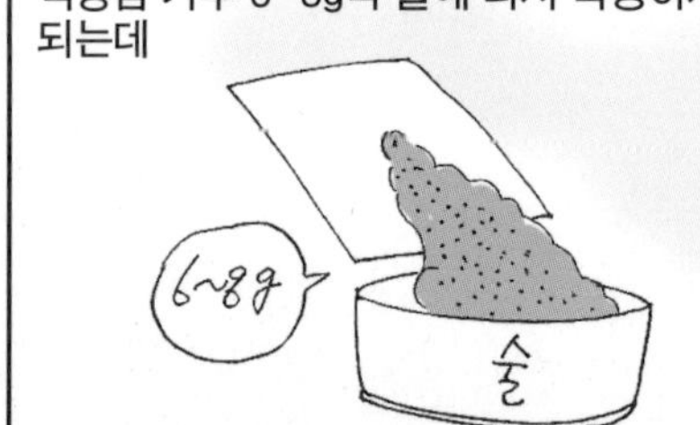

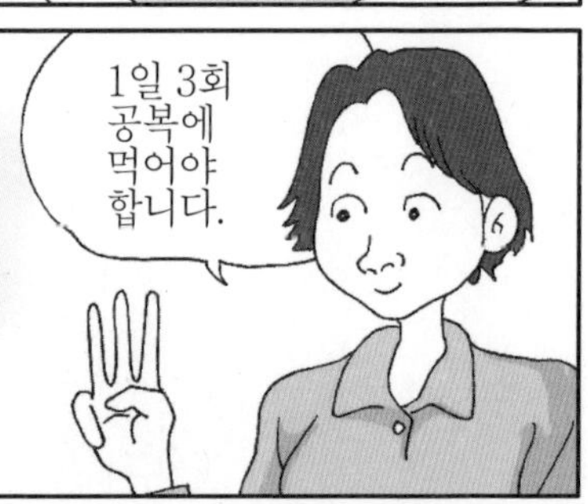

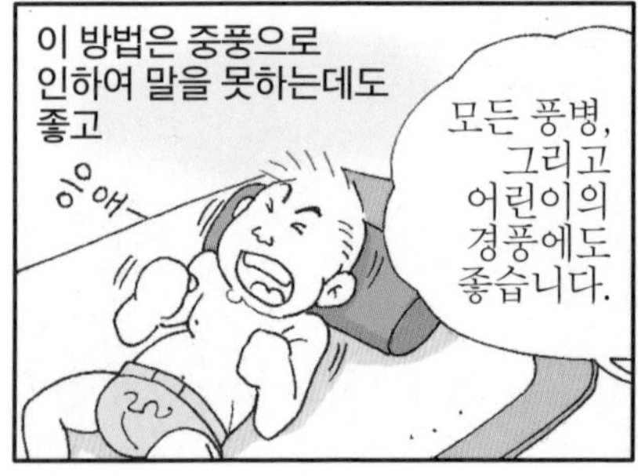

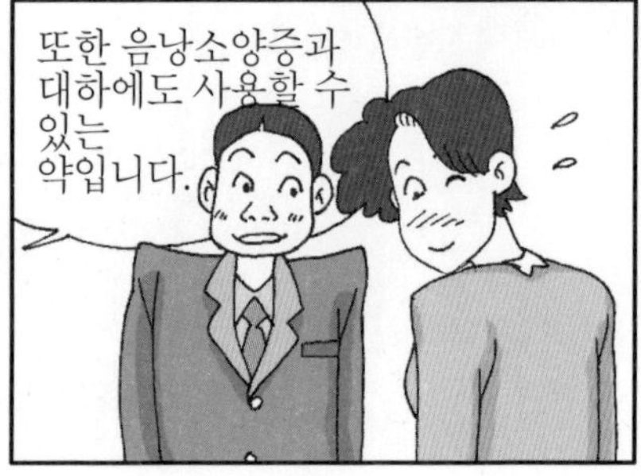

손이 매우 떨리는 중풍에 좋은 수박꼭지

손이 떨리고 중풍기가 있으면 수박꼭지를 도려내고 수박 속을 휘저은 다음 소주로 가득 채우고 꼭지를 닫은 후 질그릇에 담아 중탕으로 익혀서 꼭 짜서 복용하면 됩니다.

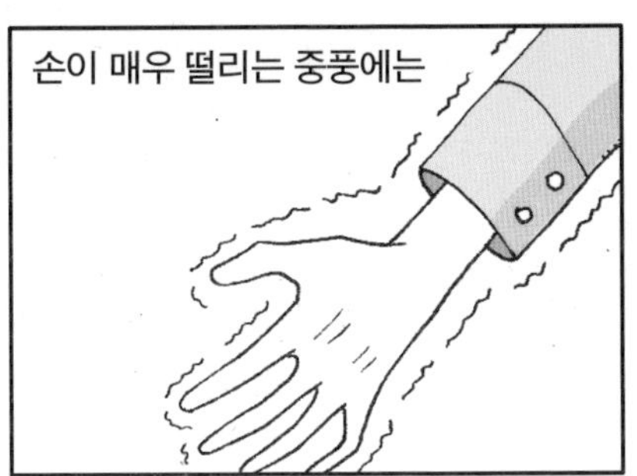

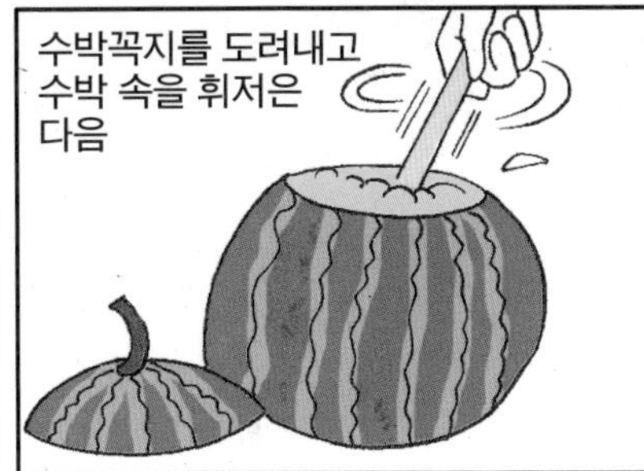

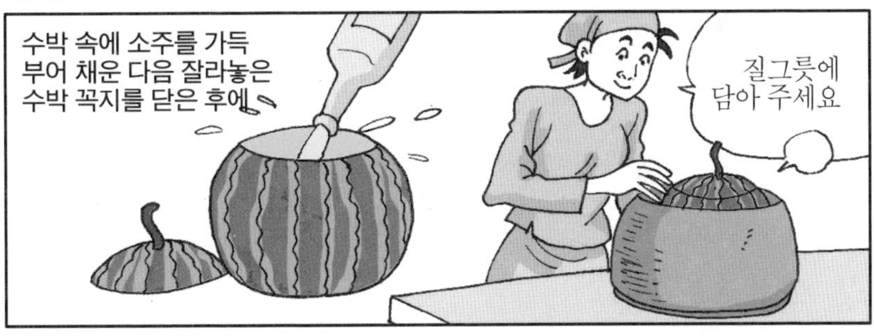

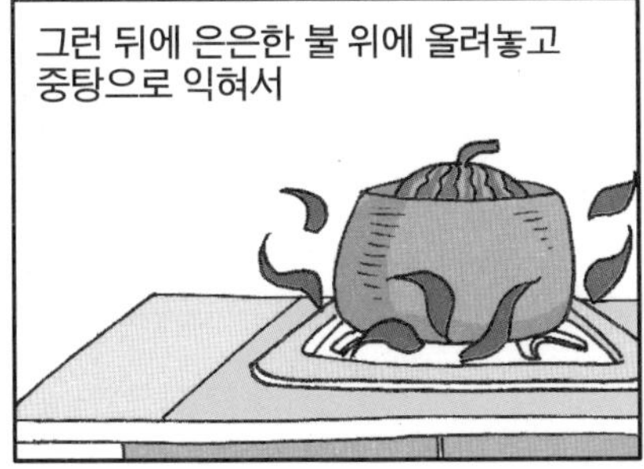

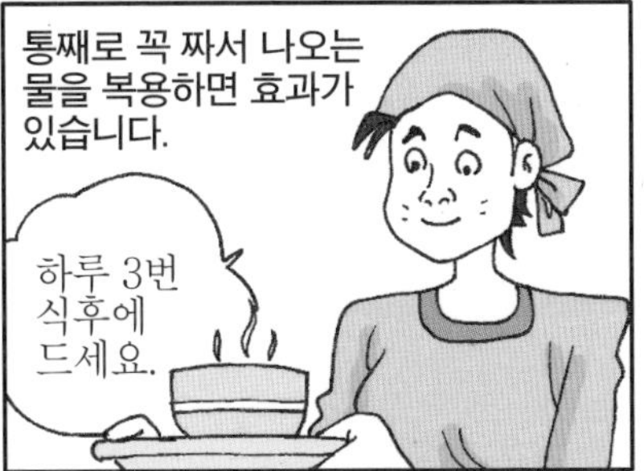

검은 콩(담두시)

콩의 성숙한 종자를 발효 가공하여 건조한 것

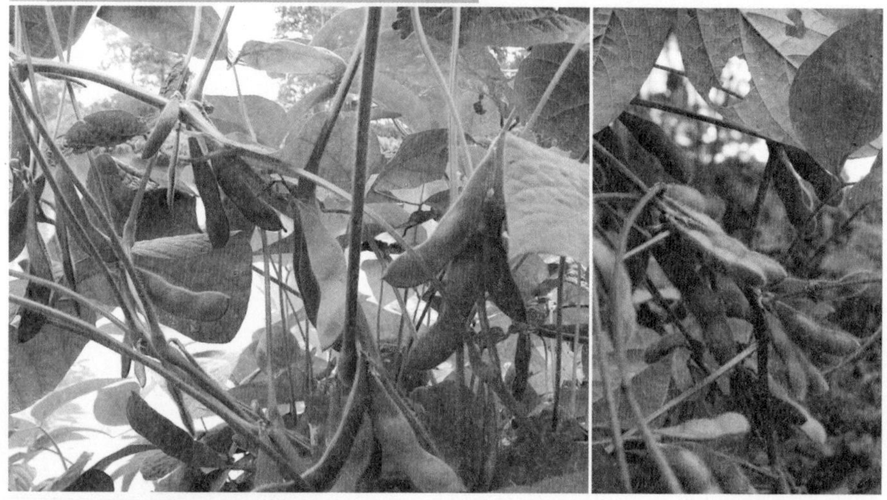

●식물의 형태 흰콩이나 검은콩을 삶아 발효, 콩을 쪄서 소금, 조피나무열매를 섞고, 3일간 발효 후 생강을 잘게 썰어 넣고 항아리에 넣어 뚜껑을 닫고 30~37℃, 7~14일간 두었다가 햇볕에 말려 조피열매는 버린다.

●주요 함유 성분과 물질 Acetaldehyde, βAmyrin, Choline, Daidzin, 7-Dehydroavenasterol 등이 함유되어 있다.

●약리 효과와 효능 가볍게 땀을 내는 약으로 복용, 감기에 걸렸거나 가슴이 답답할 때, 불면증 등에 사용한다.

●채집가공과 사용법 콩을 가공하며 발효시켜 건조하여 사용, 분말 등으로 만들어 사용한다.

●효과적인 복용방법 8~16g을 내복한다.

검은콩을 진하게 삶은 물을 마시게 하면 구급이 된다. 이런 증세가 있는 사람은 검은콩 삶은 물을 평상시에 차대신 복용하면 좋다.

●복용실례 박하, 금은화, 연교 등을 배합하여 감기나 열병 초기를 다스린다.

●주의사항

열이 안 나고 오한기가 있는 사람은 피해야 한다.

노화방지 성분이 4배나 많고, 성인병 예방과 다이어트에 효과가 있다고 알려지면서 건강식품으로 각광을 받고 있다. 《본초강목》에는 검은콩의 효능에 대하여 '신장을 다스리고 부종을 없애며, 혈액 순환을 활발하게 하며 모든 약의 독을 풀어준다' 고 기록되어 있다.

중풍환자에게는 놀라운 효과가 나타나는 검은 콩

검은콩을 진하게 삶은 물을 마시게 하면 구급이 됩니다. 이런 증세가 있는 사람은 검은콩 삶은 물을 평시에 차대신 복용하면 좋습니다.

흑두(검은콩)가 건강에 좋다는 사실은 모두 알고 있는 사실입니다.
검은콩

중풍에도 역시 검은콩이 좋은데
검은콩을 진하게 삶으면

검은콩에서 나오는 검은 물이야말로 효과가 좋습니다.
흥, 냄새도 구수해라.

검은 콩 삶은 물을 평상시에 보리차나 차 대신 장기 복용한다면

중풍 환자에게는 놀라운 효과가 나타나는 것을 느낄 겁니다.
내일은 걸을 수 있을 것 같은데.

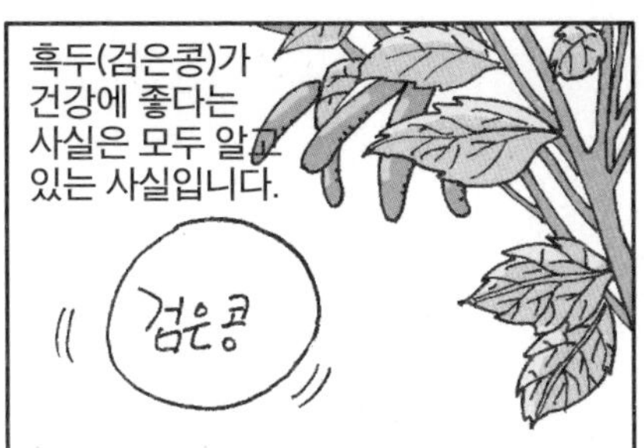

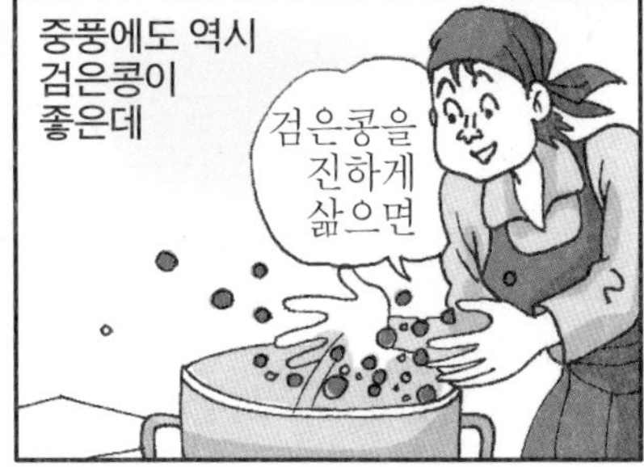

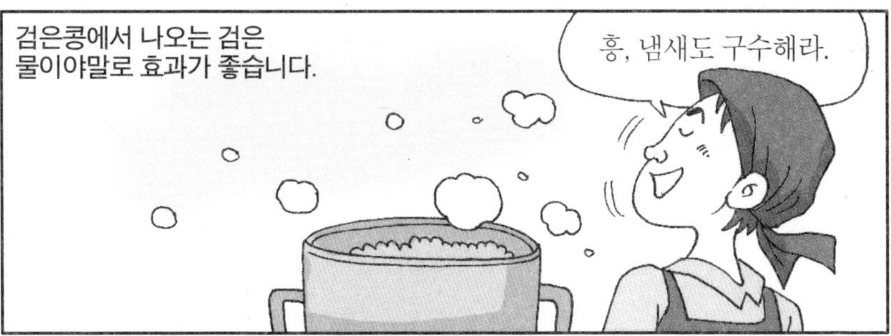

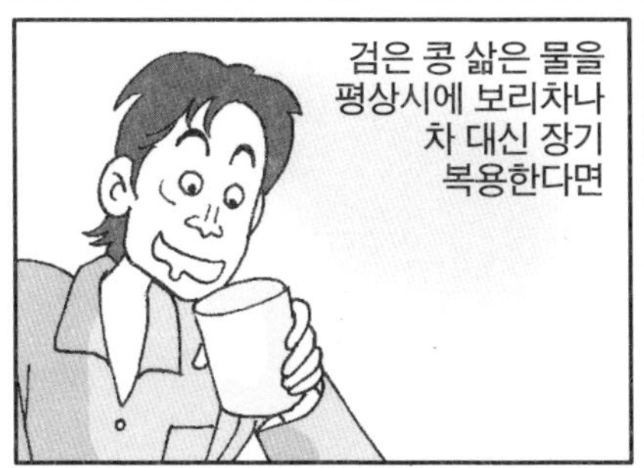

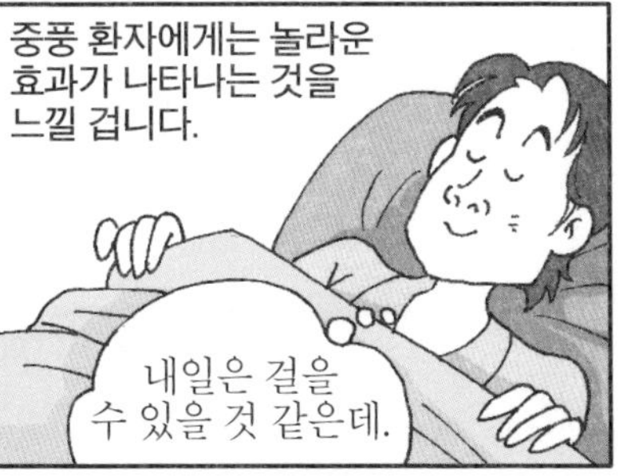

온몸이 마비되었을 때 좋은 겨자 떡

사용방법은 머리에 있는 피를 아래로 유도하기 위하여 겨자 떡을 아랫배와 양쪽 넓적다리와 장딴지에 붙이면 됩니다. 붙이는 시간은 10분 정도가 좋습니다. 겨자 떡은 겨자와 밀가루를 반반 섞어서 더운 물로 반죽하여 3㎜두께로 창호지 사이에 넣어 붙이면 됩니다.

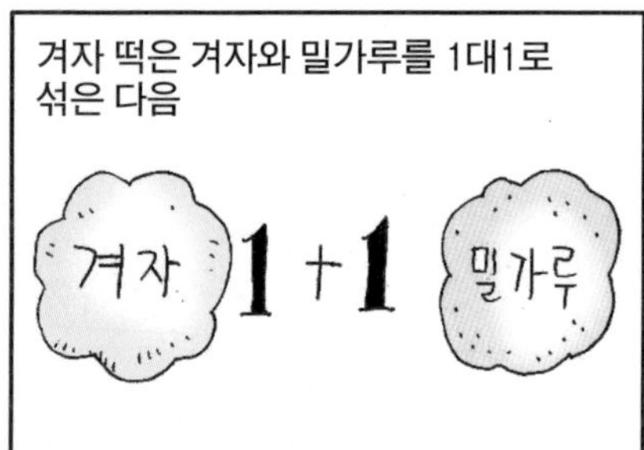

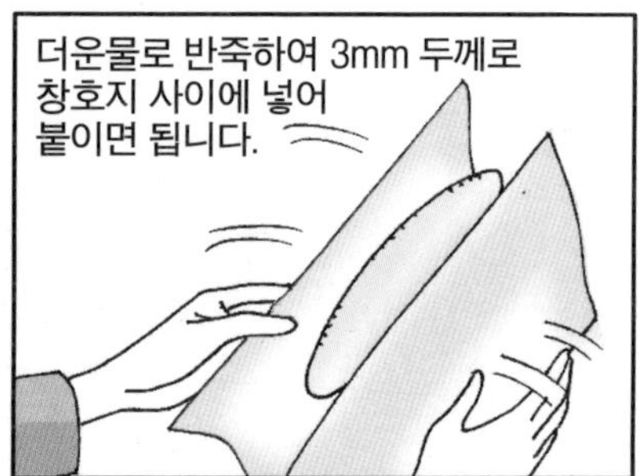

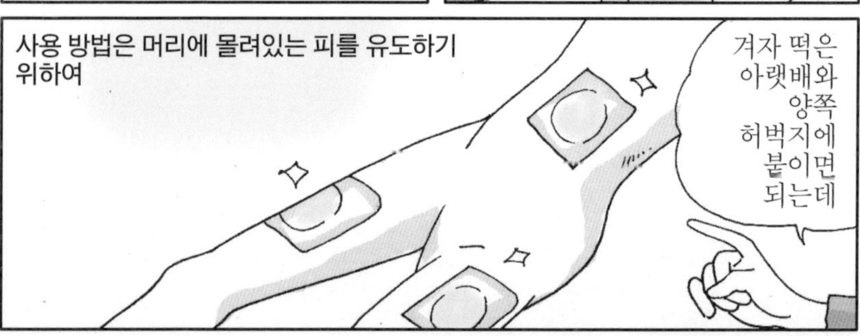

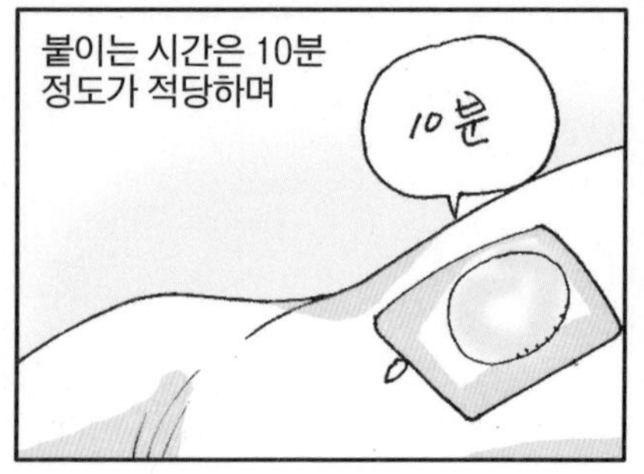

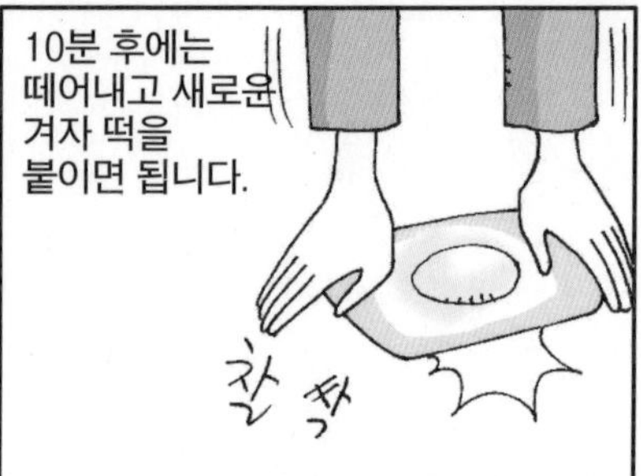

몸이 마비되었을 때 효과가 좋은 겨자씨 달인 물

중풍으로 온몸이 마비되었을 때는 겨자씨 달인 물을 꼭 짜서 복용합니다. 또는 가루를 식초에 개어 온몸에 바르면 됩니다. 피부가 약하면 물을 섞어서 바르면 됩니다. 신체의 일부분이 마비되었을 때는 겨자씨를 갈아 식초에 섞어서 장기간 마비된 부위에 바르면 효과를 거둘 수 있습니다.

중풍으로 인해 온몸이 마비되었을 때는
딱
딱

겨자씨 달인 물을 짜서 복용을 합니다.

또는 겨자씨를 가루 내어 식초에 개어 온몸에 바르면 되는데
어서 바지 내려봐요.
뭐, 꼭 하체에까지 발라야 되는 거야?

피부가 약한 사람은 물에 섞어서 묽게 하여 바르고

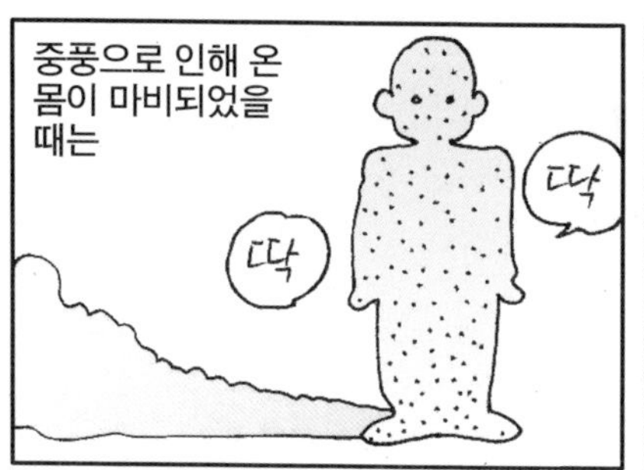

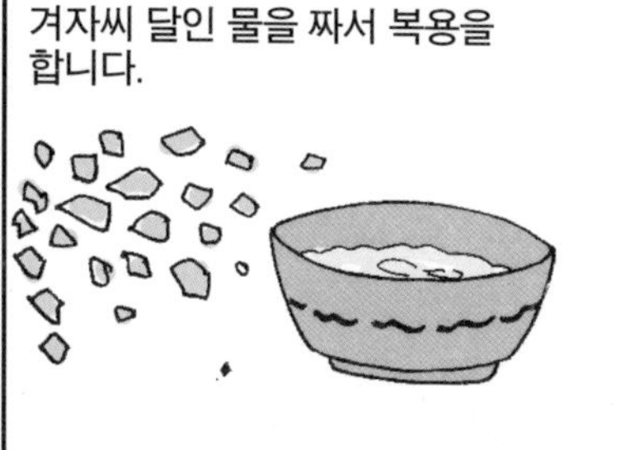

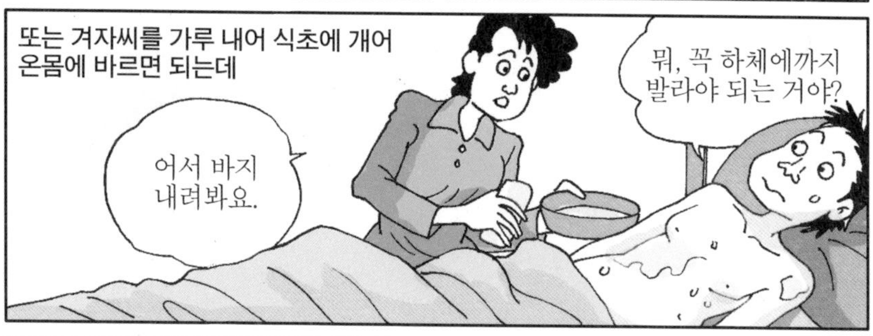

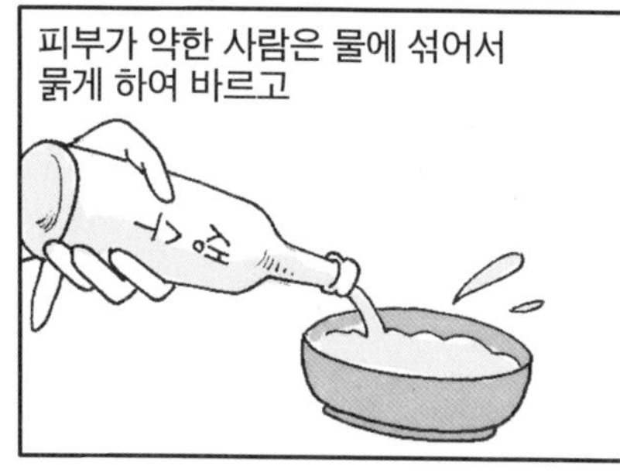

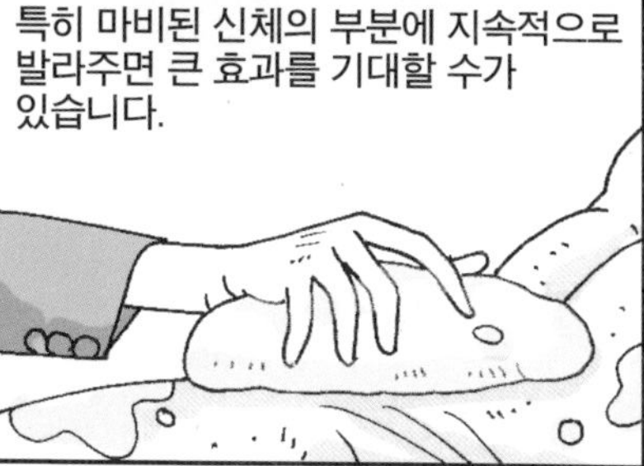

중풍의 정도가 심하여 반신불수가 된 환자에게 좋은 겨자씨와 식초

반신불수에는 겨자씨 가루를 식초에 개어 마비된 쪽의 몸에 바르고 한잠을 자고 일어나면 효과를 볼 수가 있습니다.

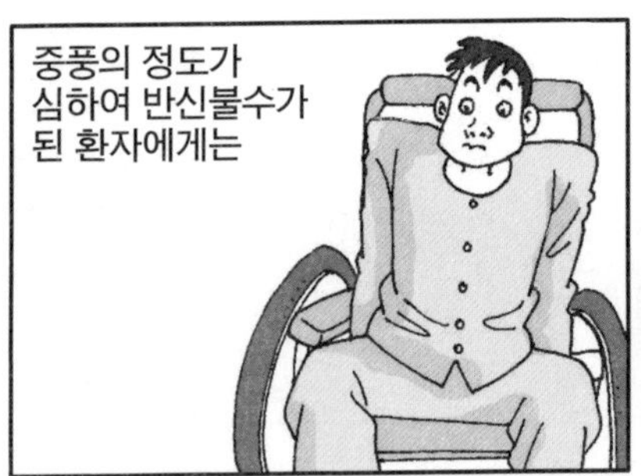

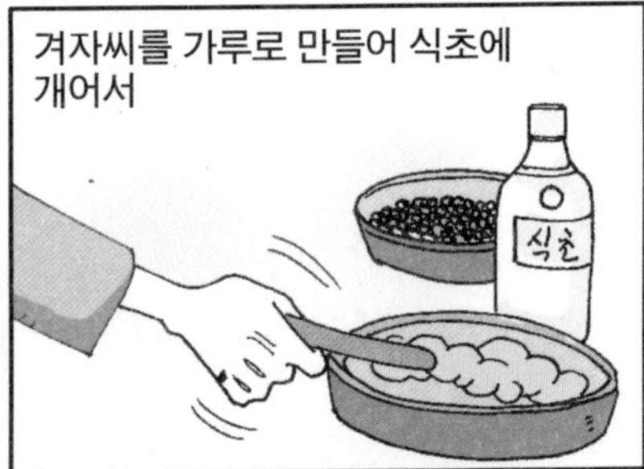

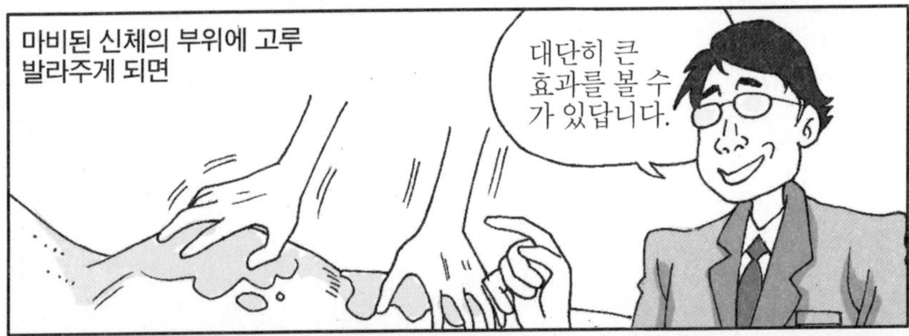

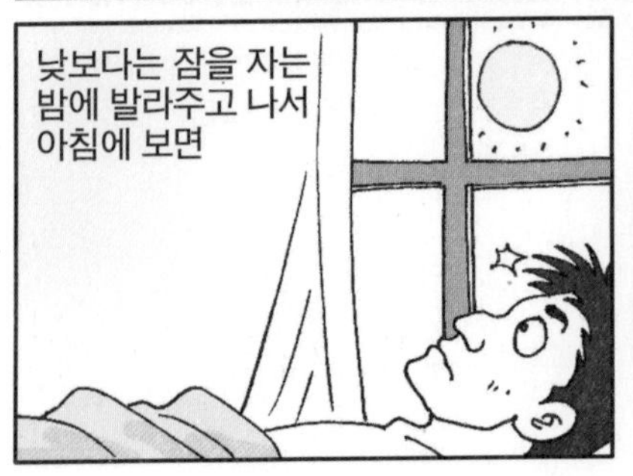

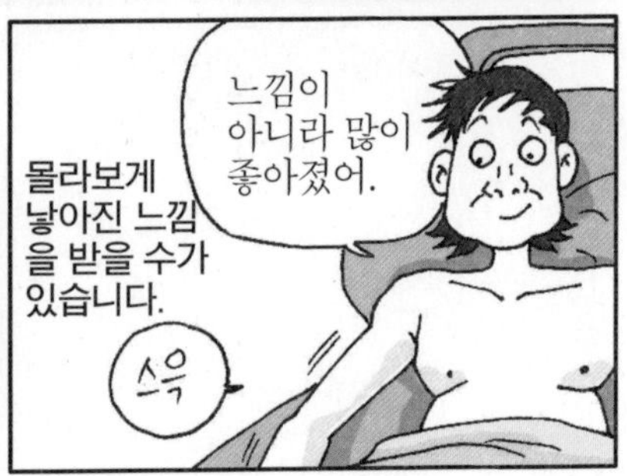

중풍으로 인해 말을 제대로 못하고 가래가 많이 나오는데 좋은 내복자와 아조

중풍으로 말을 못하고 가래가 많이 나오는 데는 내복자 15g, 아조 15g, 반하 15g, 천남성 15g을 물에 넣어 달여서 하루에 3번 나누어 더운 것을 복용시키면 됩니다.

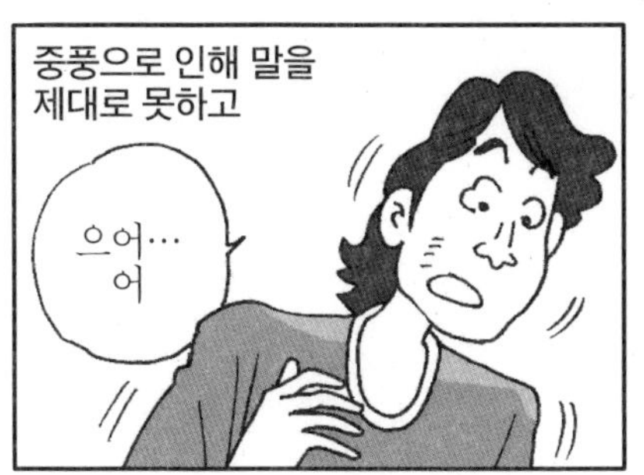

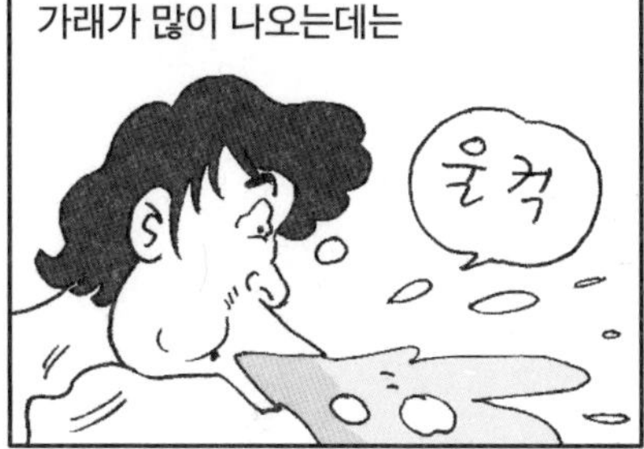

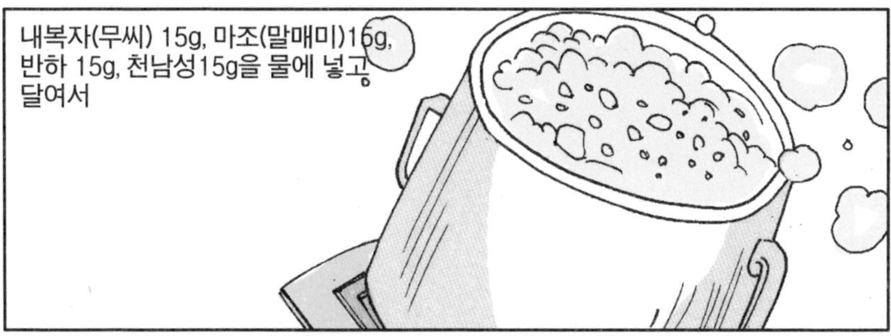

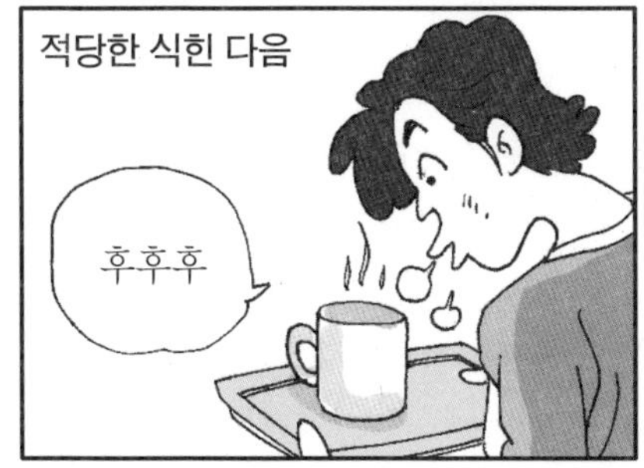

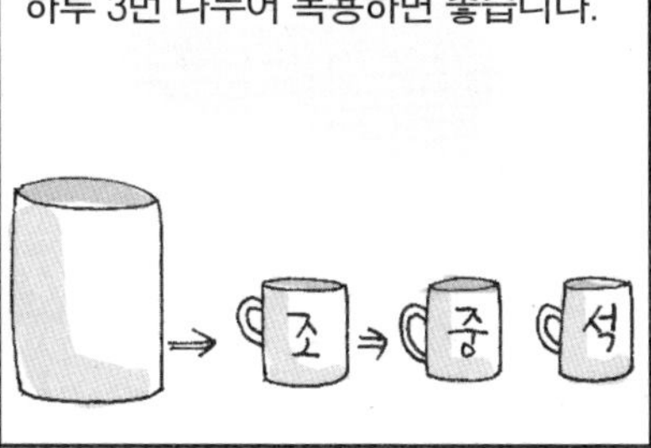

무밥을 먹고 중풍이 낫으면 메밀음식을 절대 먹어서는 안된다.

중풍에 무을 잘게 썰어 살짝 데쳐서 밥에 섞어 그것을 주식으로 먹으면 1년 이내에 낫을 수 있습니다. 그러나 당분간 메밀음식을 먹지 말아야 하는데, 메밀음식을 먹으면 재발할 가능성이 많기 때문입니다.

무밥 역시 중풍에 큰 효과가 있습니다.
福

무를 잘게 썰어 살짝 데쳐서

밥에 섞어 주식으로 매일 먹으면
1년 이내에 중풍이 나을 수 있다고 합니다.

주의해야 할 것은 무밥을 먹고 중풍이 낫으면
메밀

메밀음식을 절대 먹어서는 안됩니다. 메밀음식을 먹으면 재발할 가능성이 많기 때문입니다.

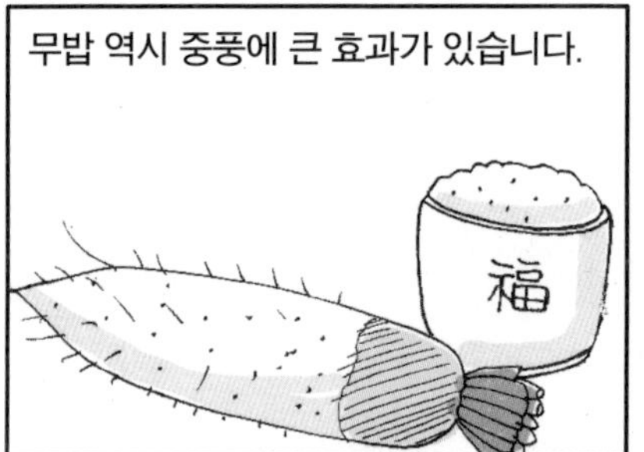

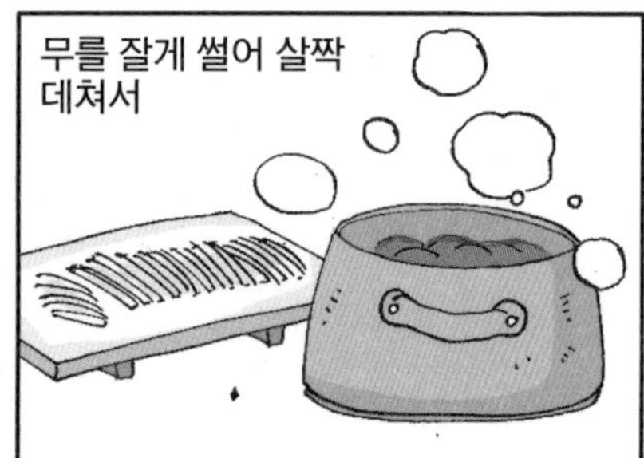

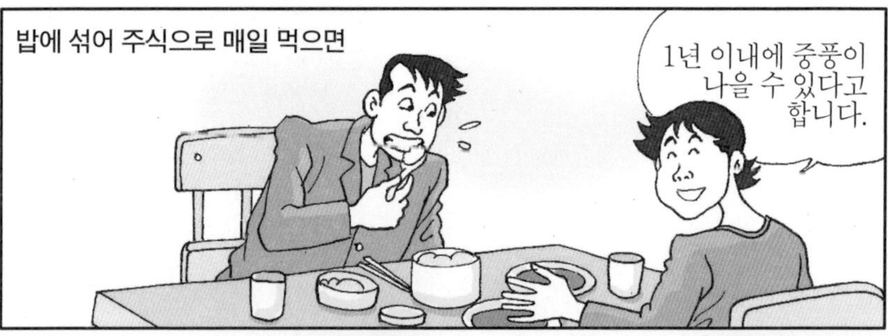

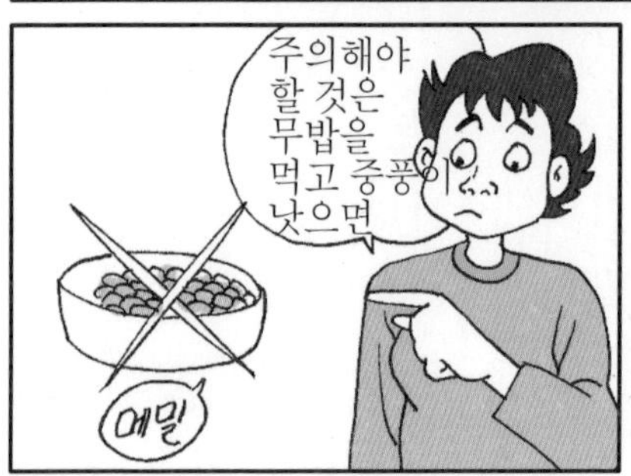

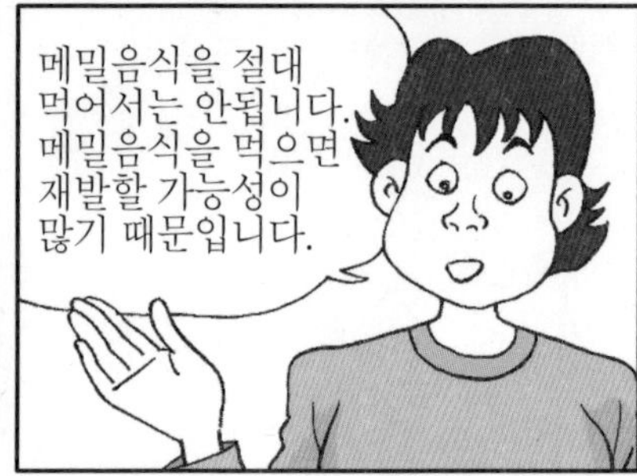

중풍으로 인하여 다리를 못쓸 때 좋은 밤

중풍으로 다리를 못 쓸 때는 매일 식전 아침에 양쪽이 납작한 밤2개를 누운 자세로 천천히 씹어서 물이 되면 배꼽 밑으로 넣는 기분으로 삼키게 하면 됩니다.

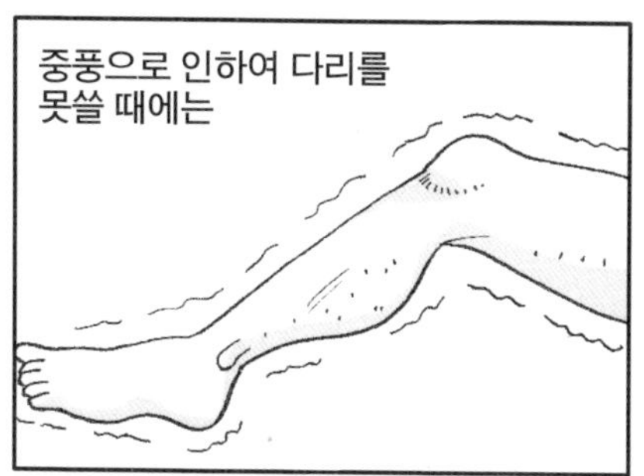

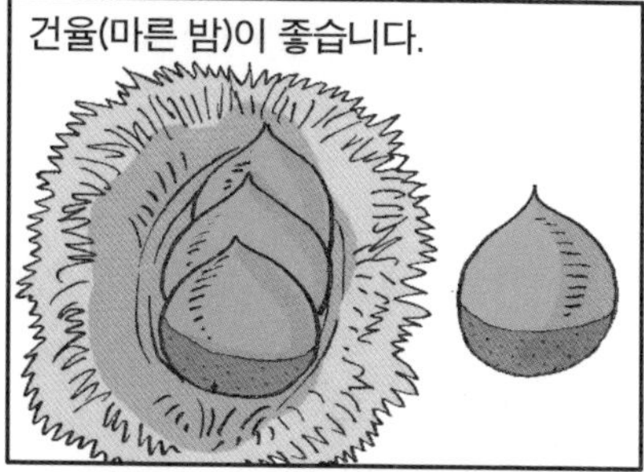

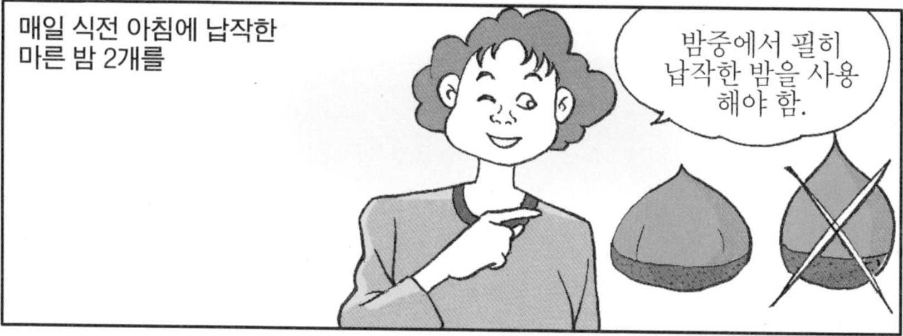

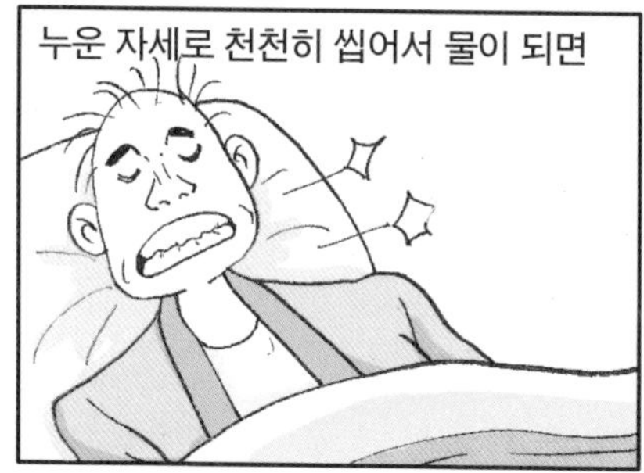

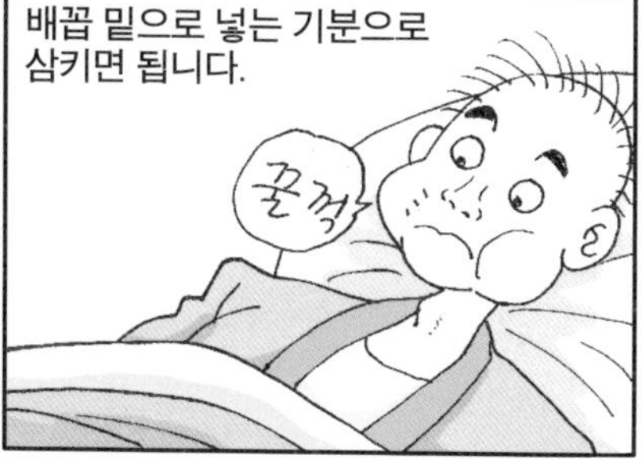

중풍에 좋은 치료제 죽은 누에

중풍으로 말을 못하는 데는 병들어 절로 죽은 누에를 찹쌀뜨물에 하룻밤 담가 두었다가 약한 불에 구운 후 가루를 내어 한번에 5g씩 술과 함께 복용시키면 됩니다.

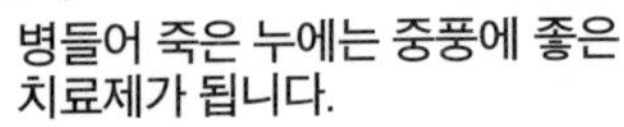

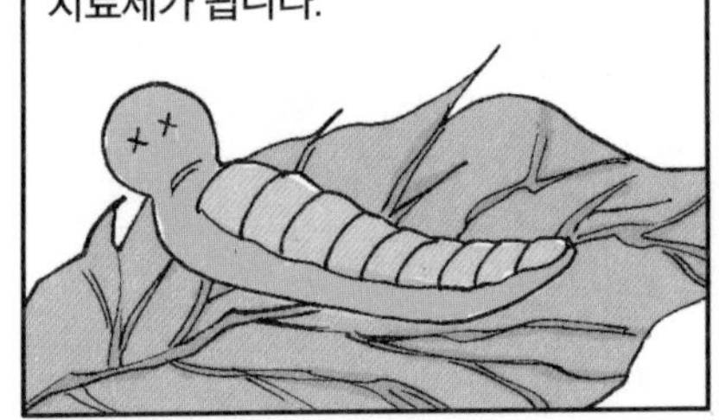

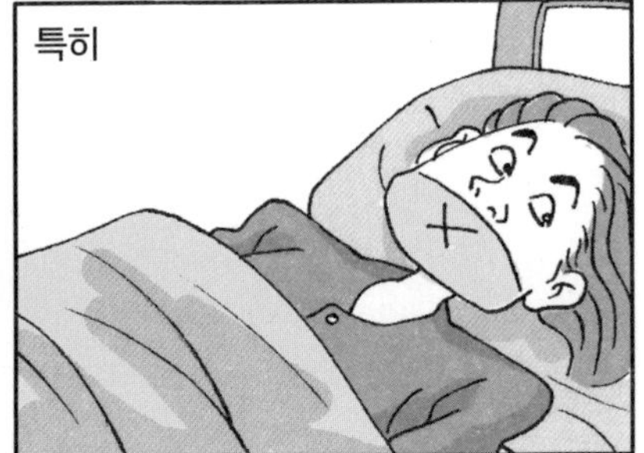

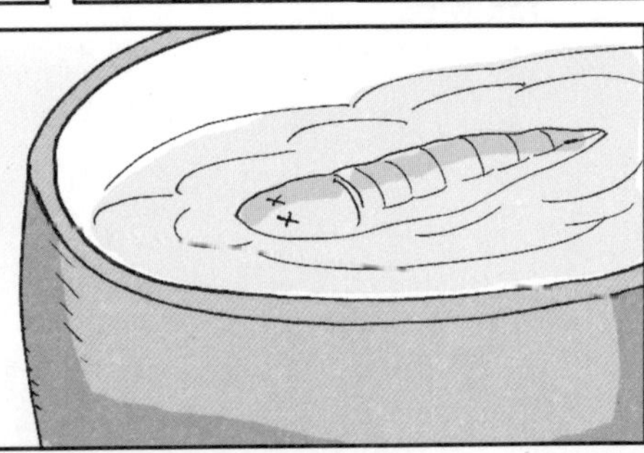

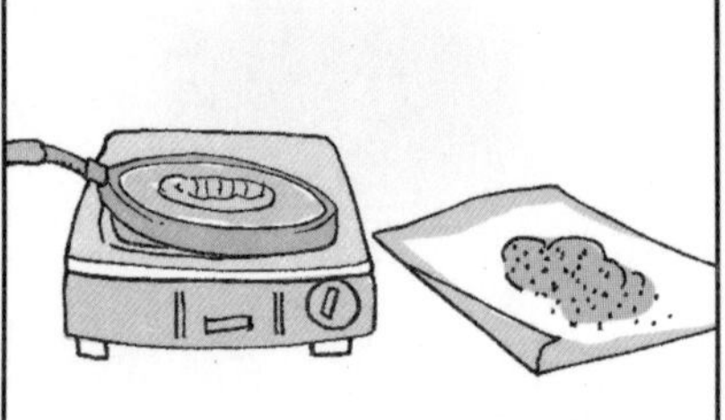

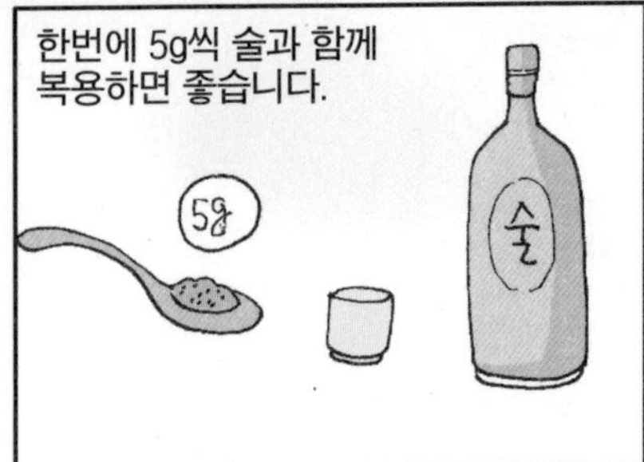

Part 4

중풍(뇌졸중) 예방을 위해 꼭 알아야 할 안내서

Question

일주일에 3회 이상 운동하면 좋다.

answer the question

규칙적인 운동은 혈압을 낮추고 비만을 예방할 뿐만 아니라 스트레스를 낮춰준다. 또한 활발한 신체 활동을 하면 뇌졸중이 예방되므로 규칙적인 운동 습관을 몸에 익히는 게 좋은데 처음부터 격렬한 운동을 하기 보다는 걷기나 수영과 같이 몸에 무리가 되지 않는 운동을 하는 것이 좋다.

뇌졸중의 경험이 있거나 고혈압이 있을 때는 고온에서 운동하는 게 오히려 해로울 수 있다. 기온이 가장 높은 오후 2~3시경에는 실외 운동을 안 하는 게 좋고, 오전 또는 해가 질 무렵에는 약 40분 이상 운동하고 실내에서 하는 것이 좋다.

적절한 운동 강도는 운동하는 동안 옆 사람과 이야기를 나눌 수 있고 숨이 차지 않을 정도로 하는 것이 좋다. 운동을 처음 시작할 때는 낮은 강도로 시작하여 점차 운동 강도를 증가시켜야 하는데 운동은 매일 하는 것이 가장 좋으나 힘들다면 적어도 일주일에 3~4회는 해야 운동 효과를 볼 수가 있다. 운동 횟수가 3회 이하면 운동으로 인한 뇌졸중 예방 효과가 떨어지기 때문이다.

Question
짜고 기름진 음식 섭취를 줄여야 한다.

answer the question

소금에 들어있는 나트륨은 고혈압을 유발하고, 뇌졸중 환자의 80%에서 고혈압이 있는 것으로 보고되는 만큼 소금 섭취를 줄여야 한다.

짠맛이 생각나면 무염 간장이나 대용 소금을 쓰고, 라면, 햄, 베이컨 같은 인스턴트식품은 피해야 한다. 또한 육류에 염분이 더 많으므로 채소를 많이 섭취하고 육류는 줄이도록 하고 찌개나 국물은 건더기만 건져 먹고 밥을 찌개에 비벼 먹거나 국물에 말아 먹는 것은 피하는 것이 좋다.

고지혈증이 있다면 지방 섭취를 줄이는 것이 좋다. 콜레스테롤이 많이 들어있는 달걀노른자, 오징어, 간, 마요네즈, 명란젓 등을 줄이고, 고기는 살코기 위주로 섭취하되 눈에 보이는 기름기는 제거ㅎ해야 한다. 특히 갈비, 삼겹살, 닭 껍질은 지방이 많이 포함되어 있으므로 삼가는 것이 좋다.

튀김보다는 조림, 구이, 찜 등으로 조리하고 동물성 기름 대신 식물성 기름을 조리에 사용하도록 한다.

Question

금연과 금주는 필수다.

answer the question

흡연은 암뿐만 아니라 뇌졸중을 일으키는 위험요인이다. 금연 후 5년 정도 지나면 뇌졸중 발생 위험이 처음부터 흡연하지 않은 사람과 비슷해진다고 보고되는데 성공적인 금연을 위해서는 3가지를 실천해야 한다.

술은 아예 끊어야 하는 것은 아니지만, 매일 많은 양의 술을 마시는 건 곤란하며 건강한 젊은 사람 기준으로 술 종류와 관계없이 하루에 1~2잔 내로 마시는 것은 괜찮다.

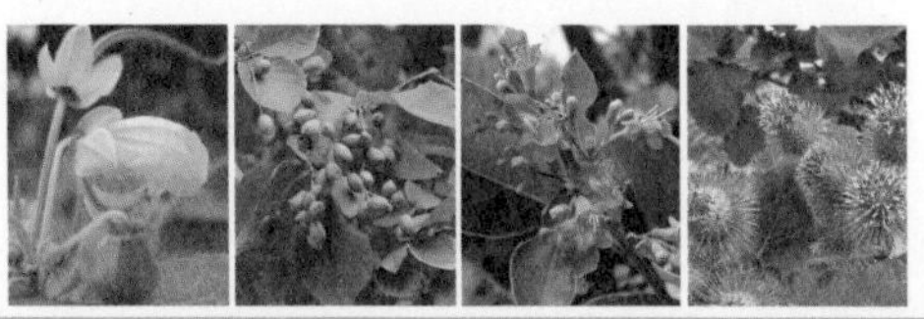

알기 쉽게 풀이한 **고혈압**

고혈압에 기적을 일으키는 숨은 약초 활용법

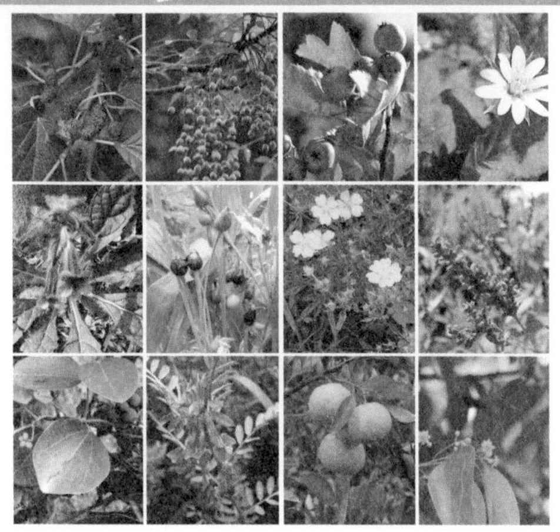

고혈압 자가 진단 테스트

대부분의 고혈압 환자들은 혈압이 심각한 수준까지 올라가도 눈에 띄는 증상이 없어 판단하기 어렵기 때문에 자주 고혈압 자가 진단을 하여 위험에 대처하는 것이 좋다.

- 손과 발이 저리다.
- 뒤통수가 아프다, 특히 아침에 심하다.
- 어지럽다.
- 심장이 두근거린다.
- 쉽게 피로해진다.
- 코피가 자주 난다.
- 시야가 흐려지곤 한다.
- 갑자기 힘이 빠졌다가 회복된다.
- 가슴이 조이듯 아프고 답답하다.
- 호흡이 불편하다.
- 조금만 움직여도 숨이 찬다.
- 귀에서 소리가 난다.
- 전반적인 행동이 일상에서 벗어난다.
- 피로감을 늘 느낀다.

자가진단에서 2~3개 정도의 체크 사항이 있으면 집이나 병원에서 혈압을 측정해보는 것이 위험을 예방할 수 있는 좋은 방법이다.

Part 1

고혈압
기초 지식을 알아야 고친다

Question

⚜고혈압이란?

answer the question

일반적으로 혈압은 동맥혈압을 뜻한다. 따라서 심장 박동에 따라 분출되는 혈액이 동맥 혈관에 가하는 압력을 수치화한 것이 혈압이다. 심장은 우리 몸 곳곳에 필요한 혈액을 보내 영양분과 산소를 공급하는 펌프와 같은 역할을 하는 장기로, 반복적인 혈액 분출을 위해 수축과 확장을 반복하게 된다. 심장이 수축할 때 혈관에 가해지는 압력이 가장 크기 때문에 이때의 압력을 '수축기 혈압(최고 혈압)'이라고 하고, 반대로 심장이 확장할 때 혈관에 가해지는 압력이 가장 작기 때문에 이때의 압력을 '이완기 혈압(최저 혈압)'이라고 한다. 따라서 혈압을 평가할 때에는 수축기 혈압과 이완기 혈압을 모두 고려해야 한다. 압력의 기준은 수은을 수직으로 얼마나 끌어올리는지 표시하는 것으로, 단위는 수은의 화학기호 Hg와 길이의 단위 mm를 사용하여 mmHg로 표시한다.

고혈압이란 쉽게 생각해서 혈압이 정상보다 올라가 있는 상태를 말한다. 정상 혈압은 수축기 혈압과 이완기 혈압이 모두 120mmHg과 80mmHg 미만일 때로 정의한다. 정상보다 높다고 모두 고혈압은 아니다. 혈압은 수축기 혈압이 110~115mmHg, 이완기 혈압이 70~75mmHg 범위를 최하점으로 하여 상승할수록 심뇌혈관 질환, 만성 콩팥병, 망막증의 발생 위험과 사망률을 증가시킨다. 인종, 성별 및 나이 등에 따라 차이가 있지만, 일반적으로 혈압에 따른 심뇌혈관 질환의 사망률은 수축기 혈압이 20mmHg, 확장기 혈압이 10mmHg씩 증가함에 따라 2배씩 계속 증가한다. 혈압을 낮추는 약물 치료가 심뇌혈관 질환의 발병 위험을 감소시킬 수 있다는 근거가 입증된 시점부터 고혈압으로 정의하며, 국가별로 약간 차이가 있을 수 있다.

우리나라의 경우는 대한고혈압학회에서 발표한 2018년 고혈압 진료지침에 따라 아래와 같이 분류를 하고, 수축기 혈압 140mmHg 이상이거나, 이완기 혈압 90mmHg 이상인 경우를 고혈압이라고 정의한다. 여기서 말하는 혈압 수치는 진료실에서 의사가 직접 측정하는 혈압이 기준이다.

Question

⚜고혈압의 발병요인은 무엇일까?

answer the question 고혈압은 교감 신경에 의한 신경성 요인 및 레닌-안지오텐신 기전에 의한 체액성 요인에 의해 발생한다. 그러나 유전, 흡연, 남성, 노령화는 고혈압의 유발을 촉진하는 요인이다.

고혈압의 90% 이상은 본태성으로 원인을 알 수 없는 경우가 대부분이다. 나머지 5~10%는 원인이 명확한 이차성 고혈압에 해당한다. 고혈압의 대부분을 차지하는 본태성 고혈압은 한 가지 원인에 의해 유발되지 않는다. 여러 가지 요인이 모여서 고혈압을 일으키는데, 이 중에는 유전적인 요인(가족력)이 가장 흔하며, 그 외에 노화, 비만, 짜게 먹는 습관, 운동 부족, 스트레스 등이 있다.

유전적인 발병 요인일 수가 있다.

과거에는 어림짐작으로 그럴 것이라고 생각했지만 지금은 의학의 발달로 인해 정확히 판명해낸 것으로 부모 중 한쪽이 고혈압이면 자녀의 약 50%가 유전으로 고혈압에 걸릴 위험이 있고, 부모 모두가 고혈압이면 자녀의 약 70%가 유전으로 고혈압에 걸릴 위험이 있다.

환경적인 발병 요인일 수가 있다.

태어나면서 유전인자를 가지 않고 외부의 요인으로 인해 발생되는 것을 말한다. 예를 들면 육체적, 정신적 스트레스를 비롯해 과로, 긴장, 불안 등으로 인해 급성으로 발병되기도 한다. 이밖에 비만도 고혈압을 일으키는 원인으로 작용되기도 한다. Framingham에 의하면 체중이 10% 증가하면 혈압 또한 약 7mmHg정도가 상승이 된다고 한다.

식사가 문제인 발병요인일 수가 있다.

사람은 각자의 체질이나 입맛에 따라 섭취하는 양들이 조금씩 다르겠지만 공통적으로 과음, 과식, 육식, 식염의 과잉섭취로 인해 고혈압이 나타날 확률이 많다. 아무리 좋은 보약이라도 자신의 체질에 알맞은 섭취가 되어야만 건강을 지킬 수 있다.

Question

⚜고혈압 증상은 어떻게 나타날까?

answer the question

고혈압의 자각증세는 진단에 많은 도움이 된다. 하지만 보편적으로 가벼운 증세가 나타날 때는 진행이 정지되고, 더구나 그 상태로 고정되기 때문에 증세를 자각하기가 몹시 힘들게 된다.

대부분의 사람들이 알고 있듯이 고혈압의 확실한 증세는 혈압이 어떤 정신적이거나 외부적인 충격으로 인해 갑자기 높아질 때 잘 나타난다. 이밖에 고혈압 초기에 그 증세들이 많이 나타난다.

고혈압은 뚜렷한 증상이 없어 신체검사나 진찰 중에 우연히 발견되는 경우가 적지 않다. 고혈압은 '소리 없는 죽음의 악마' 라고 할 정도로 증상이 없는 경우가 대부분이다. 간혹 증상이 있어서 병원을 찾는 경우는 두통이나 어지러움, 심계항진, 피로감 등의 혈압 상승에 의한 증상을 호소한다. 코피나 혈뇨, 시력 저하, 뇌혈관 장애 증상, 협심증 등 고혈압성 혈관 질환에 의한 증상을 호소하기도 한다. 이차성 고혈압의 경우 종종 원인 질환의 증상을 호소한다. 두통이 있는 경우에도 혈압이 올라갈 수 있다. 그런데 대부분의 경우 혈압 때문에 두통이 생기지 않고 두통 때문에 혈압이 올라간다. 따라서 두통이 있으면 혈압보다 두통을 먼저 조절해야 한다.

흔히 목덜미가 뻣뻣하면 혈압이 높다고 생각하는 경우가 많다. 그러나 과도한 스트레스로 인해 목이 뻣뻣해지고 그로 인해 혈압이 올라갈 수 있다. 따라서 목이 뻣뻣할 때는 다른 이유를 먼저 고려해야 한다.

Question

⚜고혈압의 진단은 어떻게 할까?

answer the question

혈압을 1회만 측정하여 고혈압을 진단하는 것은 바람직하지 않다. 처음 측정한 혈압이 높은 경우에는 1일 간격을 두고 최소한 두 번 더 측정한다. 그 결과 이완기 혈압 90mmHg 이상 또는 수축기 혈압 140mmHg 이상이면 고혈압으로 진단한다.

혈압을 측정할 때는 앉은 자세에서 5분 이상 안정을 취한 후 왼쪽 팔을 걷고 심장 높이에 두고 측정해야 한다. 측정 전 30분 이내에 담배나 카페인 섭취를 피해야 한다. 혈압은 2분 간격으로 2회 이상 측정하여 평균치를 구하는데, 2회의 기록이 5mmHg 이상 차이가 나면 한 번 더 측정한다. 고혈압을 진단하는 가장 정확한 방법은 24시간 보행 혈압 감시 검사를 시행하는 것이다. 24시간 평균 수축기 혈압이 수축기 135mmHg 이상이거나, 24시간 평균 이완기 혈압이 95mmHg 이상이면 고혈압으로 진단한다.

젊은 나이에 고혈압으로 진단받는다면 이차성 고혈압을 배제하는 것이 중요하다. 갑상선 기능 항진증, 쿠싱병, 갈색세포종과 같은 내분비 질환을 확인하기 위해 특수 혈액 검사가 필요하다. 또한 신혈관 이상, 부신 종양, 부신 비대 등을 감별하기 위해 부신 CT 검사나 복부 초음파를 시행하는 것이 중요하다. 이차성 고혈압의 경우 원인 질환을 치료하면 완치될 수 있으므로 반드시 원인 질환을 감별해야 한다.

고혈압 환자로 의심되면 소변검사, 혈색소 검사(hematocrit), 혈당치, 혈청 전해질(Ca, K), 요산, 콜레스테롤, 중성지방, 심전도, 흉부 X-선 검사를 기본적으로 시행한다. 또한 부종 여부를 알아내기 위해 신장 기능을 검사하고 몸무게를 측정한다. 고혈압의 정도 및 예후를 평가하기 위해 안저 검사가 중요하다.

Question

✤고혈압에 의한 무서운 합병증은 무엇이 있을까?

answer the question

고혈압에 의한 합병증은 혈관, 뇌, 심장, 신장, 눈 등에 전신적으로 나타날 수 있다. 혈압을 잘 조절하면 합병증을 예방할 수 있고, 심장의 비대와 같은 일부 합병증은 호전이 될 수 있다.

고혈압에 의한 심뇌혈관 질환의 합병증

고혈압에 의한 합병증은 혈관, 뇌, 심장, 신장, 눈 등에 전신적으로 나타날 수 있다. 합병증의 위험도는 고혈압의 정도가 심할수록 더 높아진다. 그러나 다행히도 혈압을 잘 조절하면 합병증을 예방할 수 있고, 심장의 비대와 같은 일부 합병증은 호전이 될 수 있다.

고혈압은 혈관에 지속적인 스트레스를 주게 되어 혈관을 단단하게 하는 동맥경화증뿐 아니라 혈관 벽에 콜레스테롤이 붙어 혈관이 좁아지는 죽상경화증의 진행을 악화시킨다. 이와 같은 죽상동맥경화증은 뇌졸중, 관상동맥질환 등 심뇌혈관 질환의 원인이 된다.

그 외에도 고혈압은 대동맥확장증, 대동맥박리증, 하지 혈관이 좁아지고 막히는 말초혈관질환의 원인이 된다.

고혈압에서 오는 뇌졸중의 합병증

고혈압은 뇌졸중의 가장 강력한 위험인자이다. 고혈압과 관련된 뇌졸중은 열공성 경색과 뇌출혈 그리고 죽상경화의 악화에 의해 뇌혈관이 막히는 뇌경색 등이 있다. 뇌의 큰 동맥이 막히는 경우 급성 허혈성 뇌경색이 발생하며, 뇌혈관이 터지는 경우는 뇌출혈이 발생할 수 있다.

열공성 경색이란 작은 동맥이 높은 압력에 의해 손상을 받아 막히게 되어 발생하며, 만일 이 혈관이 파열되면 뇌출혈이 발생하게 된다.

고혈압은 죽상경화의 중요한 악화인자로 죽상경화증의 진행으로 인해 혈관이 막히거나 혈전(피떡)을 유발하여 뇌경색으로 이어질 수 있다.

고혈압에서 오는 치매질환의 합병증

고혈압, 특히 수축기 고혈압은 인지기능의 저하 및 치매의 위험인자로 알려져 있다. 고혈압은 뇌졸중에서 유발되는 혈관성 치매뿐 아니라 알츠하이머병에도 위험인자로 작용한다. 혈압을 조절하면 혈관성 치매 발생 위험을 줄이는 것으로 알려져 있다. 혈관성 치매의 원인은 크게 혈전(피떡)으로 뇌혈관이 갑자기 막히는 급성 뇌경색과 장기간 뇌조직에 혈액공급이 줄어 생기는 만성 뇌허혈성 변화이다.

고혈압에서 오는 심장질환의 합병증

좌심실 비대: 혈압이 조절되지 않으면 심장의 근육이 두꺼워지고 뻣뻣해지는 좌심실 비대가 발생하게 된다. 또한, 심실이 부드럽게 늘어나지 못하는 이완 기능 장애가 발생한다. 고혈압을 치료하면 좌심실 비대가 소실되고, 향후 심혈관 질환 발생을 낮출 수 있다.

심근 허혈: 고혈압으로 인해 죽상동맥경화증이 악화되면 관상동맥(심장

혈관)의 협착으로 심장 근육에 혈액공급이 원활하지 않아 심근 허혈에 의한 협심증이 발생할 위험이 올라간다. 그 외에도 좌심실 비대에 의해서, 또는 심장의 작은 혈관의 기능 장애에 의해서도 협심증 증상이 생길 수 있다. 협심증의 주 증상은 활동하거나 운동할 때 호흡곤란이나 흉통이 생기는 것이다.

고혈압은 심방세동(심방이 불규칙하게 빨리 뛰는 부정맥)이 생길 위험을 높으며 심방세동은 뇌졸중 및 심부전의 위험을 높인다.

고혈압에서 오는 신장병(콩팥병)의 합병증

고혈압은 신장 질환의 원인인 동시에 그 결과로 나타나기도 한다. 고혈압으로 신장(사구체) 내 압력이 증가되면 신장 조직 및 혈관을 손상시켜, 신장 기능이 저하되고, 단백뇨가 발생할 수 있다.

고혈압에서 오는 눈(망막)의 합병증

망막은 동맥혈관을 직접 관찰할 수 있는 유일한 부분으로, 망막혈관을 관찰하여 고혈압으로 인한 혈관 손상을 확인할 수 있다. 고혈압이 진행되면 망막 동맥이 좁아지고, 동맥과 정맥의 교차 부위에 동맥에 의해 정맥이 눌리게 되며, 망막 내 출혈이 발생할 수 있다. 고혈압으로 두개골 내 압력이 올라가면 망막유두(망막에서 시신경이 들어가는 부위) 부종이 생길 수 있다.

망막 혈관 폐색은 고혈압과 연관성이 있는 것으로 알려져 있다. 망막 혈관이 막히면 시력을 잃게 되는데, 혈관이 막힌 위치에 따라 시력 소실은 다양하게 나타날 수 있다.

고혈압은 실명의 주요 원인의 하나인 당뇨병성 망막증의 악화에도 관여하는 것으로 알려졌다.

위험요인 및 예방

고혈압은 심뇌혈관 질환의 발생 및 사망 위험을 높이며, 고혈압 환자는 대개 다른 심뇌혈관 질환 위험인자를 동반하고 있다. 고혈압 환자는 심뇌혈관 위험도를 평가하여, 조절 가능한 위험인자를 같이 조절해야 한다.

Question

⚜노인 고혈압은 무엇일까?

answer the question 나이가 들수록 수축기 혈압은 지속해서 상승하지만, 이완기 혈압은 50~60세를 정점으로 감소하기 시작한다. 그 결과 노인에게서는 수축기 혈압은 높아지지만 이완기 혈압은 줄어드는 것을 흔히 볼 수 있다. 이러한 변화는 주로 대동맥 혈관 경직도가 증가하게 되어 나타나는 현상으로 뇌혈관질환 및 심혈관 질환의 발생 위험을 높이는 것으로 알려져 있다.

노인에게 고혈압의 치료는 심뇌혈관 질환의 발생 및 사망률을 감소시키며, 수축기 단독 고혈압 환자에서도 고혈압 치료에 대한 이득이 관찰되기 때문에 고혈압에 대한 진단과 치료를 적극적으로 해야 한다.

노인 고혈압 환자에서는 기립성 저혈압이나 식후 저혈압과 같이 혈압 변동이 심하다. 따라서 노인 환자에게는 혈압을 서서히 낮추는 것이 안전하며 약물 사용에 따른 합병증 발생 여부를 관찰하면서 약의 용량을 증량해야 한다.

Question

⚜여성과 고혈압의 관계는 어떻게 될까?

answer the question 여성의 고혈압의 유병률은 50세 이전까지는 여자보다 남자에게서 고혈압이 많이 나타나서 여성의 고혈압 유병률(일정 기간 조사대상자 중에 질환을 앓고 있는 환자 수의 비율)은 남자보다 낮지만 폐경 이후 고혈압의 위험이 급격히 증가해 70세 이후가 되면 여성이 남성보다 고혈압 유병률이 더 높게 나타난다.

여성 고혈압 환자의 특징은 폐경 이후 여성에서는 백의 고혈압(가정이나 주간 활동혈압은 정상이면서 병원 진료실에서만 혈압이 높은 경우)이 빈번하므로 고혈압을 진단할 때 주의해야 한다.

여자와 남자의 고혈압 치료의 효과는 차이가 없다. 그러나 여성은 고혈압약의 부작용이 약 2배 정도 더 많이 관찰되므로 주의가 필요하다. 흔히 나타나는 부작용으로 안지오텐신 전환효소 억제제로 인한 기침, 칼슘채널 차단제에 의한 부종, 이뇨제로 인한 전해질 불균형이 있다.

Question

⚜경구 피임약과 고혈압의 관계는 무엇일까?

answer the question

경구 피임약을 복용하면 일부에서 혈압이 상승할 수 있고, 복용자의 약 5%에서 고혈압이 생길 수 있다. 경구 피임약 복용 중에는 혈압을 주기적으로 측정하고, 혈압이 상승하면 경구 피임약 복용을 중단한다. 복용을 중단하면 혈압은 대개 다시 감소한다.

고혈압의 가족력, 임신성 고혈압의 과거력, 콩팥 질환, 비만이 있거나 경구 피임약의 복용 기간이 길수록 혈압 상승의 위험이 증가한다.

Question

⚜임신과 고혈압

answer the question

임신을 하게 되면 혈액량이 증가하고 심박 수도 증가하나 말초 혈관의 저항이 감소해 혈압은 약간 떨어진다. 이러한 변화는 임신 초기부터 시작되어서 임신 중반기가 되면 혈관 저항이 최대로 감소하여 혈압이 10mmHg 정도까지 줄어들었다가 서서히 증가한다. 그러나 임신 중에도 고혈압이 발생할 수 있다. 임신 고혈압의 종류는 크게 4가지로 구분할 수 있다.

임신 중 만성 고혈압 : 임신 20주 이전에 이미 고혈압이 있거나 고혈압 약을 복용하고 있는 경우
임신성 고혈압 : 임신 20주 이후에 새로운 고혈압이 진단되었으나 단백뇨가 없는 경우
전자간증 : 임신 20주 이후에 고혈압이 진단되고 동시에 단백뇨가 동반된 경우
만성 고혈압과 전자간증의 중첩 : 임신 전 만성 고혈압이 있는 환자에게 전자간증이 발병한 경우

임신성 고혈압과 전자간증은 이후에 고혈압으로 발전할 위험이 상대적으로 높다. 전자간증은 심뇌혈관 질환 발생의 위험인자로, 향후 허혈성 심질환, 뇌졸중, 정맥혈전증의 위험이 2배 이상 증가하고, 지속적인 고혈압으로 진행할 가능성도 4배 더 높다. 따라서 분만 후에도 지속적인 혈압 관리와 적극적인 생활요법이 필요하다.

Question

임신 중 고혈압의 치료

answer the question

고혈압이 있는 임신부를 치료하는 목적은 모체와 태아의 합병증을 줄이는 것이다. 따라서 중증 고혈압이 있는 임신부는 임신 상태와 관계없이 항상 치료해야 한다.

임신에서 100% 안전성이 증명된 고혈압 약은 없지만, 비교적 안전하게 사용할 수 있는 약제는 많다. 대표적인 약제로 라베탈롤(labetalol)과 같은 아드레날린 차단제와 혈관확장제인 히드랄라진(hydralazine)과 칼슘채널 차단제인 니페디핀(nifedipine)이 있다.

반면, 안지오텐신 전환효소 억제제와 안지오텐신 수용체 차단제는 태아의 손상과 사망을 증가시킬 수 있으므로 금기 약물이다.

Part 2

고혈압에 기적을 일으키는 숨은 약초

동의보감 민간요법

혈압을 내리는 데 효과가 좋은 감잎과 뽕나무 잎

먹는 방법은 그늘에서 말린 감잎과 뽕나무 잎 각 한 근씩을 곱게 갈아서 녹두를 달인 물에 30g씩 타서 매식 후에 복용하면 효험이 있습니다.

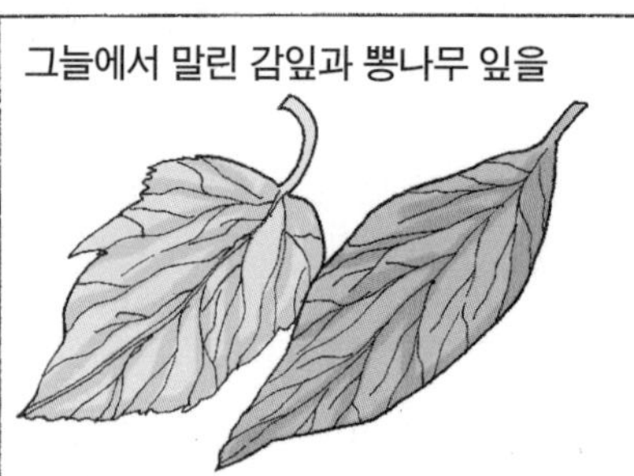

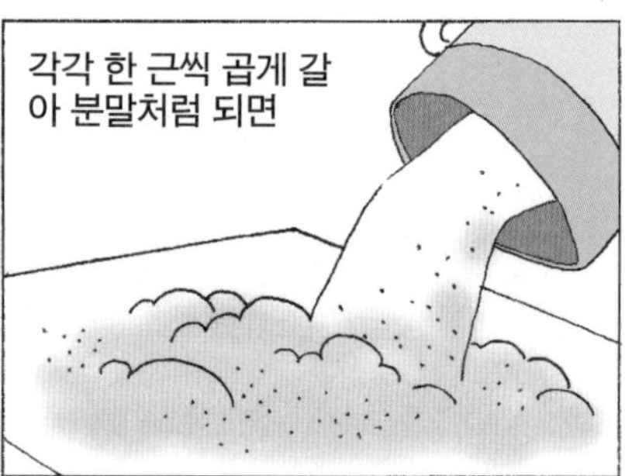

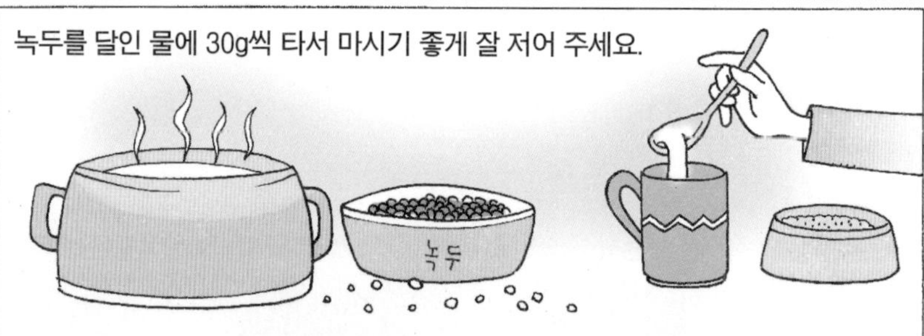

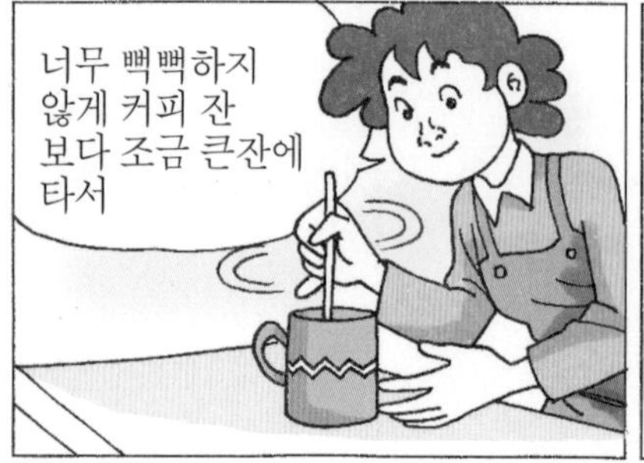

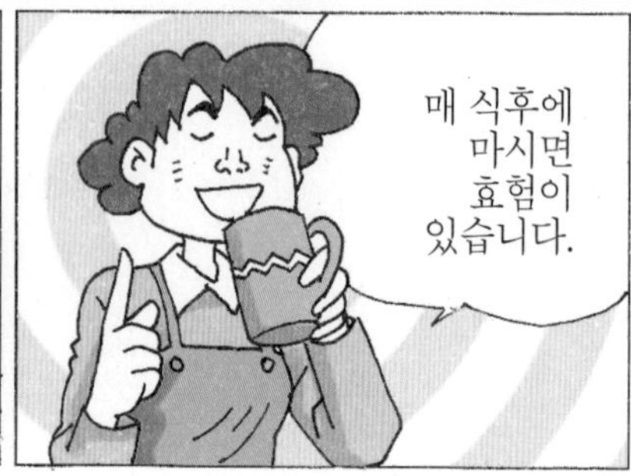

시체(감꼭지)

낙엽교목인 감나무의 열매 꽃받침

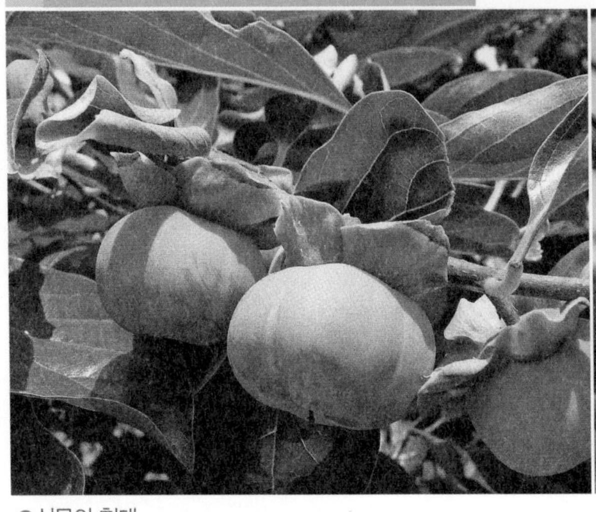

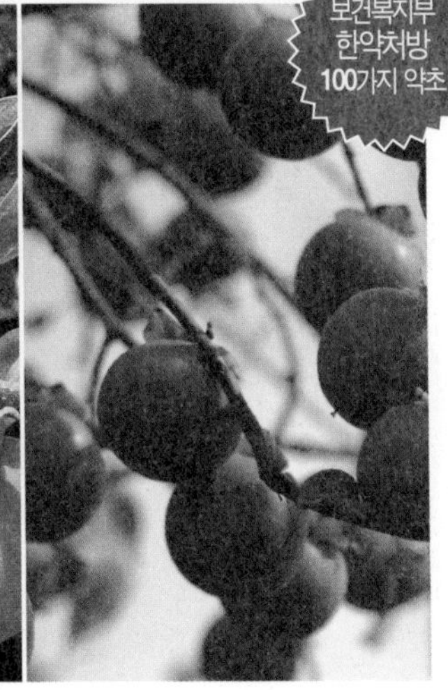

●식물의 형태

감꼭지는 감과실 밑부분에 있는 얇게 넷으로 갈라진 넓적한 꽃받침으로 지름 15~25mm, 두께 1~4mm이다.

●주요 함유 성분과 물질

Hydroxytriterpenic acid 0.37%, Oleanolic acid, Betulic acid, Ursolic acid, 포도당, 과당, 지방유, Tannin 등이 함유되어 있다.

●약리 효과와 효능

진정과 지사작용이 있으며 주로 딸꾹질을 멎게 하는데 차처럼 끓여서 마신다.

맛은 쓰고 떫으며 성질은 어느 한 쪽으로 치우치지 않고 평하다. 폐와 위에 작용한다.

기가 거꾸로 치솟은 것을 내려주는 작용이 있어 열이 있어 발생하는 딸꾹질에도 이용된다.

●복용실례

정향, 생강 등과 배합하여 속이 차면서 딸꾹질을 하는 증상을 다스린다.

●채집가공과 사용법 가을에 성숙한 감의 꼭지를 채취하여 잡질을 제거한 뒤 햇볕에 말려서 이용한다.

●효과적인 복용방법 하루에 8~16g을 복용한다.

●주의사항

특별한 복용금기나 주의사항은 없다.

대조(대추)

갈매나무과 낙엽 소교목 대추나무의 성숙한 과실

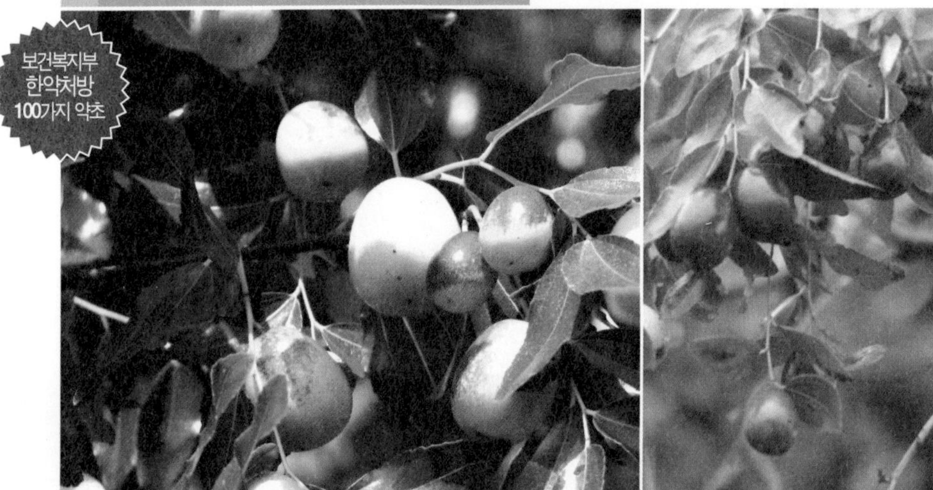

●식물의 형태 잎은 호생하고 난형이며 길이 2~6cm, 나비 1~2.5cm이다. 열매의 표면은 적갈색이며 타원형이다.

●주요 함유 성분과 물질 비타민 B, C, K, P, 글루코스 외 9종의 탄수화물, 글루타민산 외 8종의 단백질 리피드외 2종 지방산, 아돌핀외 28종의 알카로이드, 사포제닌 외 12종이 기타성분을 포함하고 있다.

●약리 효과와 효능해독효과, 강한 약재 중화 등에 사용, 설사, 복통, 신경질, 마른기침, 입안이 마르는데 사용하고, 장복하면 피부색이 좋아지고 장수한다고 한다.

맛은 달고 성질은 평하며 비장과 위장에 작용하여 기운을 보충하고 진액을 생성케 한다. 독을 제거하는 효과가 있어, 오랫동안 복용하면 피부색이 좋아지고 몸도 가벼워져 장수한다고도 한다.

●복용실례 소맥, 감초, 대조 등을 물에 달여 하루에 3번씩 먹으면 가슴이 뛰고, 예민해진 상태를 완화시킬 수 있다.

●채집가공과 사용법 가을에 성숙한 과실을 따서 햇볕에 말려서 사용, 최근에는 생용으로도 사용한다.

●효과적인 복용방법 하루 6~12g을 탕약, 알약으로 복용한다.

●주의사항 감초와 같이 대추는 많이 복용하면 위장 내에 습하고 탁한 기운이 가로막아 배가 부르고 몸이 부을 수 있으므로 잘 체하는 사람이나 먹고 나면 잘 붓는 사람은 복용하는 것에 주의하여야 한다.

혈압을 내려주는 대추나무 잎

제조방법은 대추나무 잎 3kg에 물 25 를 붓고 두 시간동안 달이면 됩니다. 찌꺼기는 버리고 약물에 설탕을 적당히 넣어서 한 번에 *30ml* 씩 하루에 세 번 빈속에 복용하면 됩니다. 대추나무 잎의 성질은 달고 따스하지만 독이 약간 함유되어 있습니다.

대추나무 잎 3kg에
물 25리터를 붓고
2시간 동안 푹 달여
주세요.
찌꺼기는
버리셔야
됩니다.
그렇게 달여진 대추나무잎
약물에 설탕을 적당히 넣어서
잘 저은 다음
한번씩 30ml씩
하루에 세 번 공
복에 복용하시
면 효과가 매우
좋습니다.
아버님
약드세요
대추나무 잎의
성질은 달고
따스하지만
독성이
함유되어
있습니다.
그러니 필히
지정한 양을
드셔야 되겠지요.
30ml

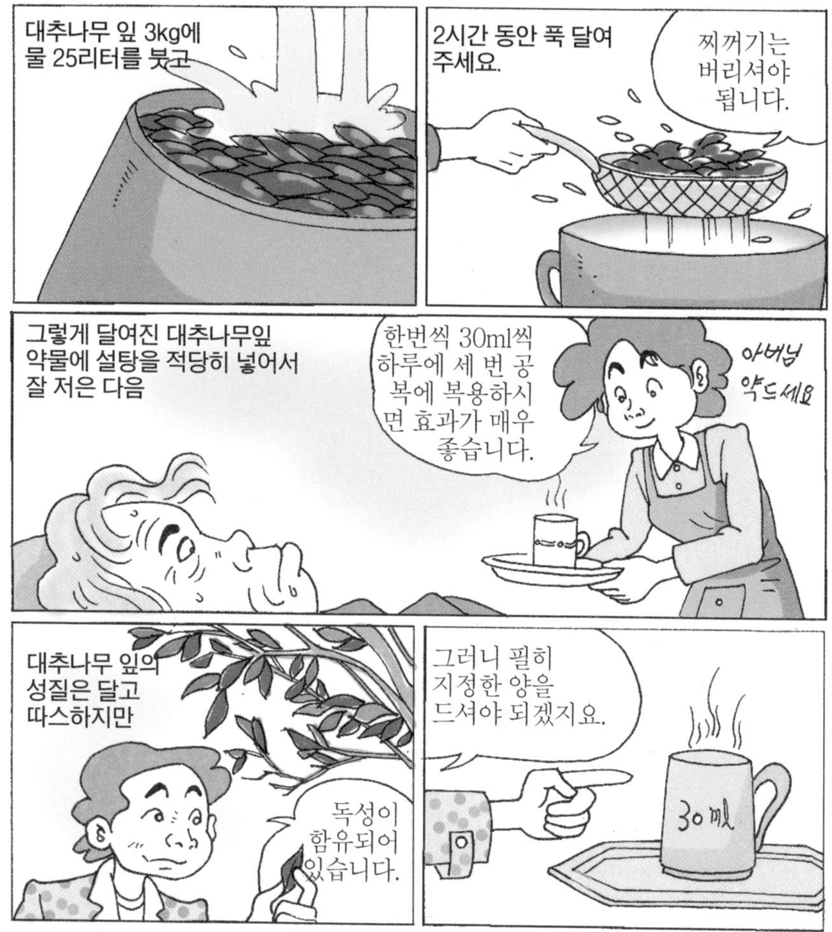

옥죽(둥굴레뿌리)

둥굴레와 왕둥굴레 및 옥죽의 건조한 근경

보건복지부 한약처방 100가지 약초

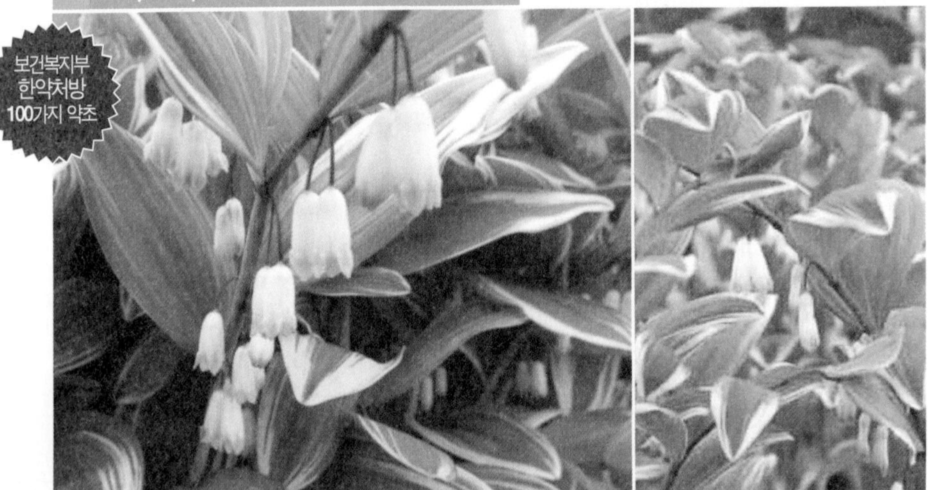

●식물의 형태 높이 30~60cm, 육질의 뿌리줄기, 잎은 어긋나며 꽃은 6~7월에 피고, 열매는 장과로 둥글고 검은색이다.

●주요 함유 성분과 물질 convallamarin, convallarin, vitamin A 등을 함유하고, 전분 25.6~30.6% 및 점액질을 함유하고 있다.

●약리 효과와 효능 자음윤조, 양위생진, 효능이 있으며 심장박동항진, 항산화, 혈당억제, 혈당강하 작용이 있고, 발열, 소변이 자주 마려운 증상 등에 효과를 나타낸다.

●채집가공과 사용법 봄과 가을에 근경을 채취하여 껍질을 벗긴 후 물에 잘 씻어 햇볕에 말려서 사용한다.

●효과적인 복용방법 하루에 12~20g을 복용한다.

보리차 대신 상시로 끓여 놓고 수시로 꾸준하게 복용하면 고혈압에 효험을 거둘 수가 있다. 직장인들은 보온병에 담아서 회사에 가져가 갈증이 날 때마다 마시면 더더욱 좋다.

●복용실례 맥문동, 석곡 등과 배합하여 몸에 음이 부족하여 발생하는 허열과 몸에 진액이 적으면서 갈증이 나타나는 증상을 다스린다.

●주의사항 비장이 약하여 습열과 담이 있는 사람은 복용을 피해야 한다.

동물실험 결과 가벼운 강심작용이 밝혀졌으며, 심장 박동을 증가시켜 혈압을 상승시키는 승압작용이 인증되고 있다. 혈액순환을 촉진한다. 류머티스성 심장 질환에 응용되며 저혈압. 말초혈관순환부전으로 맥박이 가라앉아 있고 약하며 힘이 없을 때 쓴다.

고혈압에 효과가 좋은 둥글레

보리차 대신 상시로 끓여놓고 수시로 꾸준하게 복용하면 고혈압에 효험을 거둘 수가 있습니다. 직장인들은 보온병에 담아서 회사에 가져가 갈증이 날 때마다 마시면 더욱 좋습니다.

요즘은 보리차 대신 둥글레 차를 많이 마시고 있죠?
둥글레차
이 둥글레 차를 수시로 끓여 놓고
둥글레
둥글레
둥글레
수시로 꾸준히 복용하시면 고혈압에 효험을 거둘 수가 있습니다.
직장인들은 이 둥글레 차를 보온병에 담아 직장 내에서 갈증이 날 때마다 마시구요.
쭈우욱
이 대리는 뭘 절케 마셔대는거야?
혹시 술은 아닐 테지?
둥글레 차 래요.
주말 등산이나 운동할 때도 위와 같이 하시는데….
고혈압 환자는 격한 운동은 금물이라는 거 아시죠?
특히 축구 경기로 더구나 내기 축구는 절대 금물!

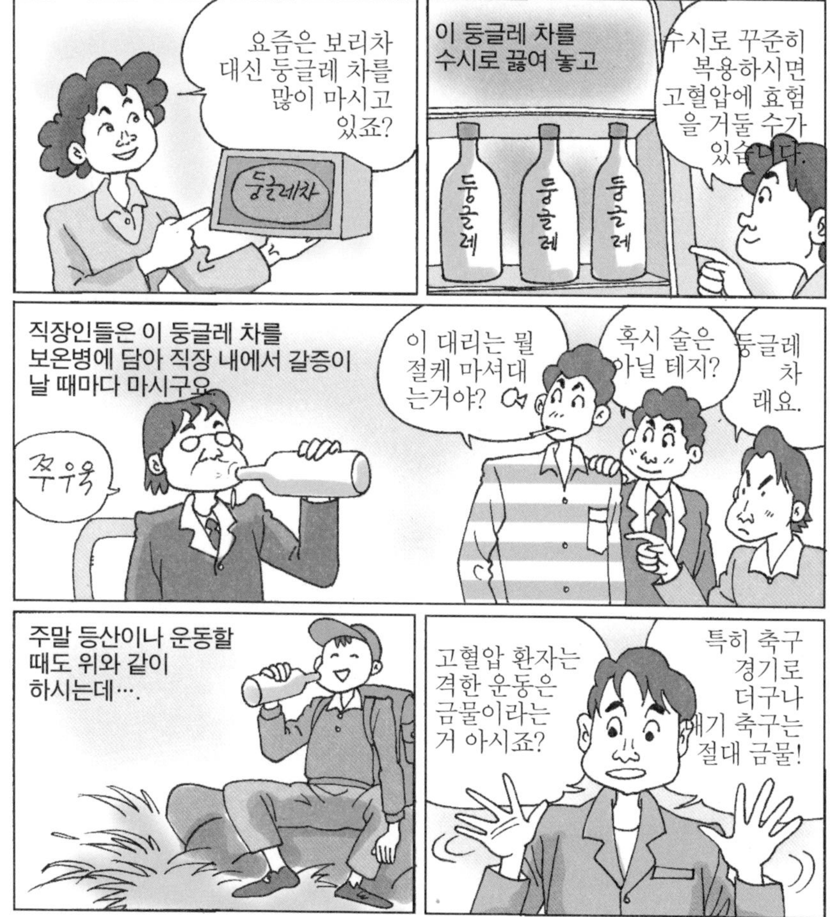

혈당강화와 혈압을 내리는 발효인삼

발효인삼은 혈액을 맑게 할뿐만 아니라 강력한 혈당강하와 혈압강하작용을 동시에 하는 것으로 입증되었습니다. 더구나 발효인삼(효삼)은 약해진 췌장의 기능을 회복시켜서 혈당을 낮추는 작용을 하는 것으로도 밝혀졌습니다.

발효 인삼은 혈액을 맑게 하는데 뛰어난 효능이 있지요.
또한 강력한 혈당 강하와
혈압강하
혈압 강하 작용을 동시에 하는 것으로 입증되고 있습니다.
음- 인삼의 약효는 이미 알고 있었지만 고혈압에도 뛰어난 효과가 있군.
더구나 발효인삼은 췌장의 기능을 회복시켜서
혈당을 낮추는 작용을 하는 것으로 밝혀졌습니다.
여깃어요. 발효인삼차!
여보! 내 혈압약!

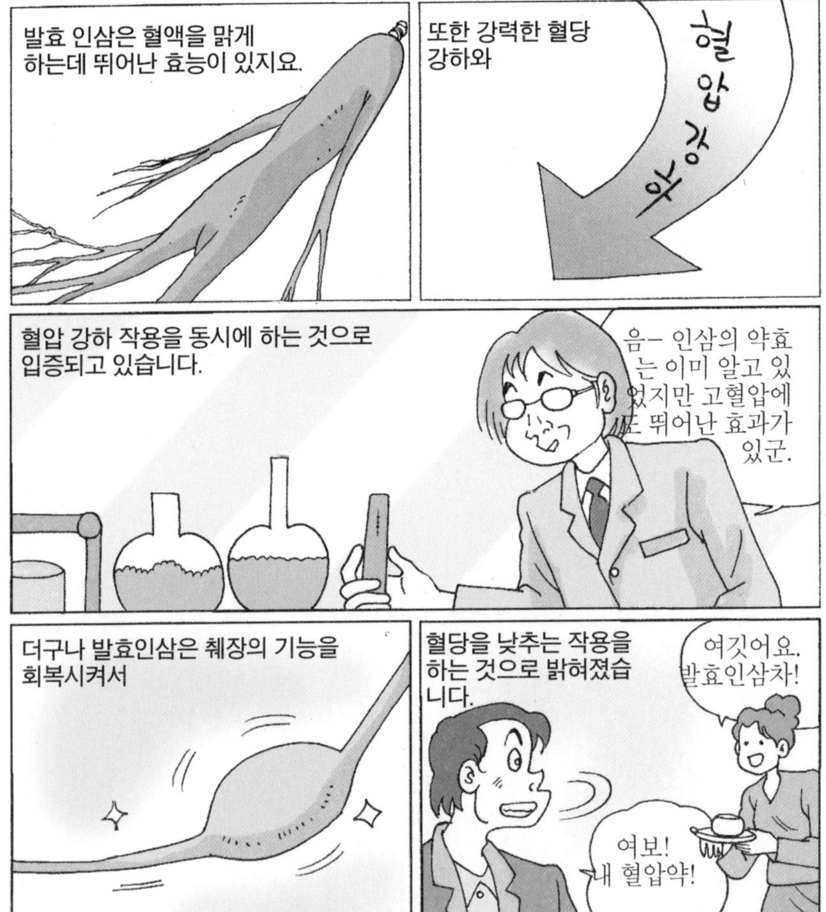

인삼

생약명: 인삼

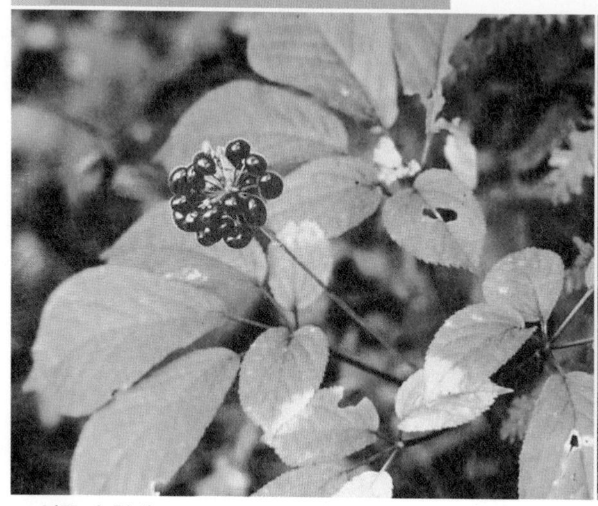

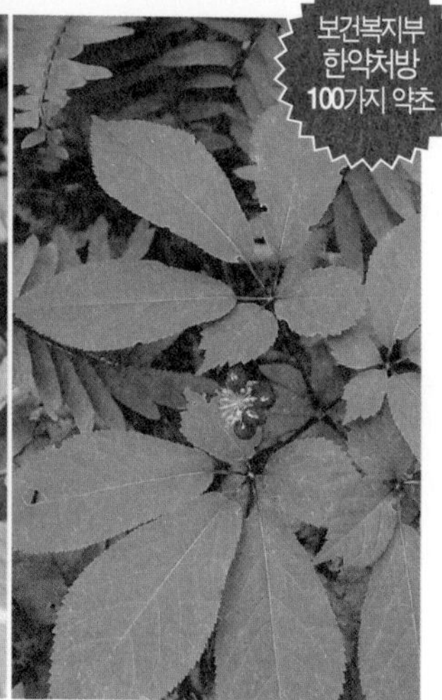

●식물의 형태

다년생 초본식물이고 높이는 30~70cm이다. 뿌리는 크고 육질이다. 잎은 손 모양 복엽이다. 개화기는 5~6월이고 결실기는 6~9월이다.

●약리 효과와 효능

원기를 보하고, 비장과 폐를 보한다. 몸에 진액을 생기게 하며 신경을 안정시킨다. 주로 체력이 허할 때, 손발이 차갑고 맥이 약할 때, 비가 허해 음식을 적게 먹을 때, 폐가 허해 천식기침하거나, 진액을 상하여 갈증이 나거나 내열 당뇨, 오래된 병으로 허할 때, 불면증, 양기가 부족하고 자궁이 냉할 때, 심신허약, 심원성 쇼크 등을 치료한다.

●약용부위

뿌리와 뿌리줄기

●채집가공과 사용법 가을에 캐서 깨끗이 씻어 햇볕에 말리거나 온돌에 말린다.

●약초의 성질

맛은 달고 약간 쓰다. 약성은 평하다. 비경, 폐경, 심경에 속한다.

●사용방법

말린 약제 3~10g에 물 800ml를 넣고 약한 불에서 반으로 줄 때까지 달여 하루 2~3회로 나누어 마신다. (분말은 1회1~1.5g을 복용)

혈압을 내려주는

구기자

구기자나무의 잎을 건조한 것

보건복지부 한약처방 100가지 약초

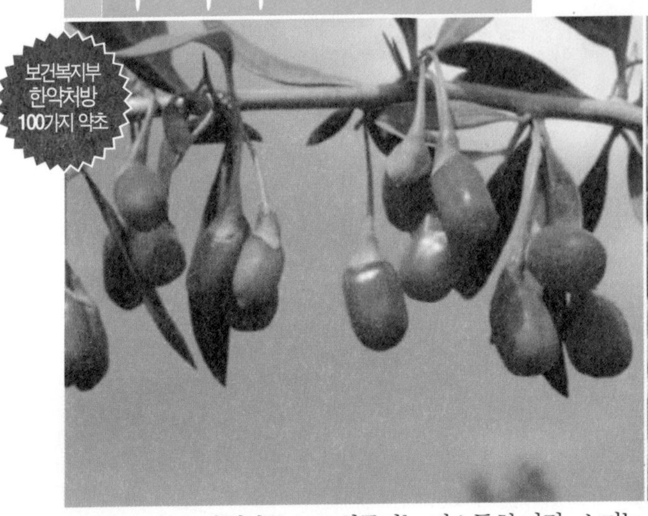

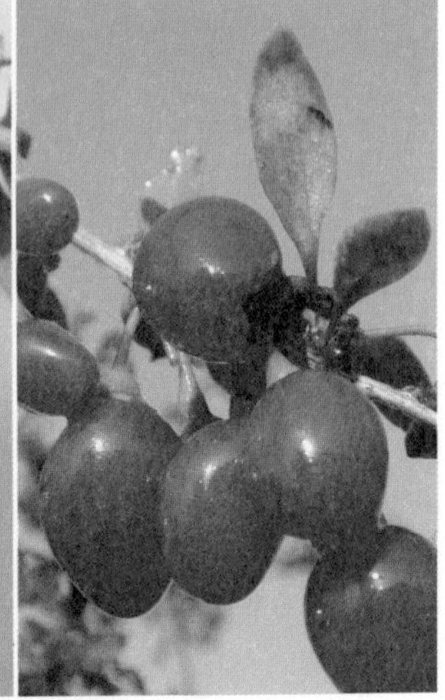

●식물의 형태 낙엽관목으로 원줄기는 비스듬히 자람. 소지는 황회색이고 털이 없다. 열매는 길이 1.5~2.5cm로서 난상원형 또는 긴 타원형으로 8~10월에 익는다.

●주요 함유 성분과 물질 과실에는 비타민 B1, B2, 비타민C, 카로틴 등을 함유하고 있다.

●약리 효과와 효능

정력강화, 거풍강골, 장수(장복시), 불감증, 불임, 유정, 몽정, 대하증, 시력감퇴, 소변출혈 등

●채집가공과 사용법 여름부터 가을사이에 채취하여 사용한다.

●효과적인 복용방법

6~12g을 복용한다.

구기자 잎은 이 나무의 잎사귀를 말하는데 먹는 방법은 구기자 잎 10g정도를 물에 달인 후 차처럼 매일 마시면 된다.

●복용실례

건지황, 천문동 등을 배합하여 요통, 슬관절통, 유정을 다스린다.

●주의사항

감기로 열이 있는 이와 소화기가 약해 설사하는 이는 피해야 된다.

지골피는 성질이 차서 몸이 더운 사람에게 좋고, 찬 사람에게는 좋지 않다. 열을 내리고, 몸이 허약해 허열로 식은땀을 흘릴 때, 혈압을 내리고, 혈당을 낮추고, 허리 무릎에 힘이 빠져 약해질 때 많이 쓴다. 폐가 건조해 기침이 나거나 입안이 마르고, 코가 건조해져 코피가 나는 등 음이 허한 경우에도 많이 쓴다.

혈압을 하강시키는

만병초

진달래과 식물인 단견화(만병초)의 잎

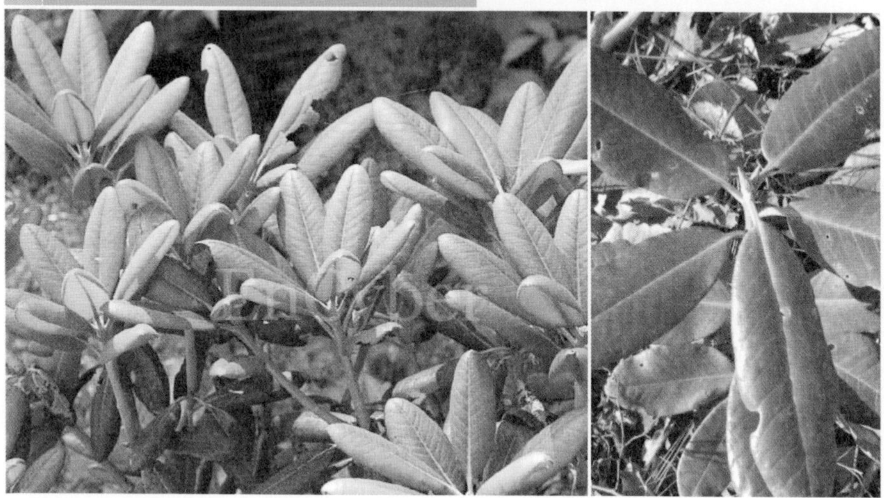

●식물의 형태 만병초는 높고 추운 산꼭대기에서 자라는 늘푸른떨기나무다. 잎은 고무나무 잎을 닮았고 꽃은 철쭉꽃을 닮았으며 꽃빛깔은 희다. 만병초는 우리나라에서 멸종위기 야생 보호 식물로 특별히 보호되고 있다.

●주요 함유 성분과 물질 플라보노이드, triterphenoid, geraniol 등이 확인 되었다.

●약리 효과와 효능 이질과 설사에 유효하며, 요통, 사지동통에 일정한 지통 작용이 있다. 심장 수축 능력을 향상시키고, 정맥압을 내린다. 항균작용이 인정되었다.

●채집가공과 사용법 여름, 가을에 따서 음지에서 말린다.

●효과적인 복용방법 10-20g을 사용한다.

고혈압에 쓴다.

만병초 잎을 차로 마시려면, 만병초잎 5~10개를 물 2되에 넣어 물이 한 되가 될 때까지 끓여서 한 번에 소주잔으로 한 잔씩 식 후에 마신다고 한다.

만병초잎에는 안드로메도톡신이라는 독이 있으므로 많이 먹으면 중독이 되며 한꺼번에 많이 먹으면 생명이 위태로울 수도 있으므로 주의해야 한다고 한다.

약물 달인 물은 동물의 중추 신경에 대하여 억제 작용이 있고, 혈압을 하강시킨다. 독성은 매우 약하다.

충울자(익모초씨)

익모초의 건조한 과실

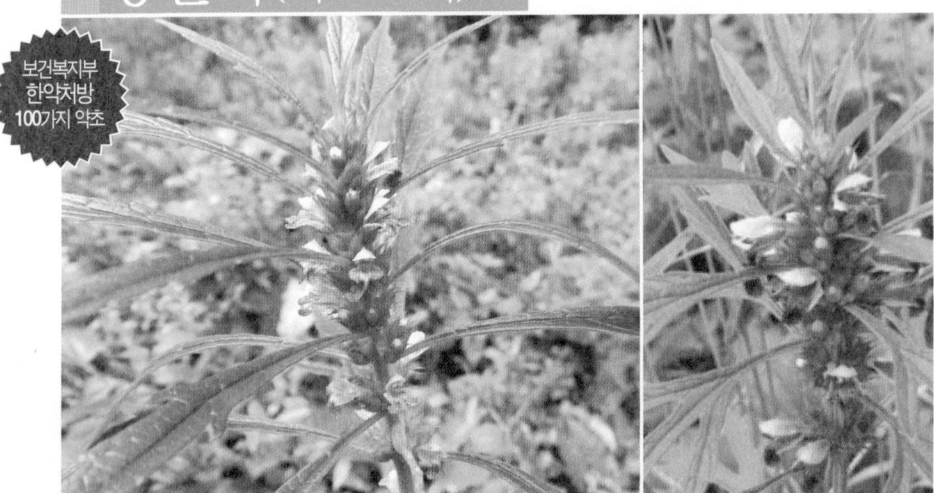

●식물의 형태 높이 1m, 꽃은 7~8월에 연한 홍자색, 윗부분에 층층이 달리고, 꽃받침은 5개, 꽃통은 아래위 2개로 갈라진다.

●주요 함유 성분과 물질 Leonurine, 소량 Stahydrin, Choline, 지방 37%(64%가 Oleic acid, 21%는 Linolenic), Vit. A 등이 함유되어 있다.

●약리 효과와 효능 생리불순과 월경통, 냉대하, 산후 어혈로 인한 통증, 타박상의 통증, 어혈, 두통과 눈의 출혈 등에 사용한다.

●채집가공과 사용법 8~10월에 성숙한 과실을 채취하여 그늘에서 말린다.

●효과적인 복용방법 6~20g을 내복한다.

하루 20~30g씩 물에 달여서 3번에 나누어 식후에 복용하면 된다. 익모초 안에 함유되어 있는 레오누린이라는 알칼로이드성분은 핏줄을 넓히며 항아드레날린 작용이 있어 혈압을 내리고 소변을 쉽게 보게 한다.

●복용실례 청상자, 결명자 등과 배합하여 간에 열이 많아서 생긴 두통과 눈의 충혈 등을 다스린다.

●주의사항 혈액이 부족한 사람이나 몸에 어혈이 없는 사람은 복용을 피해야 한다.

전초(풀의 모든 것)를 약재로 이용하는데 약성이 서늘하고 맛이 쓰다. 산후에 자궁의 수축력이 약하여 소량씩 출혈이 있고 흑갈색의 핏덩어리가 섞여 나오며, 하복부가 팽만하고 우울한 감정과 전신에 힘이 없을 때 복용하면 지혈이 되면서 혈액순환을 활발하게 유도한다.

혈압을 내리고 혈관을 넓혀주는 익모초

하루 20~30g씩 물에 달여서 3번에 나누어 식후에 복용하면 됩니다. 익모초 안에 함유되어 있는 데오누린이라는 알칼로이드성분은 핏줄을 넓히며 항아드레날린작용이 있어

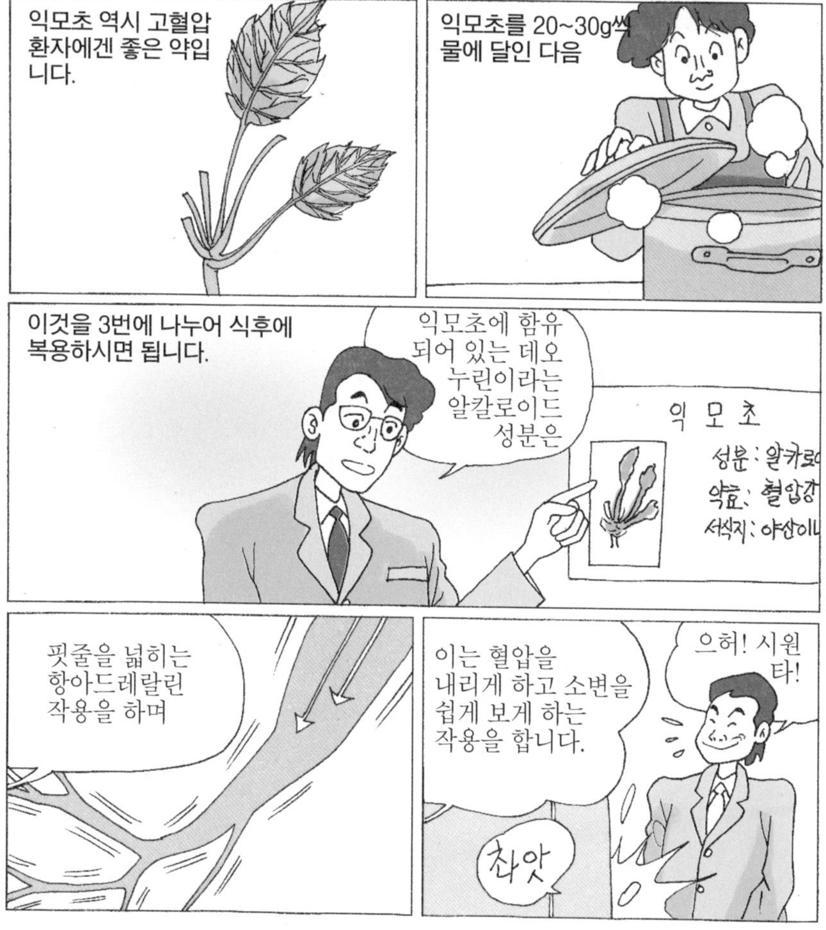

머리가 무겁고 어지러운 고혈압에 좋은 지렁이(구인)

지렁이를 찬물에 25시간 동안 담가두어 불순물을 모두 토하게 한 다음 그늘에 말려서 가루로 만들면 됩니다. 이 가루를 한 번에 2g씩 하루에 세 번, 식후 30분 후에 복용하면 됩니다.

지렁이를 찬물에 25시간
정도 담가 두세요.
구물
구믈

그러면 지렁이들은 모든
불순물을 토해 버립니다.
우웩
웩
으..
배고파

그런 다음 그늘에 말려서 가루를 만들어
위이잉

한번 복용에 2g씩
하루에 3번
여보!
지렁이, 아니
내 혈압약!

식후 30분 후에 복용하시면
큰 효과를 볼 수 있답니다.
여보!
어때?
많이
좋아
졌어요.

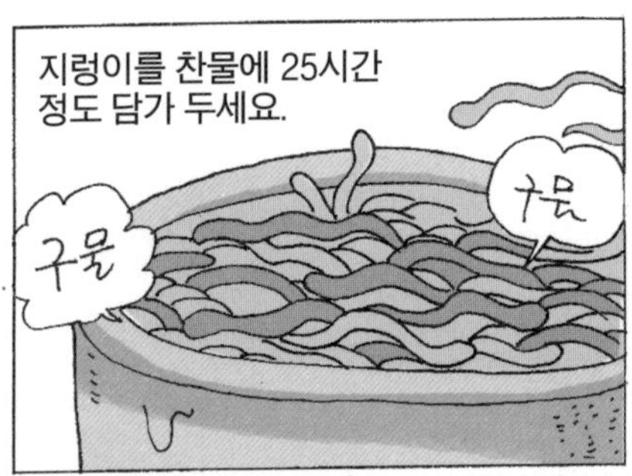

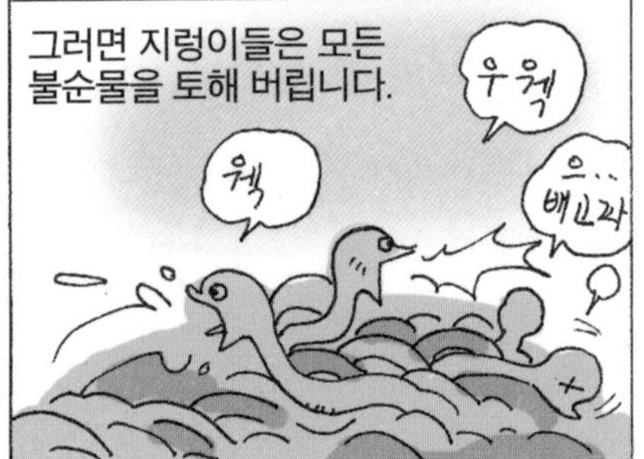

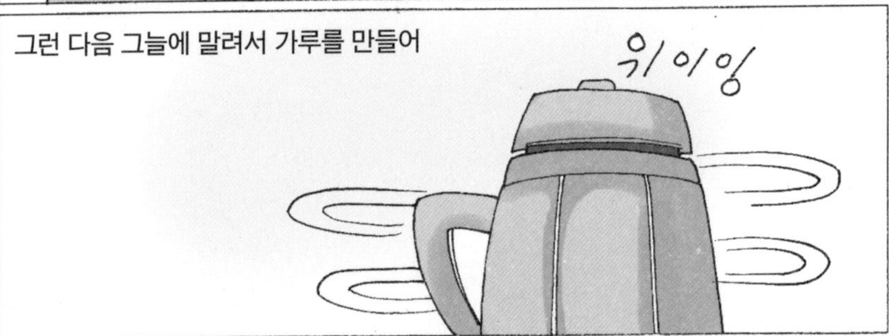

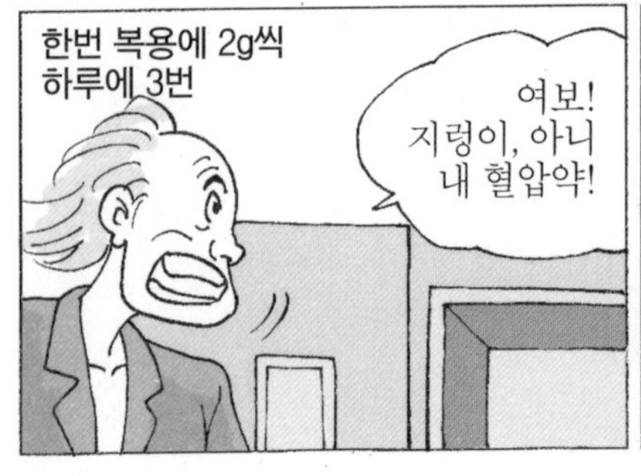

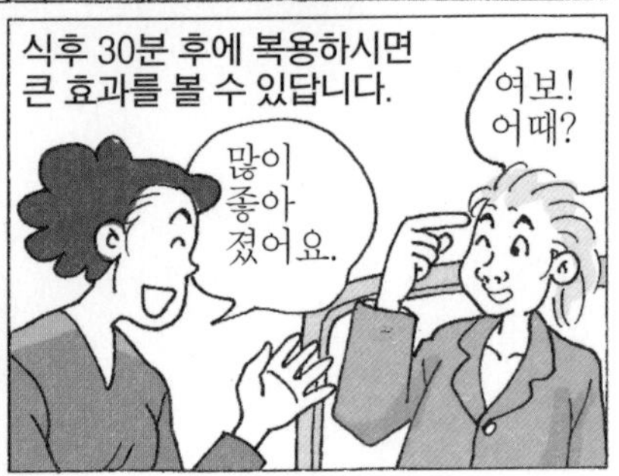

지렁이

봉선화의 전초 및 종자

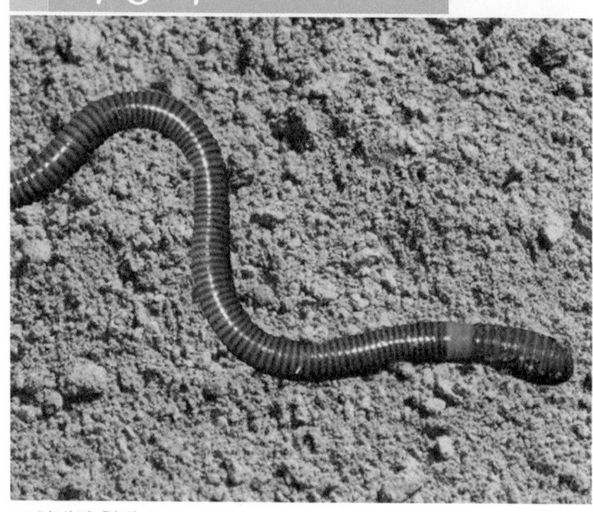

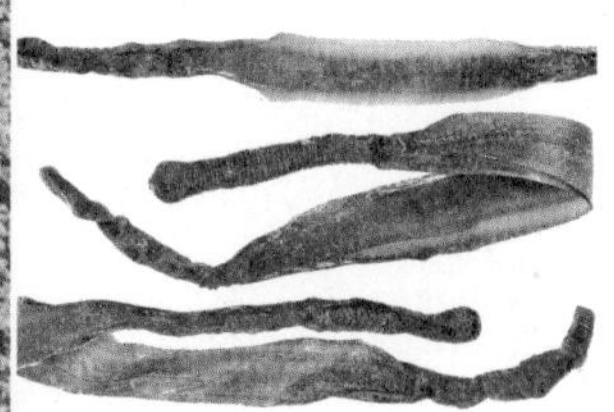

●약재의 형태

길이는 100~150mm이다. 몸이 회자주색, 청황색 혹은 붉은 자주색이다. 몸에 마디가 있다.

●약리 효과와 효능

열을 내려주고, 진경작용, 경락을 잘 통하게 하고, 천식을 멎게 하고, 이뇨작용을 한다. 반신불수, 폐열, 천식기침, 수종, 고혈압 등을 치료한다.

●약용부위

건조체

●채집가공과 사용법

봄부터 가을까지 채취하고 내장과 흙을 제거하여 깨끗이 씻어 햇볕에 말리거나 저온에 건조시킨다.

●효과적인 복용방법

말린 약제 5~10g에 물 600ml를 넣고 약한 불에서 반으로 줄 때까지 달여 하루 2~3회로 나누어 마신다. (분말은 1회1~2g복용한다)

●약재의 기미와 성질

맛은 짜고 차가운 성질이 있다. 간경, 비경, 방광경에 속한다.

홍화

잇꽃의 꽃을 말린 것

보건복지부 한약처방 100가지 약초

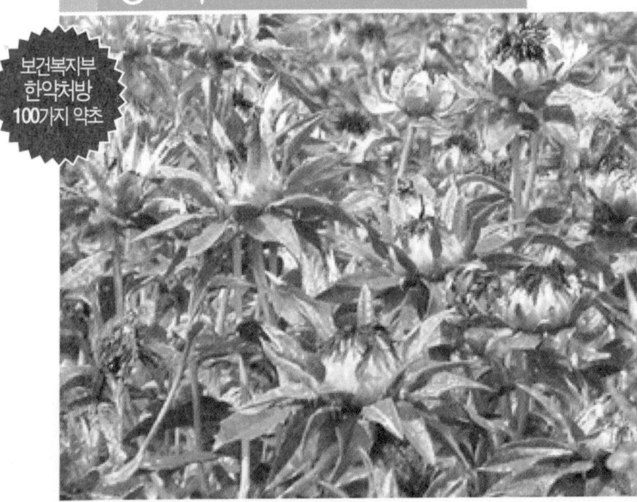

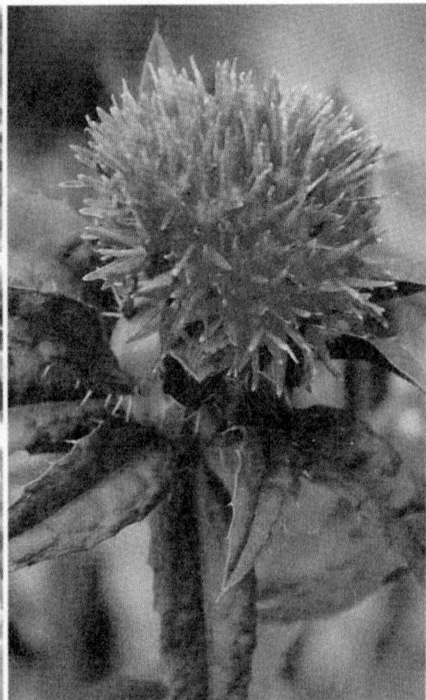

●식물의 형태 높이 1m, 꽃은 7~8월에 노란색으로 피며 엉겅퀴와 모양이 비슷하며 시간이 지나면 붉은색으로 변한다.

●주요 함유 성분과 물질 칼륨, 마그네슘, 칼슘, 백금, carthamin, saflor yellow, carthamidin, lignan 등이 함유되어 있다.

●약리 효과와 효능 자궁수축, 관상동맥확장, 혈압강하, 어혈제거, 혈액순환촉진 작용이 있다.

●채집가공과 사용법 이른 여름 노란꽃이 빨갛게 변할 때 꽃을 채취하여 그늘에서 건조하여 이용한다.

●효과적인 복용방법 하루 3~6g을 복용한다.

말린 잇꽃으로 어혈을 없애거나 월경을 잘 나오게 하는 데 사용된다. 즉 혈관 속을 정제하는 효과가 있는데 고혈압증에 많이 사용되고 있다. 단미로 사용하면 복용하기 어렵기 때문에 하루에 3g씩 다른 한방약과 섞어서 복용해야 한다.

●복용실례 도인, 유향, 몰약 등과 배합하여 타박상으로 멍들고 아픈 것을 다스린다.

●주의사항 임산부는 복용을 피해야 한다.

홍화씨의 효능은 체력을 보강할 뿐만 아니라 토코페롤의 성분으로 인하여 암의 증식을 막아주기 때문에 암을 치료하거나 예방하는데 아주 탁월한 효능이 있는 음식이고 홍화씨에 들어있는 성분 중 리놀산 성분은 고혈압을 개선하고 혈관건강을 지켜주는데 좋다. 유해한 콜레스테롤을 제거하는데 도움이 되는 부분이 홍화씨의 대표적인 효능 중 하나이다.

혈관을 깨끗하게 해 주는 홍화

말린 잇꽃으로 어혈을 없애거나 월경을 잘 나오게 하는 데 사용됩니다. 즉 혈관 속을 정제하는 효과가 있는데 고혈압증에 많이 사용되고 있습니다. 단미로 사용하면 복용하기 어렵기 때문에 하루에 3g씩 다른 한방약과 섞어서 복용해야 합니다.

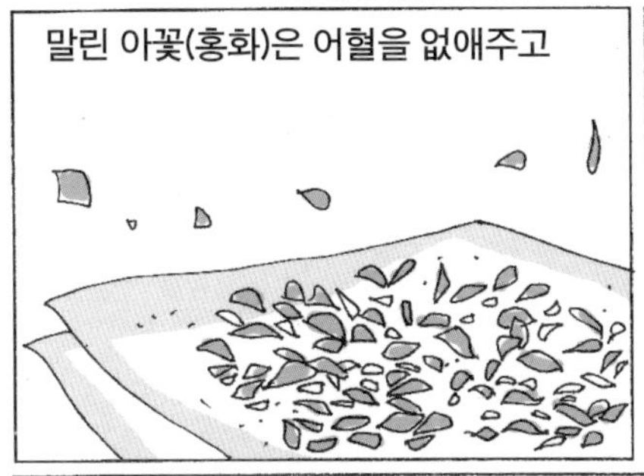

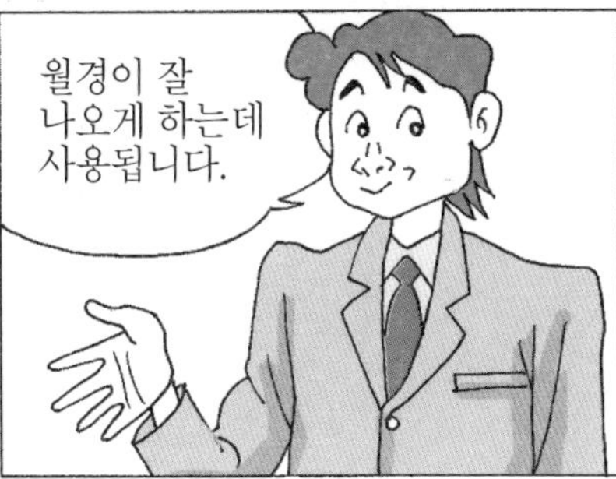

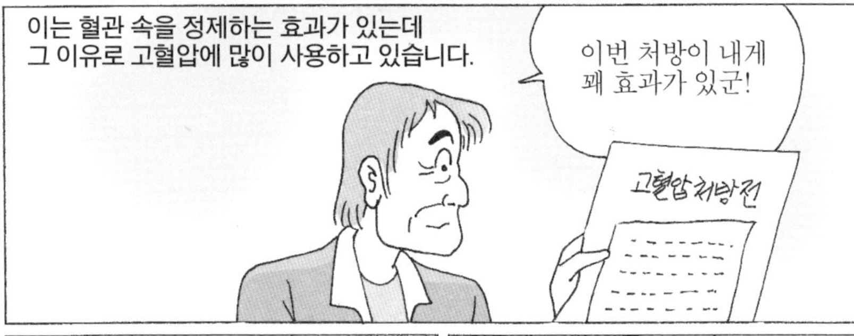

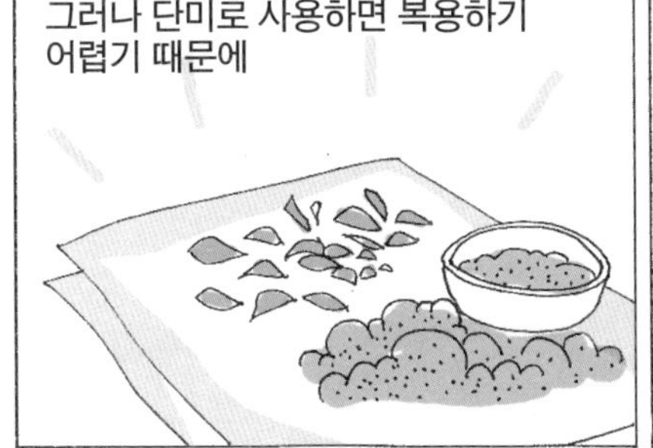

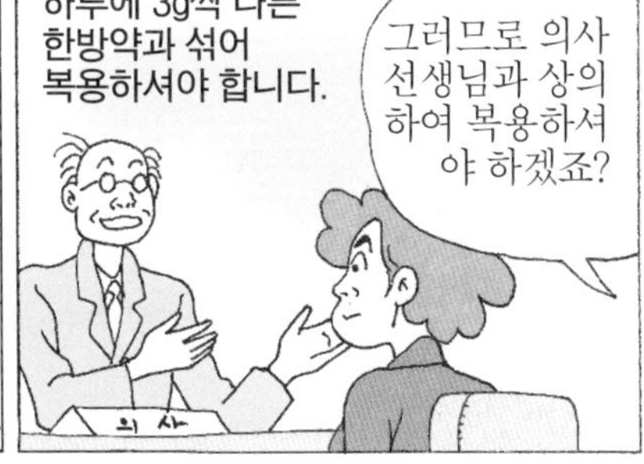

고혈압의 영양분 섭취에 좋은 파체(시금치)

시금치는 동서양에서 빼놓을 수 없는 채소입니다. 섬유소를 많이 포함하고 있으며 비타민A, B, C외에 철분도 풍부하게 들어있습니다. 먹는 방법은 시금치를 깨끗한 물에 잘 흔들어서 씻은 다음에 프라이팬에 참기름 넣고 볶은 것을 복용하면 됩니다.

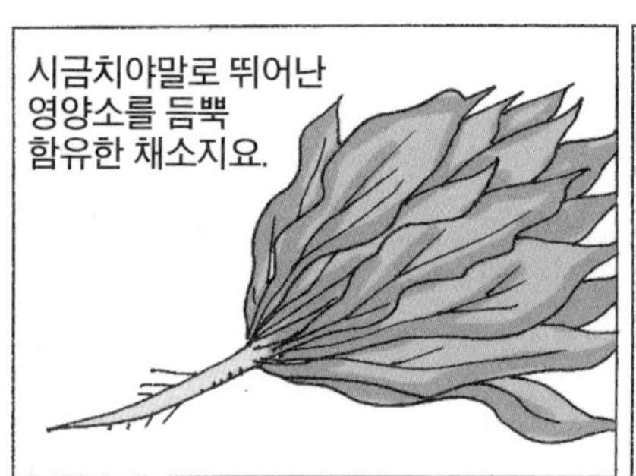

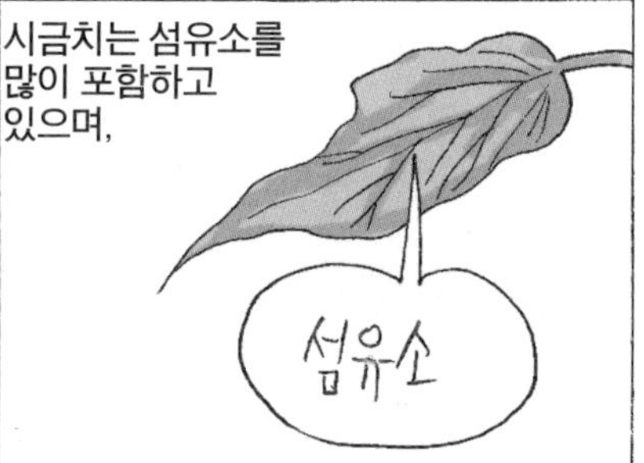

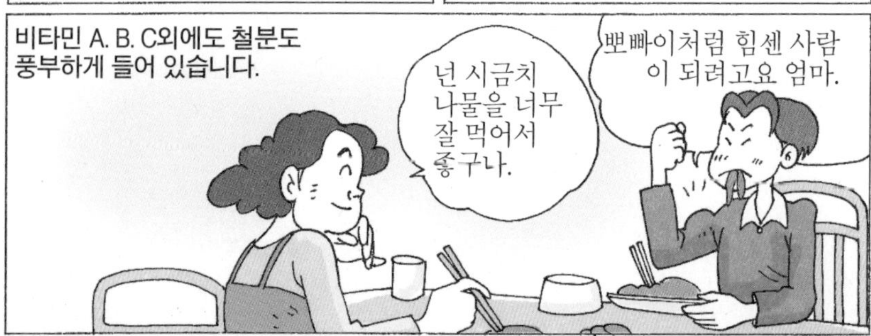

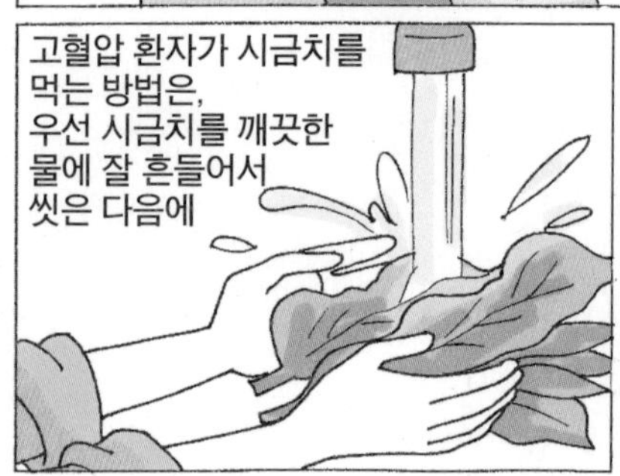

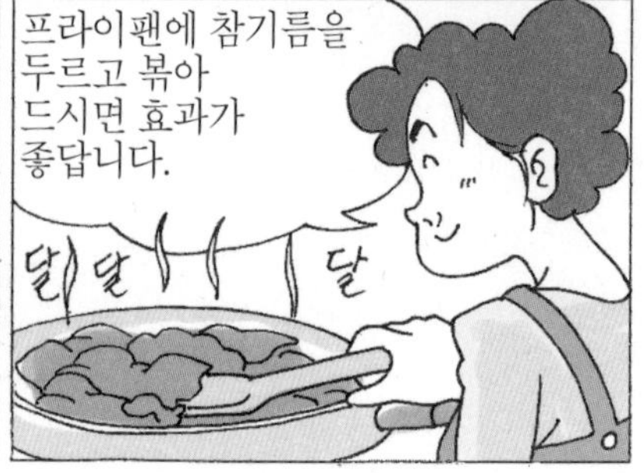

파채(시금치)

명아주과의 한해살이풀 시금치의 뿌리와 지상부

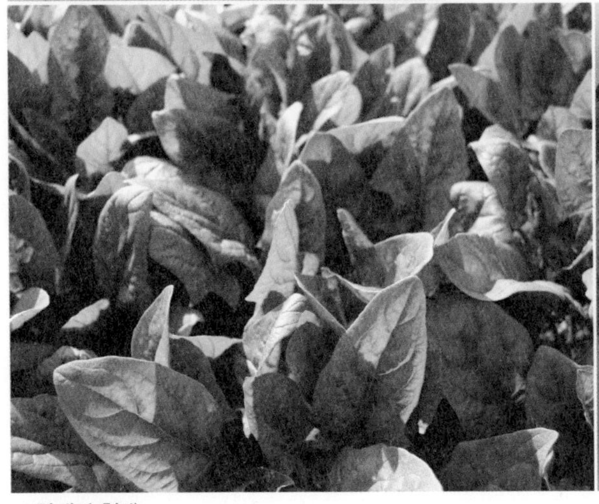

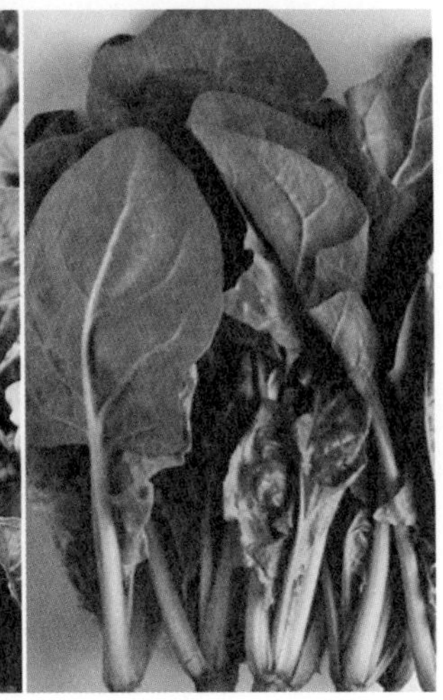

●약재의 형태

높이가 약 50㎝정도 자란다. 뿌리는 육질로 연한 붉은색을 띠면서 굵고 길다.

●주요 함유 성분과 물질

단백질 2g, 지방 0.2g, 탄수화물 0.2g, 조섬유 0.6g, 회분 2g, 소량의 무기질, 다량의 α- tocopherol, 6-hydroxymethyllumzine 등이다.

●약리 효과와 효능

외상 당한 일이 없이 몸 겉으로 피가 나오는 것, 대변과 함께 피가 항문으로 나오는 병, 두통, 현기증, 눈이 붉어지는 병, 야맹증, 소갈로 물을 자주 마시고 싶은 것에 효능이 있다.

●분포

각지에서 재배하고 있다.

●효과적인 복용방법

전탕 9~15g을 복용한다.

●약재의기미와성질

맛이 달고 성질이 서늘하다.

혈압을 내리는 데 좋은 오이씨

오이씨 50g을 그늘에 말려서 부드럽게 가루로 만든 다음 500*ml*의 물에 12시간 동안 담가두면 됩니다. 이때 찌꺼기는 짜서버리고 우러난 물을 한번에 60*ml*씩 하루에 세 번, 밥 먹고 1시간 후에 복용하면 됩니다.

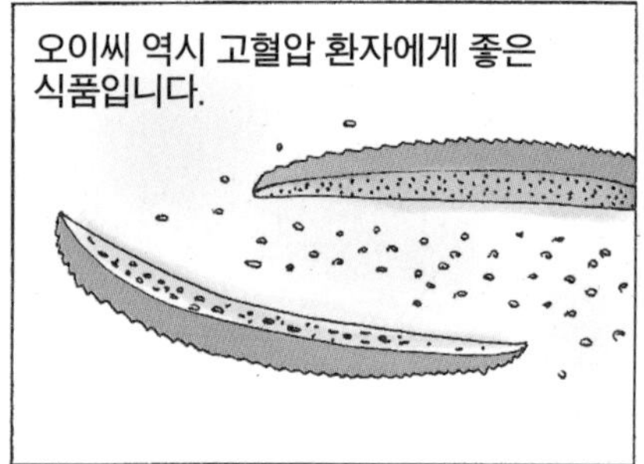

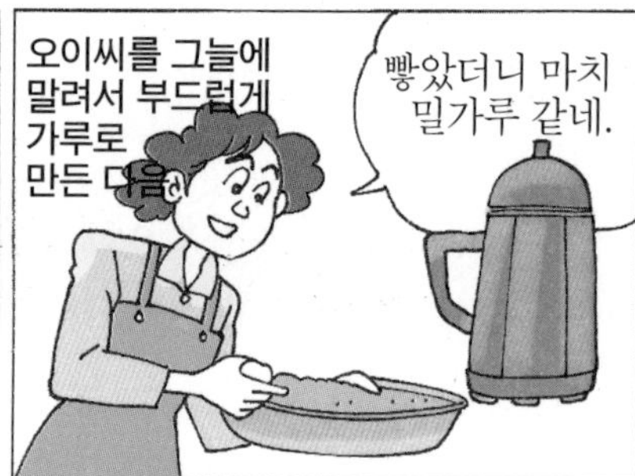

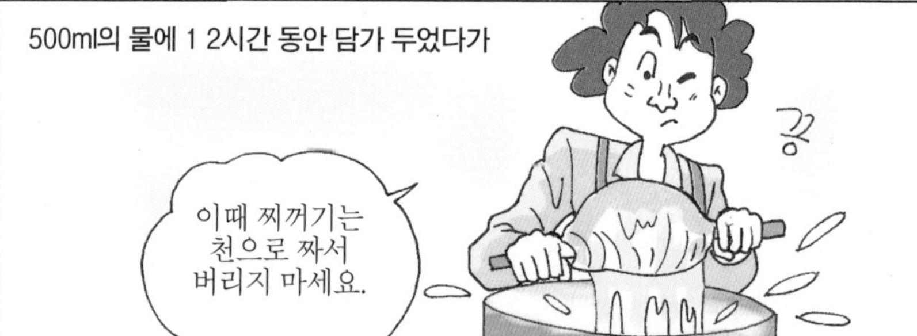

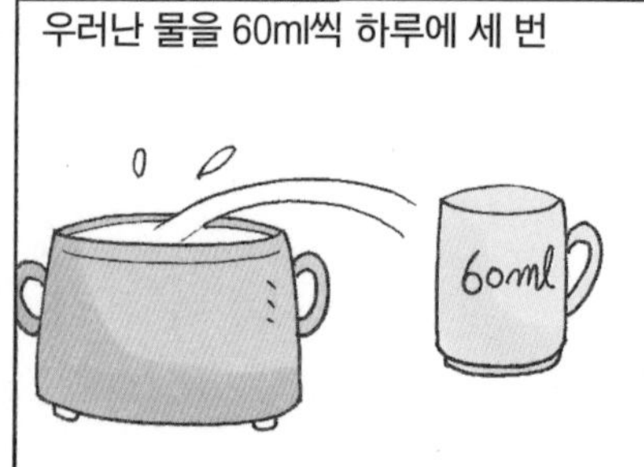

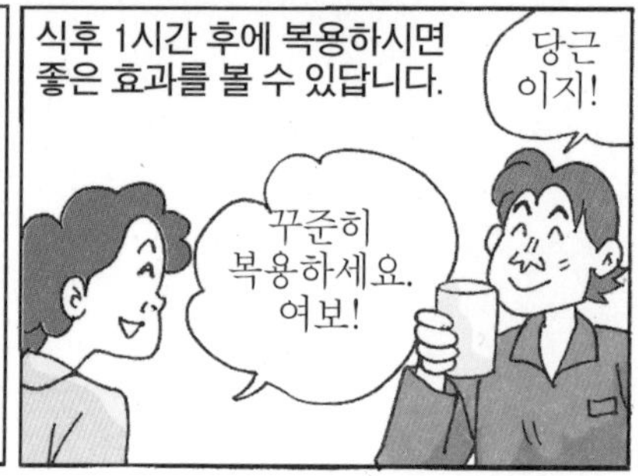

머리가 어지럽고 아프며 경련이 일어날 때 좋은

천마

여러해살이 기생풀인 천마의 건조한 근경

보건복지부 한약처방 100가지 약초

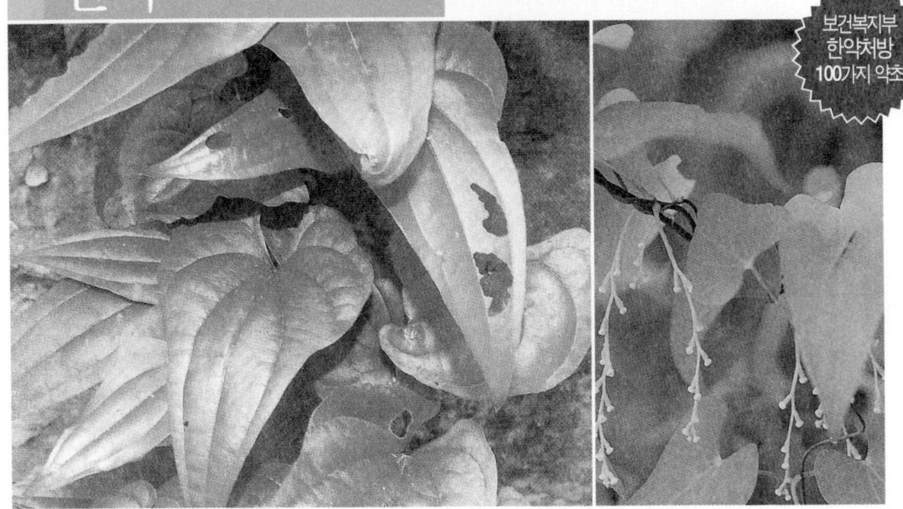

●식물의 형태 높이 60~100cm, 잎은 퇴화되어 없고, 땅속에 있는 덩이줄기는 고구마 같으며, 잎은 비늘 같다.

●주요 함유 성분과 물질 주성분 Gastrodin이며 Vanillyl alcohol, Alkaloid, Phenolglycoside, Citric acid, Palmitic acid 등이 함유되어 있다.

●약리 효과와 효능 진정, 진경, 진통 작용이 있으며 두통과 어지럼증에 좋은 약재로 고혈압, 뇌졸중, 불면증, 신경쇠약, 중풍, 당뇨병, 출혈 증세에도 사용된다.

●채집가공과 사용법 봄 또는 가을에 뿌리줄기를 캐서 물에 씻어 껍질을 벗겨 버린 다음 증기에 쪄서 햇볕이나 건조실에서 빨리 말린다.

●효과적인 복용방법

하루 6~9g을 탕약, 가루약, 알약 형태로 먹는다. 먹는 방법은 천마 싹 10~15g을 물에 넣어 달여서 2번에 나누어 끼니사이에 복용하면 된다. 풍으로 머리가 어지럽고 아프며 경련이 자주 일어나는 데 사용된다.

고혈압 덩이뿌리 4~6g을 1회분 기준으로 달여서 1일 2~3회씩 10일 정도 복용한다.

뇌졸중에는 덩이뿌리 4~6g을 1회분 기준으로 달여서 1일 2~3회씩 1주일 정도 복용한다.

중풍 덩이뿌리 5~6g을 1회분 기준으로 달여서 1일 2~3회씩 1주일 이상 복용한다.

●주의사항 심한 발열을 동반하는 두통이나 심리적 이유로 인한 증상의 경우는 쓰지 않는다.

고혈압에 좋은

미나리(시호)

다년생 초본인 시호의 건조한 뿌리

보건복지부 한약처방 100가지 약초

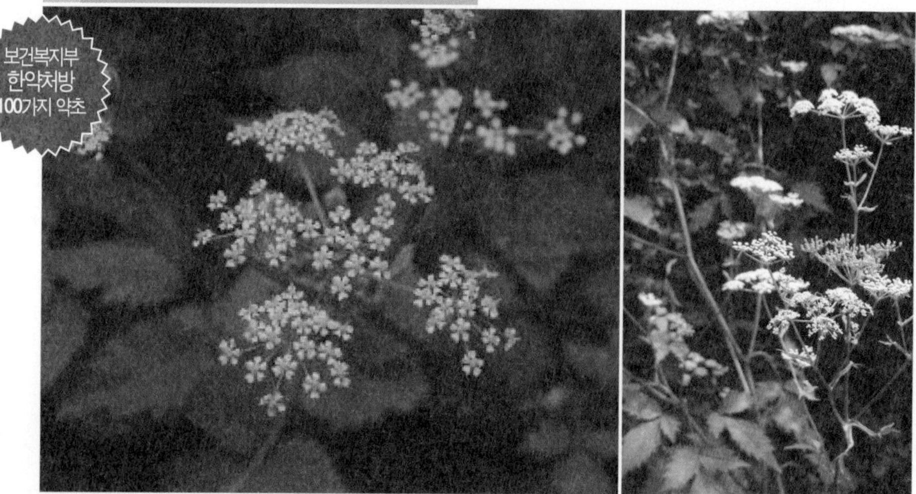

●식물의 형태 높이 40~70cm, 뿌리줄기는 굵고 매우 짧으며, 줄기잎은 바늘모양, 꽃은 8~9월에 원줄기 끝과 가지 끝에서 노란색으로 핀다.

●주요 함유 성분과 물질 정유 및 Bupleurumol, Oleic acid, Linolenic acid, Palmitic acid, Stearic acid, Lignoceric acid, 포도당 및 Saponin 등이 있고, Saponin에는 Saikosaponin A, B, C, Longispinogenin 등이 함유되어 있다.

●약리 효과와 효능 해열, 간보호, 항균, 항염, 항궤양, 혈중 콜레스테롤 강하, 진정, 진통 작용이 있다.

●채집가공과 사용법 봄과 가을에 채취하여 가지와 잎, 잡질과 진흙 등을 제거한 후 깨끗이 씻어 햇볕에 말려서 이용한다.

●효과적인 복용방법

하루에 4~12g을 복용한다.

먹는 방법은 미나리 채 500g을 물에 넣은 후 설탕을 조금 가미해 차대신 마시면 된다. 이밖에 미나리 채 250g과 대추 10개를 함께 달여서 마시고 대추도 복용하면 된다.

●복용실례 갈근과 배합하여 감기로 인해 열이 나는 것을 다스린다.

●주의사항 진액과 혈이 부족한 사람과 간의 양기가 치솟은 사람은 복용을 피해야 한다.

심한 고혈압에 좋은 돼지쓸개와 검은콩

돼지쓸개주머니에 검은콩을 삶아서 가득 채워 넣은 다음에 10~15분 지나서 콩을 꺼내어 한번에 5~10알씩 하루 3번 식후에 복용하면 됩니다. 심한 고혈압에 복용하면 효능을 볼 수 있는데 검은콩은 혈압을 내리게 하는 작용이 있기 때문입니다.

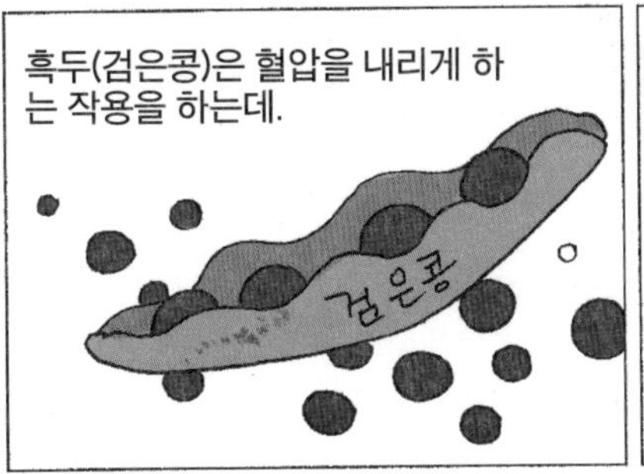

먼저 돼지 쓸개주머니에 검은콩을 가득 채워넣은 다음에
돼지쓸개

10~15분 정도 지나서 콩을 꺼내어 한번에 5~10알씩
5~10알
하루에 3회 복용 하시구요.

아무리 심한 고혈압 환자라도 꾸준히 복용 하시면…
구수한 콩 냄새…. 먹기도 좋네 그랴.

혈압도 내리고 좋은 효과를 기대할 수가 있습니다.
쿨 쿨

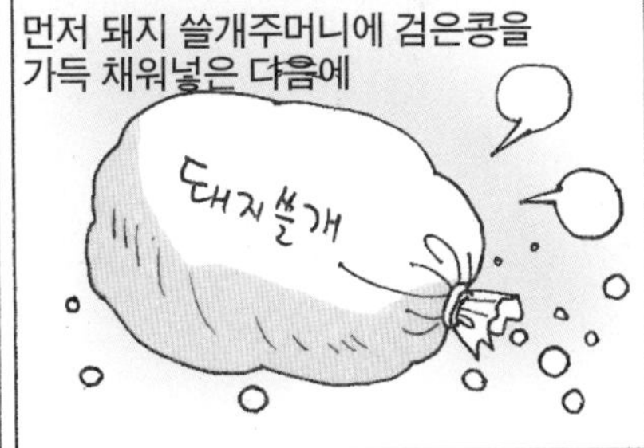

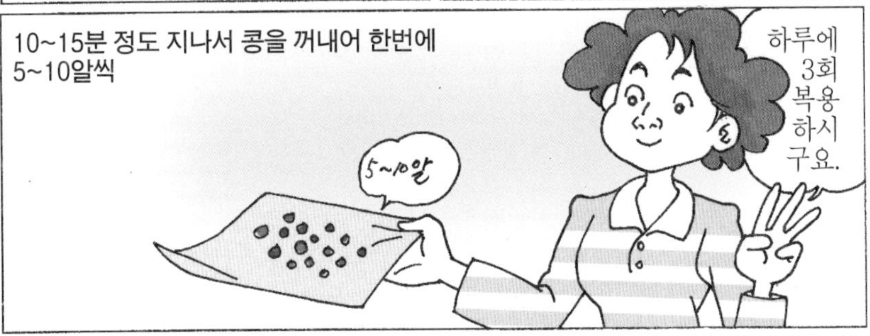

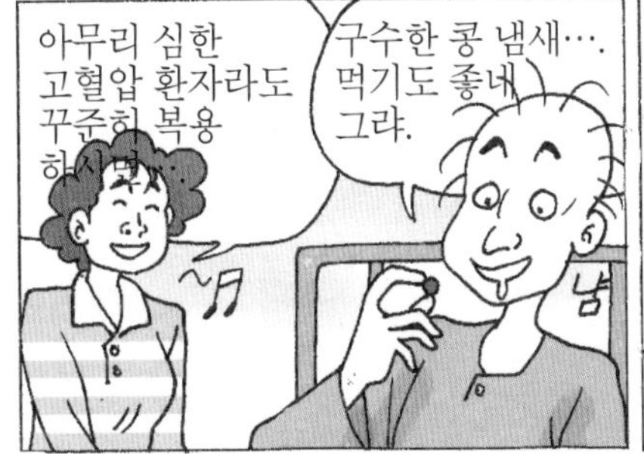

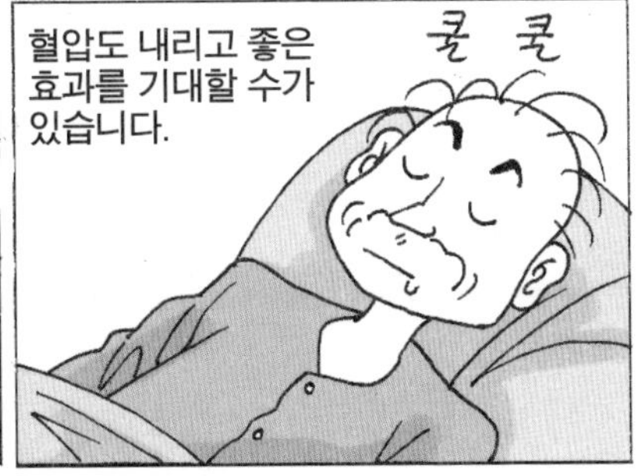

닭

치과(꿩과)의 새 오골계의 내장을 제거한 육질

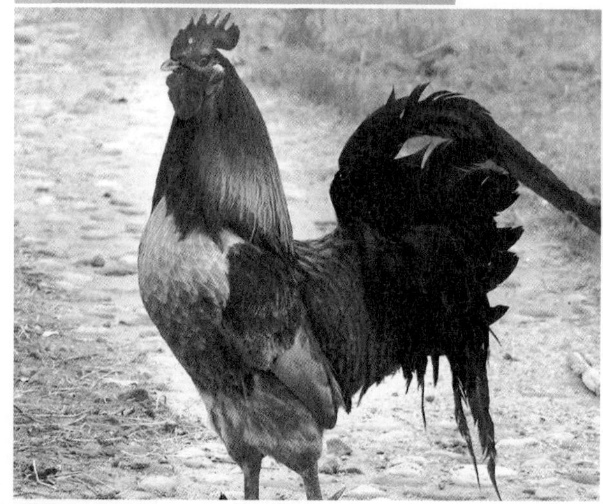

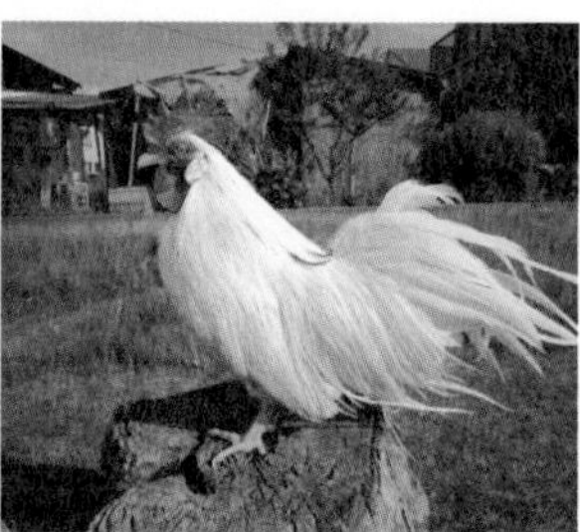

●약재의 형태

몸은 작은 것이 특징으로 품종이 매우 많은데, 털 색깔이 백색, 흑색, 잡색 등 다양하다.

●분포 야채, 동물성단백질 등을 혼합한 사료를 먹이면서 사육한다.

●채집가공과 사용법

사시사철 언제든지 잡아서 뼈와 육질만 구리항아리에 넣고 황주를 적당량 부어 밀봉한 다음 바삭하게 쪄낸다.

●주요 함유 성분과 물질

단백질, 아미노산, 다종의 미량원소 등이다.

●약리 효과와 효능

간과 신을 보함, 기와 혈을 보함 , 허열을 제거한다.

약리효능 효과

정액이 저절로 나오거나 조루가 함께 있는 증상을 치료한다.

●효과적인 복용방법 50~100g을 사용한다.

●약재의 기미와 성질

맛이 달고 성질이 평하다.

심장을 튼튼하게 하여 고혈압에 좋은 난유

집에서 기른 토종닭이 낳은 계란 노른자에서 추출한 기름(난유)은 어떤 심장병에도 두루 적용할 수 있으며, 심장을 튼튼하게 할 목적으로 유용하게 활용할 수가 있습니다. 먹는 방법은 유정 란 노른자에서 나온 기름을 한번에 1/2 티스푼 정도로 하루 2~3회 식 후에 복용하면 됩니다.

집에서 기른 토종닭이 낳은 계란의 노른자에서 추출한 기름(난유)은
어떤 심장병에도 두루 작용 할 수가 있죠.
이 난유야 말로 심장을 튼튼하게 할 목적으로 유용하게 활용할 수가 있습니다.
복용방법은 유정난 노른자에서 나온 기름을
노른자
1회에 1/2 티스푼 정도의 양을 맞춘다.
하루 2-3회씩 복용 하시면 됩니다.
시간은 일정하지 않고요?
편한 시간 때에 드시되 복용시간 간격은 맞춰 야죠.
츱- 먹기도 쉬우니 장기 복용해야 겠네.

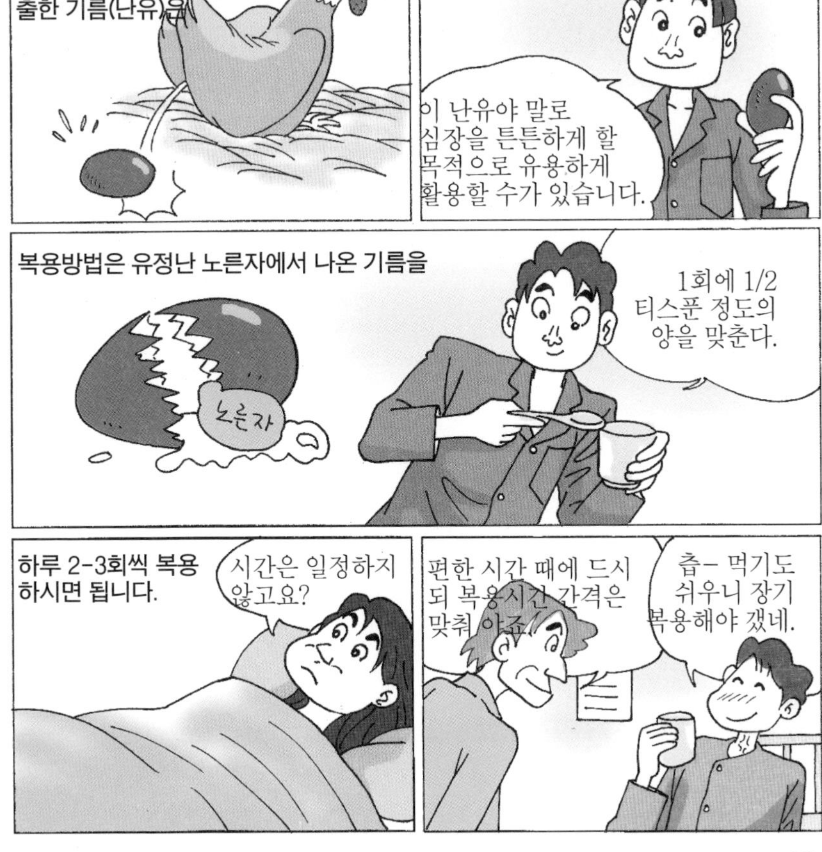

곤포(다시마)

두해살이 바다나물인 다시마의 엽상체를 말린 것

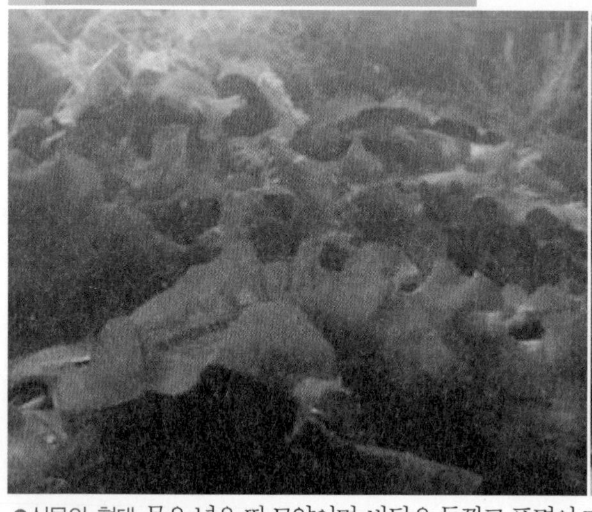

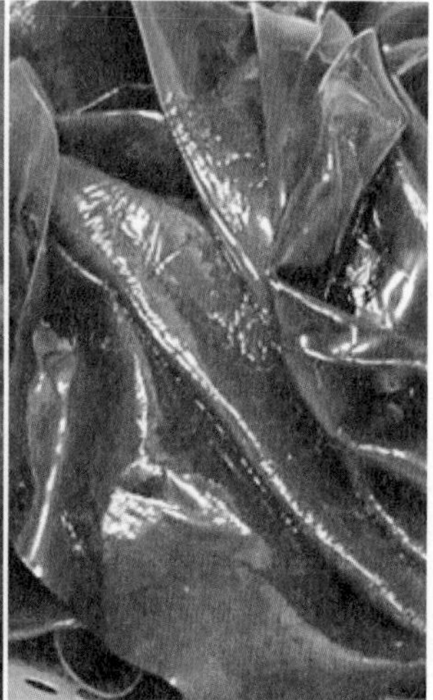

●식물의 형태 몸은 넓은 띠 모양이며, 바탕은 두껍고 표면이 미끄러우며 가장자리에 물결무늬가 있다.

●주요 함유 성분과 물질 칼슘(Ca) 칼륨(K) 나트륨(Na) 마그네슘(Mg) 라미닌 요드 등 50여 종의 각종 미네랄을 풍부하게 함유하고 있다.

●약리 효과와 효능

강장작용, 갑상선기능조절작용, 항암작용, 혈압강하작용, 동맥경화방지작용, 방사성물질배설촉진작용, 혈액응고지연작용, 약한 설사작용 등이 밝혀졌다.

맛은 짜고 성질은 서늘하다. 신장과 간에 작용한다. 담을 삭이고 굳은 것을 유연하게 하며 뭉친 것을 흩어지게 하며 오줌을 잘 누게 하므로 배 안의 덩어리나 부스럼, 종기, 종양, 변비, 붓는 데 등에 사용한다.

●복용실례 해조 현삼 모려 하고초와 배합하여 갑상선 종대에 사용한다.

●채집가공과 사용법 봄 또는 여름에 엽상체를 뜯어 잡질을 제거하고 물에 씻은 다음 햇볕에 말린다.

●효과적인 복용방법

하루 6~12g을 탕약, 알약, 가루약으로 복용한다.

●주의사항

비위가 허하고 차서 습이 쌓인 사람과 임신부는 사용하지 말아야 한다.

혈압을 내리는 데 좋은 다시마

먹는 방법은 건 다시마 2~3g을 물 한 대접 속에 넣고 건 다시마가 불어서 미끌미끌하게 죽처럼 되었을 때 마시면 됩니다. 최근에는 먹기 쉽게 분말과 알약으로 시판되고 있는데, 2~3g을 기준으로 저녁식사 후 복용하면 됩니다.

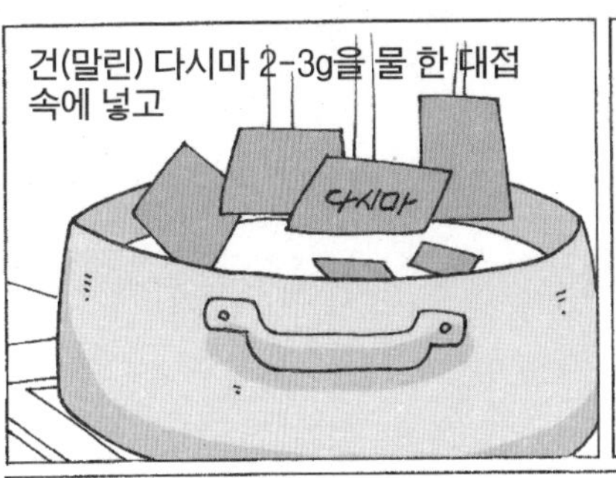

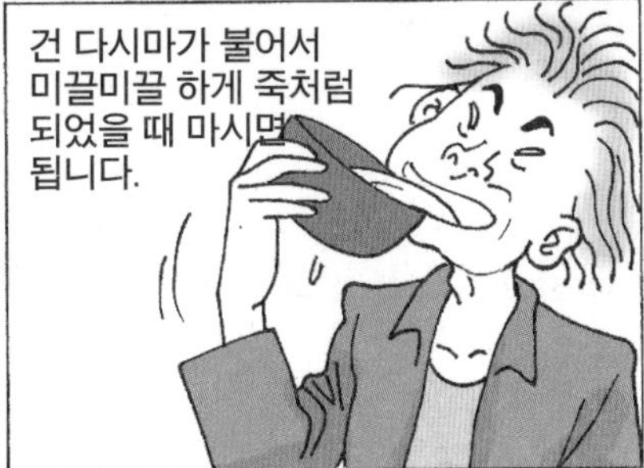

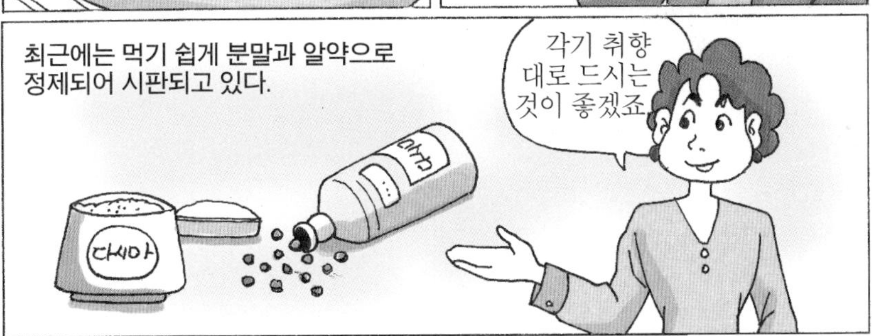

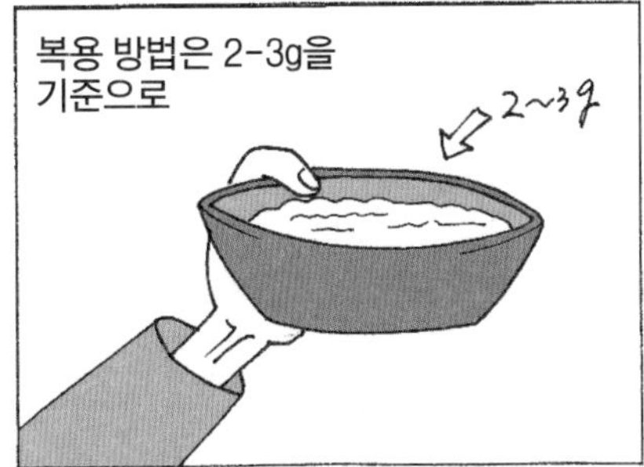

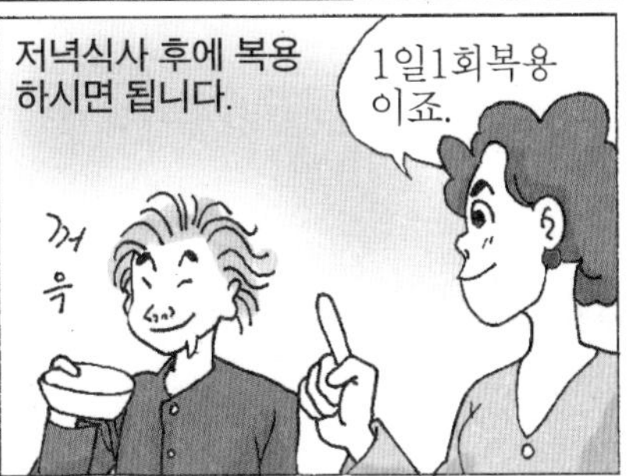

2~3일 뒤부터 혈압이 내리기 시작하는

환삼덩굴

뽕나무과의 덩굴성 한해살이풀 한삼덩굴의 지상부

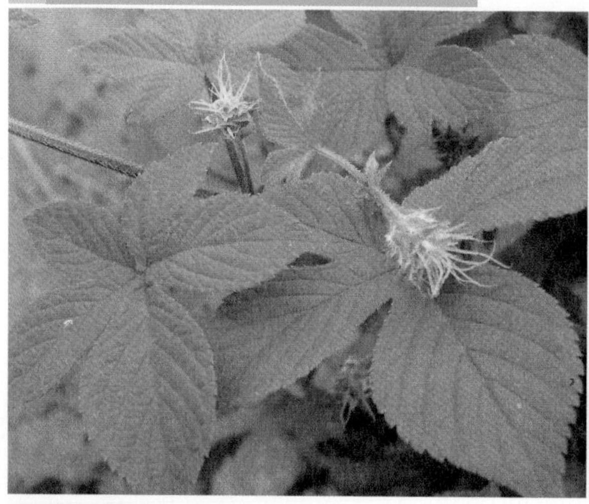

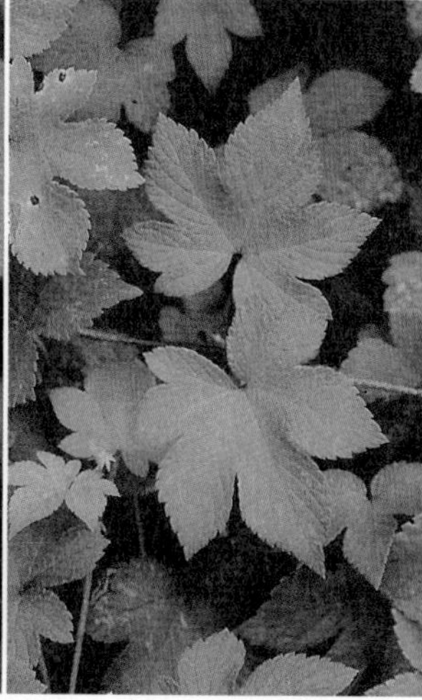

●식물의 형태

뽕나무과의 한해살이 덩 풀로 길이가 2~3m이며, 잎은 마주나고 손바닥 모양으로 갈라진다.

●주요 함유 성분과 물질 지상부는 luteolin, 포도당 배당체, choline, asparamide 등.

●약리 효과와 효능 오줌이 잘 나오지 않으면서 아프고 방울방울 끊임없이 떨어지며, 늘 오줌이 급하게 나오면서 짧고 자주 마려운 병, 소변량이 줄거나 잘 나오지 않거나 심지어 막혀서 전혀 나오지 않는 병에 효능이 있다.

●채집가공과 사용법 여름과 가을에 채취해 깨끗이 씻어 햇볕에 말린다.

●효과적인 복용방법

15~30g.(신선한 것을 쓰는 경우 100~400g을 사용한다)

환삼덩굴을 7~8월에 채취하여 그늘에서 말려 가루 내어 한 번에 9~12g을 3번에 나누어 밥 먹기 전에 먹는다. 약을 복용한지 2~3일 뒤부터 혈압이 내리기 시작하여 한 달쯤 지나면 고혈압으로 인한 여러 증상, 수면장애, 두통, 머리가 무거운 느낌, 시력장애, 이명, 손발이 저린 것, 심장 부위가 답답한 것, 소변이 잘 안 나오는 것, 언어장애 등이 거의 대부분 없어지고 혈압도 정상이나 정상에 가깝게 내린다.

환삼덩굴은 양약보다 치료효과가 더 빠르고 혈압을 지속적으로 낮추며 재발할 위험도 적다. 어떤 종류의 부작용도 없고 금기사항도 없으며 우리나라 어디에서나 약재를 흔하게 구할 수 있는 이점이 있다.

중국에서 밝혀진 혈압강하에 좋은 오이

최근 오이덩굴에서 강압작용이 있다는 사실을 중국에서 밝혀냈답니다. 제조방법은 오이덩굴 100g을 짙은 액으로 달여서 1회 30cc, 1일 2~3회로 나누어 복용하면 됩니다.

오이 덩굴이
강압 작용을
한다는
사실이
최근 중국 의료진에
의해서 밝혀졌지요.
어음, 고혈압
환자에게
복용시켜도
되겠어.
오이덩굴
액

이 오이넝쿨을 복용
하는 방법으로는
오이넝쿨
100g을
짙은 액으로
달이세요.

달인 오이넝쿨 액을
식힌 뒤
1회 30cc씩

1일 2-3회 복용
하면 됩니다.

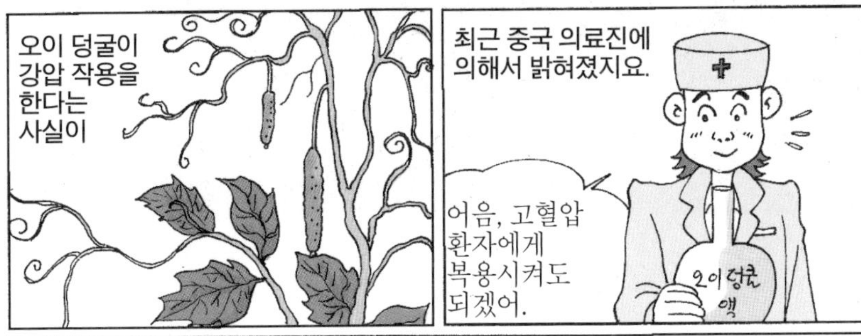

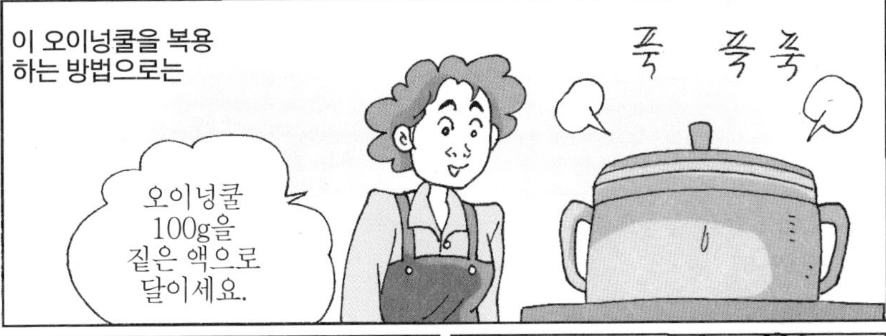

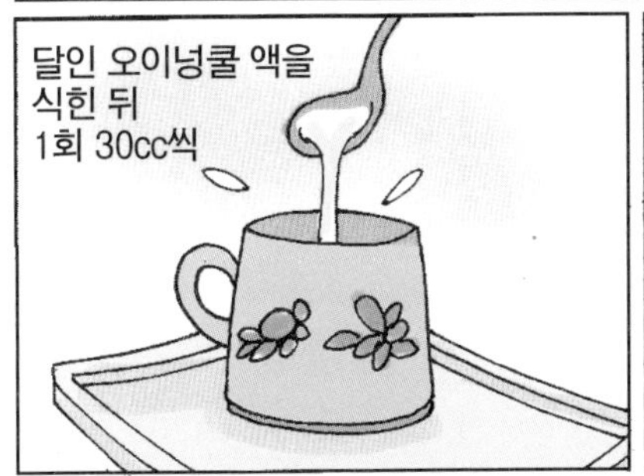

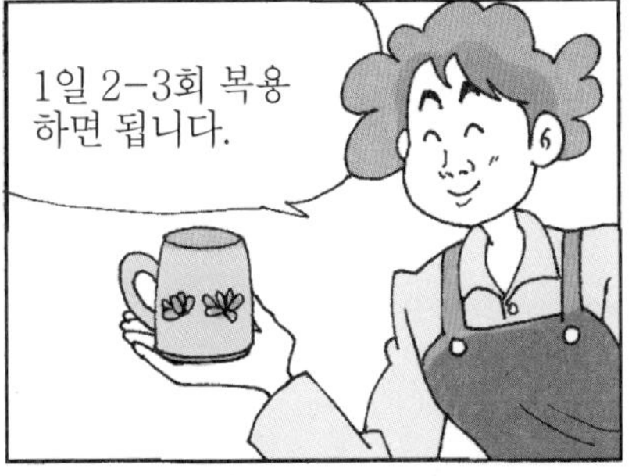

고혈압에 좋은

오동나무

오동나무의 껍질

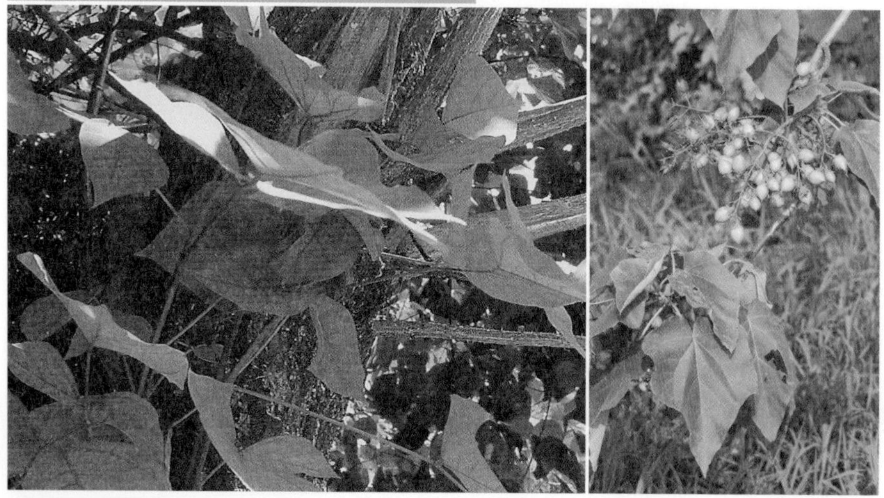

●식물의 형태

한국 특산종, 높이 15m, 잎은 마주나고 난상 원형이다. 꽃은 5~6월에 원추화서, 열매는 삭과로 난형이다.

●주요 함유 성분과 물질

Anisaldehyde, Apigenin, Artecanin, Aucubin, Benzaldehyde, Benzyl alcohol, β-Oxoacteoside, β-Sitosterol, Caffeic acid, Campesterol, catalpol, catalposide, Coniferine 등이 함유되어 있다.

●약리 효과와 효능

치질에 내복하여, 타박상에는 식초를 넣고 볶아서 붙이거나 종기와 악창에 찧어 붙인다.

●채집가공과 사용법

가을에 채집하여 햇볕에 말려서 사용한다.

●효과적인 복용방법

오동나무 꽃이 피기 전에 잎을 채취해서 그늘에 말렸다가 약한 불에 누르스름하게 볶은 다음 부드럽게 가루 내면 된다. 1회에 5~6g씩 소주 한 잔에 타서 하루에 세 번, 식전 30분 전에 복용하면 된다.

이 밖에 오동나무 잎을 달여서 먹기도 하고, 말려서 담배처럼 피우기도 한다.

고혈압에 좋은

메밀

여뀌과 메밀의 종자

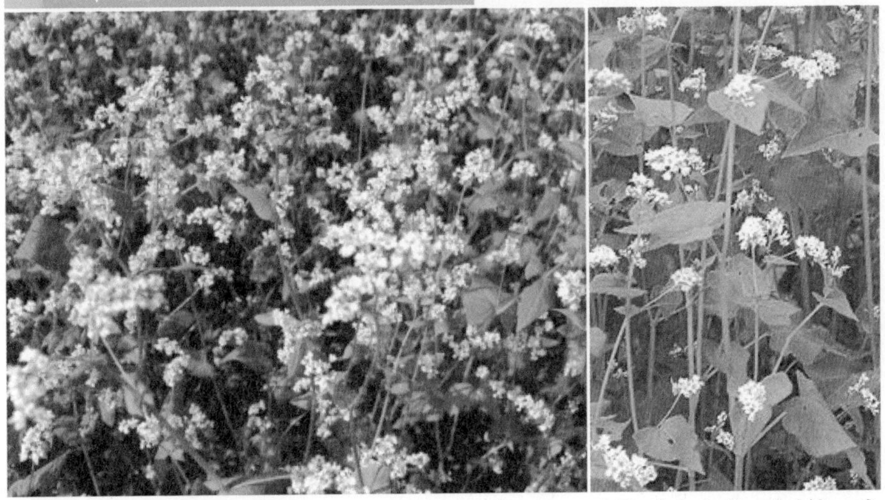

●식물의 형태 메밀은 중앙-동북아시아가 원산, 열매는 주로 3각형, 열매 과피는 단단하고 광택이 있으며 벗겨지기 쉽고, 내부에 종피, 배유, 배가 있다.

●주요 함유 성분과 물질

α-Amyrin, β-Amyrin, Catechin, Epicatechin, Fagopyrine, Hyperoside, Quercetin, Quercitrin, Myristoleic acid, n-Tetradecane, Salicyladehyde, Gluten, Rutin 등이 함유되어 있다.

●약리 효과와 효능 동맥경화, 고혈압, 당뇨병, 화상, 습진, 종기, 소화촉진, 소화불량, 적체, 만성설사, 지혈, 옹종 등을 치료한다.

●채집가공과 사용법 가을에 서리가 내릴 때 종자를 채취하여 말려서 사용, 가축에는 햇볕을 쬐면 피부발진 유발하는 독성이 있다.

●효과적인 복용방법

먹는 방법은 메밀이 무성하게 자랄 때쯤에 잎을 채취하여 말려두었다가 하루에 20~30g씩 물에 넣어서 달여 먹으면 효과가 매우 좋다.

메밀의 효능은 메밀 속에 유효성분인 루틴이 함유되어 있는데, 이것은 모세혈관의 취약성을 감소시켜서 정상적인 저항력을 회복시켜줌으로써 모세혈관 파열로 인한 출혈을 예방해 준다.

중국의 의서인 본초강목에는 메밀이 위를 실하게 하고 기운을 돋우며 정신을 맑게 하고 오장의 찌꺼기를 없애준다고 쓰여 있다. 혈중 콜레스테롤 수치를 낮춰주고 고혈압에도 도움을 준다. 이 밖에 혈당 조절, 신장 기능 개선, 체중 조절 등에 기여한다.

머리가 무겁고 어지러울 때에 좋은

대산(마늘)

나리과에 속한 1년생 혹은 2년생 본초인 마늘의 비늘줄기

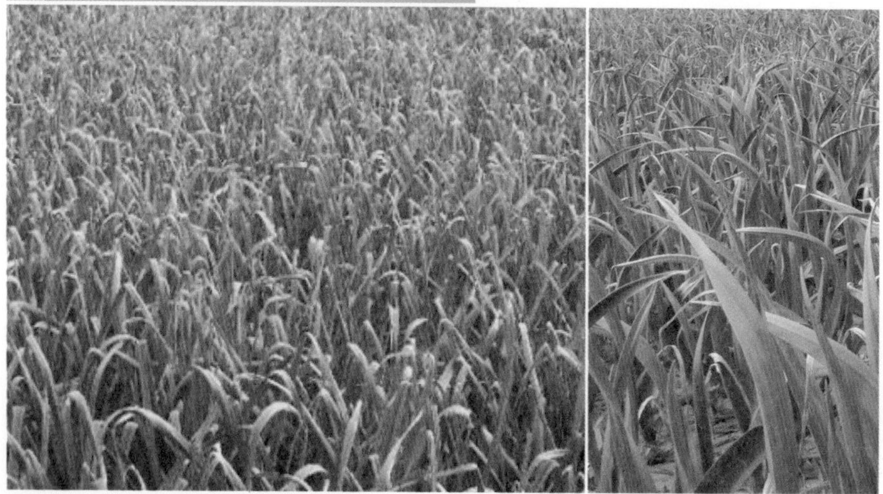

●식물의 형태 마늘의 비늘줄기는 둥글고 연한 갈색의 껍질 같은 잎으로 싸여있고, 안쪽에 5~6개의 작은 비늘 줄기가 들어있다.

●주요 함유 성분과 물질 주성분은 nicotinic acid, ascorbic acid, alliin, allicin, allithiamin, 0.2%의 정유가 있다.

●약리 효과와 효능 소화기능 촉진, 항균, 살기생충 효능, 뱀이나 벌레에 물린 상처, 이질, 힉질, 백일해 등에도 효능이 있다.

●채집가공과 사용법 봄, 여름에 채취하여 햇볕에 말리거나 생용 또는 볶아서 사용한다.

●효과적인 복용방법

내복시에는 6~12g을 달여서 복용한다.

마늘은 아침저녁으로 머리가 무겁고 어지러우며 가슴이 두근거리는 데 쓰인다. 먹는 방법은 재래종 마늘 50g에 참기름 150㎖를 넣고 마늘이 녹을 정도로 달여서 세 번에 나누어 식후 30분 있다가 복용하면 된다.

●주의사항 몸에 진액이 부족하고 열이 많은 사람과 눈병, 입과 치아, 인후의 질병이나 유행병을 앓고 난 후에 써서는 안 된다.

마늘은 모든 식품 가운데 항균작용 뿐만 아니라 항암작용을 높이는데 최고의 식품이다. 최근 연구에 따르면 마늘에 게르마늄이 많이 함유되어 있기 때문에 항바이러스나 항암치료에도 뛰어난 효과가 있다는 사실이 밝혀졌다.

혈압을 낮추는 작용을 하는

두충

낙엽소목인 두충나무의 나무껍질

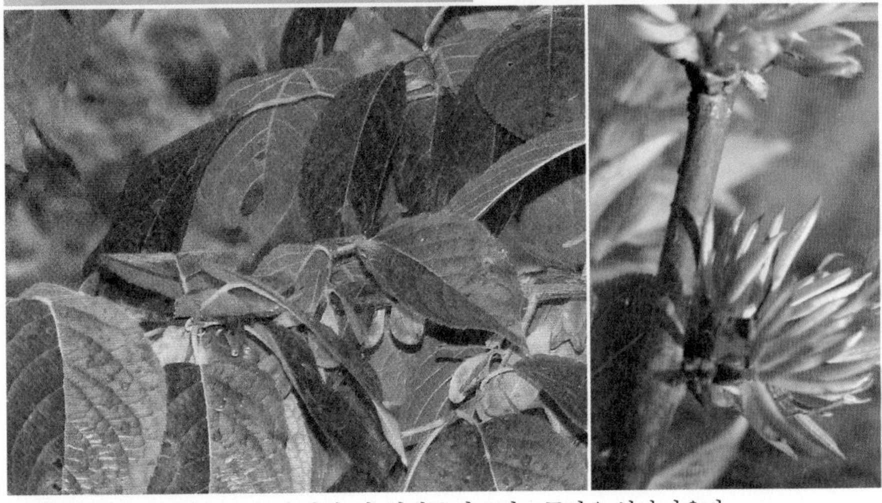

●식물의 형태 높이 20m, 줄기 껍질, 잎, 열매를 자르면 고무같은 실이 나온다.

●주요 함유 성분과 물질 두중교(gutta-percha) 6-10%, 수지, Alcaloid, 유기산, 비타민 C등이 함유되어 있다.

●약리 효과와 효능 정기쇠퇴로 인한 요통, 무릎이 차고 시린 증상, 몽정, 조루, 소변불리에 좋음, 강장, 신장과 간기능 촉진, 허리와 다리 통증, 생식기능 증진 등에 효과적이다.

●채집가공과 사용법 봄부터 여름사이, 4~5월에 줄기껍질을 벗겨 겉껍질을 긁어버리고 햇볕에 말리어 사용한다.

●효과적인 복용방법 하루 8~12g을 탕약, 알약, 가루약, 약술 형태로 복용한다.

두충나무껍질을 잘게 썬 것 15~20g을 물에 달여 하루 3번에 나누어 식 후에 복용하면 된다. 또 잘게 썬 것 100g을 40%의 술 1 *l* 에 15~20일 동안 담가 두었다가 우려낸 것을 한 번에 15~20*ml* 씩 식 후 하루 3번 복용해도 된다.

특히 약한 불에 볶은 껍질이 볶지 않은 것보다 혈압을 낮추는 작용이 2배나 더 강한 것으로 밝혀졌다. 그것은 혈압을 낮추는 배당체 성분인 피노레지놀 디글리코시드가 들어있기 때문이다.

●주의사항 현삼과는 배합금기이며, 정력이 약한 사람이 열이 왕성한 증상에는 쓰지 않는다.

약리작용으로 혈압강하, 항노화, 콜레스테롤강하, 항염, 진정, 진통, 면역 조절, 혈액응고, 자궁수축, 항알레르기, 항균작용 등이 보고되었다.

혈압을 천천히 내리고 안정시키는

창출(삽주)

삽주의 덩이 줄기를 건조한 것

보건복지부 한약처방 100가지 약초

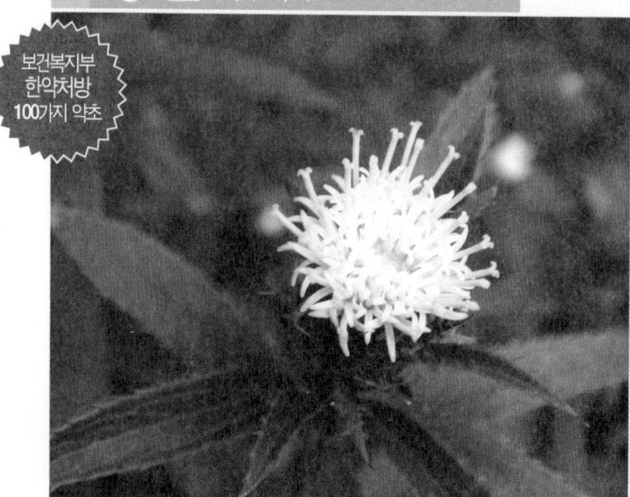

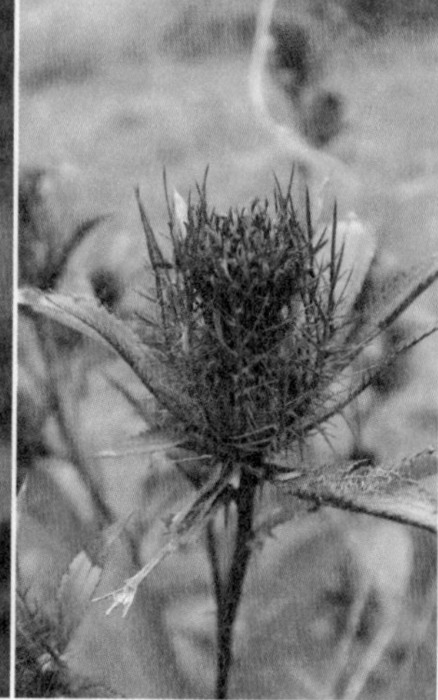

●식물의 형태 높이 30~100cm, 뿌리줄기가 굵고 마디가 있다. 줄기 잎은 긴 타원형, 열매는 수과로 긴털과 관모가 있다.

●주요 함유 성분과 물질 정유에는 Hinesol, β-Eudesmol, Elemol, Atractylodin, β-Selinene, 2-Furaldehyde, Atractylon, Atractylodinol 등이 함유되어 있다.

●약리 효과와 효능 소화불량이나 설사, 복부팽만, 발한, 감기, 발열, 중풍, 배뇨곤란, 결막염, 고혈압, 현기증, 노인의 천식 등에 사용한다.

●채집가공과 사용법 가을 또는 봄에 뿌리줄기를 캐서 흙을 털어 버리고 물에 씻어 햇볕에 말린다.

●효과적인 복용방법

하루 6~12g을 탕약, 알약, 가루약, 약엿 형태로 먹는다.
혈압을 천천히 내리고 안정시키며 위장병이 있는 환자들에게 효과가 매우 좋다.

창출 100g에 물 2 l 를 붓고 50분 동안 끓인 다음에 삼베보자기에 싸서 탕액을 짜내면 된다. 이렇게 짜낸 탕액 5 l 에 미역이나 다시마가루 2kg을 섞어서 1주일 동안 밀봉하여 둔다. 이것을 다시 여과하여 설탕을 적당하게 희석시켜 시럽으로 만들면 완성된다. 이 시럽을 하루에 30ml씩 하루 3번 식전에 복용하면 두통, 어지럼증, 이명, 시력장애, 소화 장애, 심계항진, 권태감, 기억력 저하 등의 여러 증상들이 차츰차츰 개선된다. 복용기간이 최소한 1~3개월이 되어야만 치료의 효과를 볼 수가 있다.

고혈압으로 머리가 아프고 목이 쉬어서 말을 못하는 환자에게 사용하는

세신(족두리풀)

족도리 또는 북세신, 한성세신의 전초와 뿌리

보건복지부 한약처방 100가지 약초

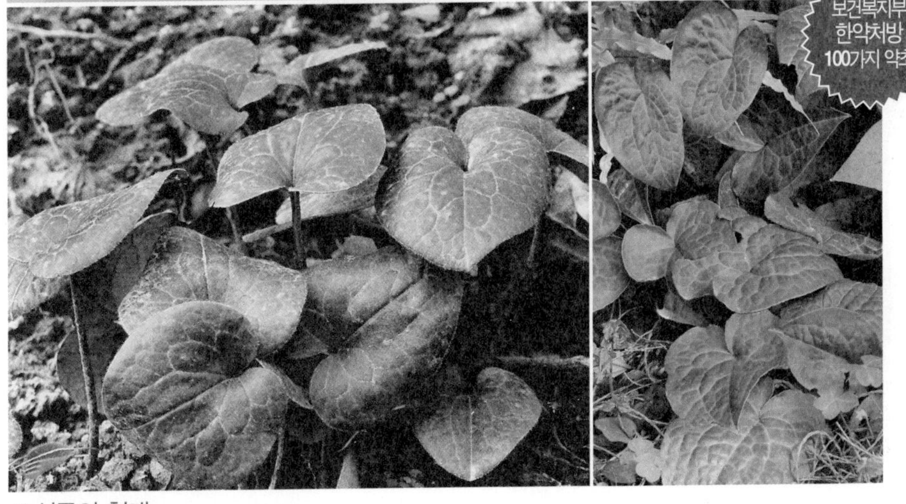

●식물의 형태

근경에 마디가 많으며 원줄기 끝에서 2개의 잎이 나와 마주 퍼진다. 잎은 심장형이며 너비는 10㎝로서 가장자리가 밋밋하다. 꽃은 홍자색으로 잎이 나오려고 할 때 잎 사이에서 1개씩 나온다.

●주요 함유 성분과 물질 북세신의 뿌리에는 정유가 약 3% 함유되어 있는데, 그 주성분은 methyleugenol, safrole, β-pinene, phenol성 물질, eucarvone 등이 들어 있다.

●약리 효과와 효능 약리실험 결과 해열작용, 항알러지작용, 국소마취작용, 항균작용이 있음이 밝혀졌다.

●채집가공과 사용법

5~7월에 뿌리를 채취하여 잡질과 진흙을 제거한 후 물에 담그었다가 그늘에 말려서 사용한다.

●효과적인 복용방법

하루에 2~4g을 복용한다.

족두리풀은 중풍(고혈압)으로 머리가 아프고 목이 쉬어서 말을 못하는 환자에게 사용하면 좋다. 족두리 풀뿌리를 2월과 8월에 캐서 그늘에 말렸다가 부드럽게 가루로 만들어 코에 밀어 넣으면 된다

고혈압에 좋은

질경이(차전자)

다년생 초본인 질경이, 털질경이의 성숙한 종자

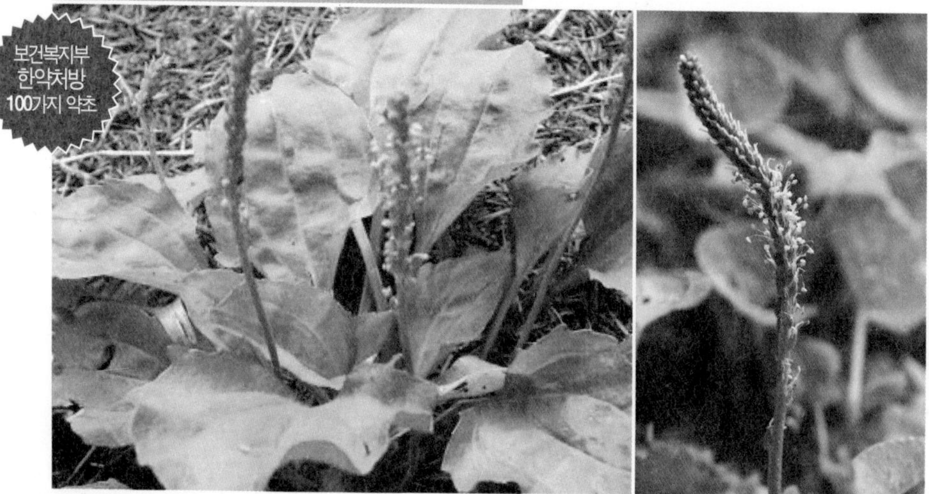

●식물의 형태 타원형이거나 불규칙한 긴원형으로 약간 납작하고 길이는 약 2mm정도이다.

●주요 함유 성분과 물질 Disaccharide, Plantenolic acid, Succinic acid, Adenine 등이 함유되어 있다.

●약리 효과와 효능 이뇨작용, 거담작용, 진해작용, 항궤양작용, 항염작용, 시혈촉진작용, 콜레스테롤강하작용 등이 밝혀졌다.

●채집가공과 사용법 여름과 가을에 성숙한 종자를 채취하여 생용을 하거나 소금물에 담근 다음 약한 불로 볶아서 사용한다.

●효과적인 복용방법

12~20g을 복용한다.

질경이를 고혈압에 이용하는 방법은 그늘에서 말린 질경이 10~20g에 물 반 되를 붓고 반으로 줄어들 때까지 달인 것을 하루 세 번에 나누어 복용하면 된다.

●복용실례 목통, 활석 등과 배합하여 소변이 잘 안 나오면서 아픈 것을 다스린다.

●주의사항

스트레스성 무기력증이나 양기가 부족한 사람, 유정이 있는 사람은 복용을 피해야 한다.

차전자는 질경이씨를 말한다. 질경이는 간장의 기능을 좋게 하고 기침을 멎게 하며 갖가지 염증과 궤양, 황달, 만성간염 등에도 높은 효과가 있다고 알려져 있다. 더구나 항암효과가 높아 암세포의 진행을 80%까지 억제한다는 보고도 있다.

혈압강하 작용을 하는 수영

하루에 한번정도로 10~20분 동안만 하는 것이 좋습니다. 꼭 수영을 하지 않고 물속에서 걷거나 움직이기만 하여도 치료의 효과를 거둘 수가 있습니다.

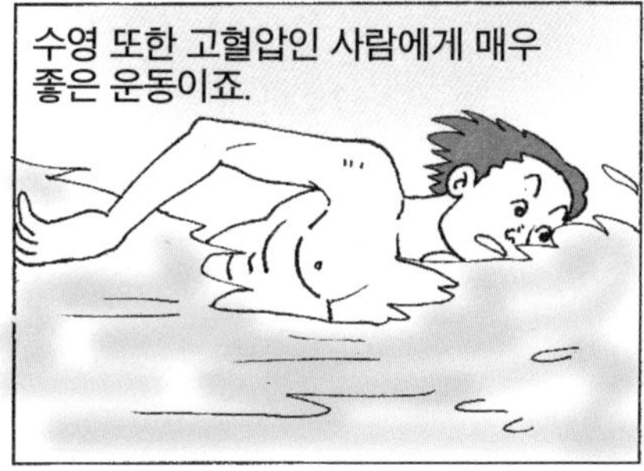

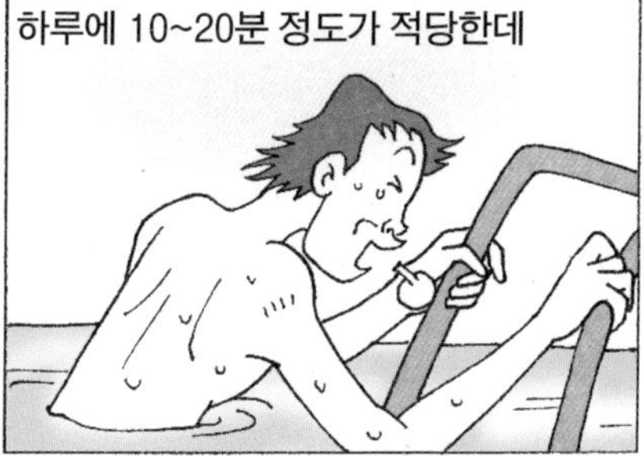

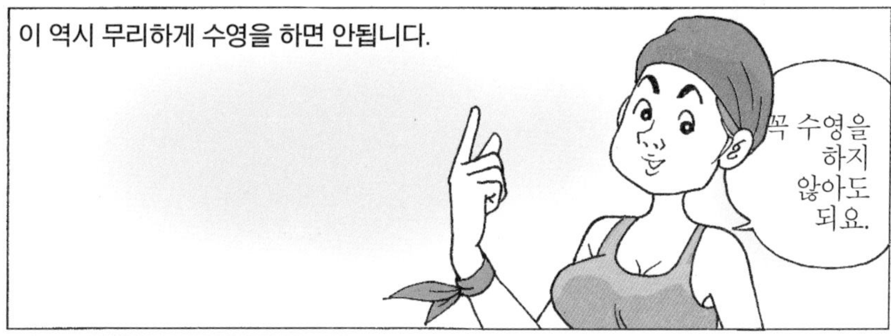

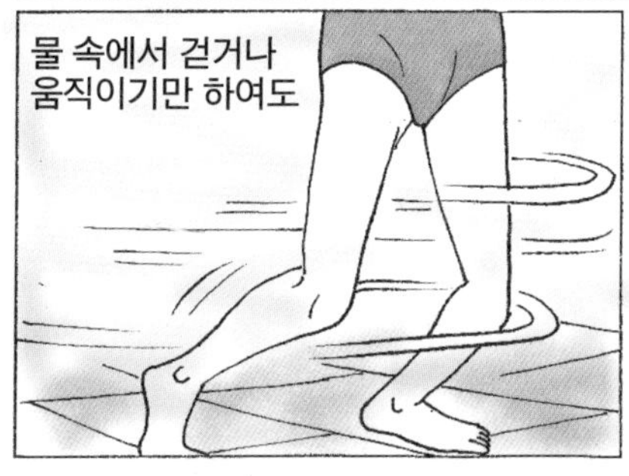

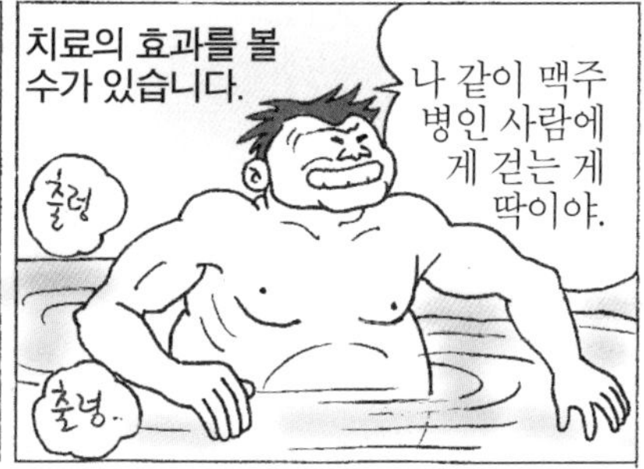

비만인 고혈압 환자에게 좋은 달리기운동

매일 꾸준하게 하루에 20~30분 동안 달리는 것이 좋습니다. 이런 달리기운동은 특히 고혈압증세의 초기나 혹은 비만인 사람이 고혈압증세가 있을 때 매우 효과적입니다.

달리기는 고혈압 환자에게 많은 도움이 됩니다.
매일 한 번 정도 10~20분 동안이 적당한데
헉.. 11분경과
숨이 찰 정도로 너무 무리해서 뛰면 안됩니다.
적당히, 적당히!
이런 달리기 운동은 고혈압 증세의 초기나 특히 비만 체질의 사람이
필승
고혈압 증세가 있을 때에 매우 효과적입니다.
헥 헥
필승
다이어트도 겸하게 되고 좋다~ 좋아.

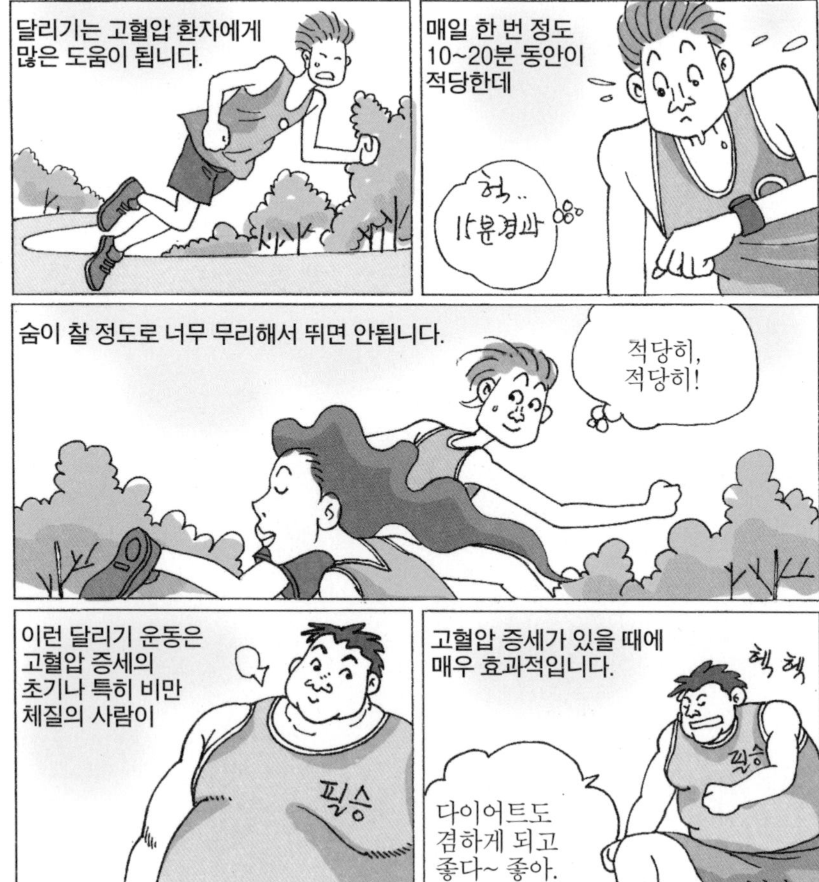

Part 3

고혈압의 치료 방법은 무엇일까?

Question

●고혈압의 치료방법은 무엇일까?

answer the question

의학이 발달되기 전 불치병으로 알려진 고혈압은 의학의 발달로 인해 완치를 할 수 있는 것과 완화를 할 수 있는 치료법이 개발되었다. 그러나 무엇보다 중요한 것은 질환을 이겨내고자 하는 본인의 의지가 강해야 한다고 생각한다. 환자 스스로가 의지가 약해져 완치할 수 있는 질환일지라도 목숨을 잃는 경우가 많다.

원인이 확실하고 분명한 2차성 고혈압은 재빨리 그 원인을 파악하여 제거한다면 완전히 치유될 수가 있다.

하지만 초기에 발견하지 못해 오랫동안 방치하게 되면 신장, 심장, 뇌 등에서 혈관장애가 생기는데, 이때 원인을 제거한다고 해도 고혈압이 완전 치유되지 않는 경우도 있다.

이에 따라 고혈압 환자에게 권하고 싶은 조언은 가능한 빨리 전문의에게 진료를 받아 본태성인가 2차성인가를 확인한 다음 조기치료를 받도록 해야 한다는 것이다. 다만 본태성인 경우에는 아직 그 원인을 정확하게 알지 못하기 때문에 대중요법을 실시한다고 한다. 주의해야할 사항은 근거가 없는 치료요법에 현혹되지 말고 정확한 진단에 의거한 치료요법이 매우 중요하다.

약물치료를 알아보면

고혈압을 치료하는데 있어서 여러 가지 약들이 있는데, 증상에 따라 전문의사의 정확한 진단에 의거하여 사용해야만 그 부작용을 줄일 수 있다. 고혈압 약들을 나열해보면 이뇨제, 베타 차단제, 알파 차단제, 안지오텐신 전환효소 억제제, 안지오텐신 II 수용체 차단제, 칼슘 길항제 등이 있다.

Question
●고혈압은 혈압관리를 잘해야 한다.

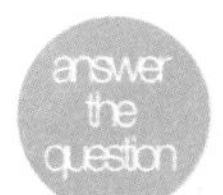

혈압을 관리해야 한다.

혈압을 관리하기 위해서는 무엇보다 본인의 노력이 필요한데 첫째 알맞은 몸무게를 유지해야만 한다. 둘째 몸무게를 줄일 필요가 있는지를 주기적으로 체크해야 한다. 만일 몸무게를 줄일 필요가 있다면 식사요법과 운동요법을 병행하면서 무리가 가지 않는 범위 내에서 천천히 몸무게를 줄여나가야 한다.

활동적으로 움직이는 것이 좋다.

활동적으로 움직이기 위해서는 유산소운동을 하루에 30분 정도씩 주 4~5회 실시하는 것이 좋다. 유산소운동에는 걷기, 조깅, 에어로빅, 수영, 자전거 타기 등이 있다. 그러나 갑작스럽게 힘을 주는 운동은 혈압을 높일 수 있는 원인이 되기 때문에 가급적 피하는 것이 좋다. 예를 들면 헬스, 역도, 격투기, 패러글라이딩 등이다. 운동을 시작하기 전에 준비운동을 해서 몸에 무리를 줄여줄 필요가 있고, 운동을 마쳤을 때도 정리운동을 하는 것이 좋다.

운동을 하면 혈압이 낮아지고 심폐기능이 개선되며, 체중이 줄고 이상지

질혈증이 개선될 뿐만 아니라 스트레스도 해소되는 등 고혈압 환자에게 유익하다.

심폐기능의 개선을 기대할 수 있는 유산소 운동(속보, 조깅, 자전거 타기, 수영, 줄넘기, 에어로빅 체조 등)을 먼저 권고한다. 운동의 강도는 최대 심박수(220-연령)의 60~80% 정도로, 30~60분씩 주 3~5회(주 90~150분) 이상 운동한다. 운동 전후에 준비 운동과 마무리 운동을 5분 정도 한다.

아령 등 근력 기구를 이용한 근력 운동(등장성 운동)과 악력 운동(등척성 운동)도 혈압 감소와 대사적 요인들을 호전시키고, 근력을 강화하기 때문에 일주일에 2~3회 시행하도록 권고한다. 등장성 근력 운동은 최대 무게의 50~80%를 10회 반복을 한 세트로, 3세트를 6회 정도 한다. 등척성 악력 운동은 최대로 쥘 수 있는 무게의 30~40%의 강도로 2분 동안 악력 상태로 쥐고 있다가 1분 휴식하는 방법을 4회 정도 실시하며 1주일에 3일 정도 한다. 무거운 것을 들어 올리는 것과 같은 등장성 운동이나 등척성 운동은 혈압이 조절되지 않는 경우에는 일시적으로 혈압을 상승시킬 수 있으므로 피해야 한다.

체중 감량

체중을 줄이면 혈압이 감소한다. 특히 복부비만은 고혈압, 고지혈증, 당뇨병 및 관상동맥질환에 의한 사망률과 매우 밀접한 관련이 있다.

식생활을 바꿔라.

보편적으로 일반인들도 잘 알고 있듯이 고혈압에는 음식이 보약이 될 수도 있고 독약이 될 수도 있다. 예를 들면 맵고 짠 음식은 고혈압환자들에겐 독약이나 마찬가지이다. 따라서 식생활개선이 필요한데 첫째 콜레스테롤의 섭취를 줄여야한다. 둘째 가능한 한 육류보다 야채와 과일을 먹어야 한다. 셋째 스스로 섭취하는 음식을 기록하는 습관을 가져야한다. 넷째 칼로리를 생각해 먹어야 한다.

DASH(dietary approaches to stop hypertension)는 미국 심폐혈관연구소에서 혈압을 낮추기 위해 제시한 식이요법이다. 이는 과일, 채소, 무지방 및 저지방 유제품 섭취를 강조하고, 포화지방, 콜레스테롤, 총 지방 섭취를 줄인 식사이다. 이 식사에서는 잡곡, 생선, 닭 등의 가금류, 견과류가 포함되며, 적색육류, 당류, 설탕 첨가 음료가 적게 포함되어 있다. 이전 연구에서는 이 식사를 유지할 때 수축기 혈압 11mmHg, 이완기 혈압 6mmHg 정도를 낮출 수 있었다고 한다.

우리나라 연구에서 두부, 콩, 과일, 채소, 생선으로 이루어진 식단과 유제품 섭취가 많은 식단이 고혈압 위험을 낮출 수 있는 것으로 보고되고 있다.

채식 위주로 식사를 유지하면 고혈압 환자의 혈압이 낮아진다. 이런 효과는 동물성 단백질 섭취가 없어진 것보다는 과일, 채소, 섬유질 섭취의 증가와 포화지방산 섭취의 감소에 의한 복합적인 효과이다.

소금의 섭취를 줄여야 한다.

소금은 이 세상에서 없어서는 안 될 매우 귀중한 존재이다. 소금이 없는 세상을 생각해보시면 정말 끔찍하지만 그러나 이처럼 귀중한 소금도 많은 양을 섭취하면 우리 몸에 도리어 해가 될 수 있다.

고혈압 환자가 적당하게 소금을 섭취하기 위해서는 첫째 음식을 먹기 전에 물로 음식물을 씻어 낼 것, 둘째 음식의 맛을 낼 때(나물, 채소, 과일 등)는 소금 없는 조미료를 사용할 것, 셋째 식탁에서는 음식에 소금을 치지 말 것(식탁의 소금 병을 치울 것), 넷째 인스턴트음식과 가공식품을 피하고 외식을 줄일 것, 다섯째 소금에 절이지 않은 신선한 채소를 먹을 것 등이 있다.

특히 풋고추를 된장에 찍어먹듯 매운 맛을 줄이기 위해 짠 음식과 함께 먹는 습관을 수정하기 위해 매운 음식 역시 줄여야 한다.

소금의 권장 섭취량은 일 6g 이하로, 1티스푼 정도이다. 고령, 비만, 당뇨병 또는 고혈압 가족력이 있는 사람에게서 소금에 대한 감수성이 높기 때문에, 저염식의 효과가 클 수 있다. 소금을 적게 섭취하는 방법은 식탁에서 추가하는 소금의 양을 줄이고, 소금이 많은 가공식품의 섭취를 줄이는 것이다. 칼륨이 많은 음식(바나나, 아보카도, 토마토, 당근, 콩류, 고구마, 감자, 호박, 시금치, 양송이버섯, 적상추, 브로콜리, 우유 등)을 섭취하면 나트륨의 체외 배설을 도울 수 있다.

금연은 꼭 해야 한다.

세계보건기구를 비롯해 유수한 연구기관에서 발표된 수많은 연구 자료에 의하면 금연은 폐암의 원인이 될 뿐만 아니라 고혈압에도 지대한 영향을 끼친다고 했다. 더구나 기호품이라기보다 체중을 줄인다는 목적 하에 흡연을 하는 사람들도 많이 있다.

풍문에 의하면 담배 한 개비를 필 때마다 혈압이 1mmHg가 높아진다는 말이 있다. 즉 흡연은 혈압을 일시적으로 높이며 혈관을 손상시키고 동맥경화를 촉진하는 중요한 위험인자가 된다. 특히 폐암의 원인으로 고혈압이나 심혈관계질환에서 뿐만 아니라 건강을 위해 금연할 필요가 있다.

담배에 함유된 니코틴은 일시적으로 혈압과 맥박을 올리며 흡연은 24시간 활동혈압에서 낮 시간의 혈압을 높이는 것으로 알려져 있다. 흡연은 고혈압과 마찬가지로 심뇌혈관 질환의 강력한 위험인자이기 때문에, 고혈압 환자는 반드시 금연하도록 한다.

금연보조품에 함유된 낮은 양의 니코틴은 혈압을 상승시키지 않기 때문에 금연 행동 요법과 함께 사용할 수 있다. 금연 후에는 체중이 증가할 수 있으므로 이를 방지하기 위하여 운동 및 식사요법을 병행하도록 한다.

적당량의 음주만 해야 한다.

인간이 탄생하고부터 음주는 인간과의 밀접한 관계를 유지하고 있다. 기분이 좋아서 한잔 나빠서 한잔하는 등 인간의 갈등에 술은 빠질 수는 감초이다. 적당한 음주는 건강에 좋지만 과음은 건강을 해칠 수가 있다. 그렇다면 과음이 혈압과 어떤 관계가 있을까. 술에 높은 열량이 있기 때문에 과음은 혈압을 상승시키는 요인이 된다.

과도하게 술을 마시면 혈압이 상승하고 고혈압약에 대한 저항성이 올라간다. 남성에서 음주 허용량은 알코올 양을 기준으로 하루 20~30g으로써 맥주 720mL(1병), 와인 200~300mL(1잔), 정종 200mL(1잔), 위스키 60mL(2샷), 소주 2~3잔(1/3병) 이다. 체중이 낮은 사람과 여성은 알코올에 대한 감수성이 크기 때문에 위의 절반만 허용된다.

스트레스를 피해야 한다.

산업사회의 발달로 인해 사회는 점점 더 복잡한 구조로 돌아가고 있다. 이에 따라 사회의 일원으로 함께 뛰고 있는 현대인들은 복잡다단한 갈등과 스트레스 속에서 치열한 생존경쟁을 치루고 있다. 이런 환경 속에서 자연스럽게 스트레스를 받아 성인병에 시달리고 있는 사람들이 아주 많다. 한마디로 과도한 스트레스나 지나친 긴장이나 흥분은 혈압을 올리기 때문에 가능한 한 긍정적인 생각을 앞세워 피하는 것이 좋다.

갑작스러운 환경의 변화를 조심해야 한다.

옛말에 나이가 든 어른 신들이 환절기에 많이 돌아가신다는 말이 있다. 이것은 신체리듬이 계절의 변화에 재빨리 적응하지 못하기 때문에 일어나는 현상이라고 생각한다.

즉 추운 날 갑작스런 외출이나 운동을 하면 변화된 환경에 신체의 신진대사가 원활하게 이뤄지지 못해 혈압이 상승할 수가 있다. 따라서 두꺼운 옷으로 체온을 조절하거나 가벼운 사전운동으로 신진대사를 서서히 움직이도록 신경을 써야 한다.

변비를 피해야 한다.

흔하지는 않지만 고혈압이 있는 사람이 화장실을 갔다가 변을 당했다는 말을 들었던 기억이 있다. 이것은 변비로 인해 대변을 볼 때 힘을 주기 때문에 혈압이 갑자기 상승하는 경우를 말한다. 이때 나타나는 질환이 바로 뇌출혈이다. 특히 연로하신 노인들뿐만이 아니라 혈압이 있는 사람들에게 다시 한번 주의를 해야 한다.

이런 경우를 탈피하기 위한 방법으로 우선 변비를 막기 위해 섬유소를 많이 섭취하고 탈수가 되지 않도록 적절한 수분을 섭취할 필요가 있다.

카페인의 섭취를 줄여야 한다.

무심코 먹는 녹차나 홍차에서도 카페인이 함유되어 있다. 카페인은 일시적으로는 혈압을 상승시키지만 장기적으로는 혈압을 상승시키지는 않다.

갑작스런 불행을 막기 위해 커피를 마시거나 혹은 차나 음료수를 마실 때 카페인이 함유되어 있나 없나를 확인하는 습관이 필요하다. 또한 혈압 측정 30분전에는 카페인을 섭취하지 않는 것이 좋다. 즉 하루에 커피 2잔, 홍차4잔 이하로 줄이는 것이 좋다.